A. Dorn / M. Wollenschein / A. Rohde
Psychoonkologische Therapie bei Brustkrebs

A. Dorn / M. Wollenschein / A. Rohde

Psychoonkologische Therapie bei Brustkrebs

mit Manual zur Bonner Semistrukturierten
Kurzzeitpsychotherapie (BSKP-ONK)

Mit 6 Vorbereitungsbögen auf CD-ROM

Deutscher Ärzte-Verlag Köln

Dr. phil. Dipl.-Psych. Almut Dorn
Gynäkologische Psychosomatik
Universitätsfrauenklinik Bonn
Sigmund-Freud-Straße 25
53105 Bonn

Dipl.-Psych. Melanie Wollenschein
Gynäkologische Psychosomatik
Universitätsfrauenklinik Bonn
Sigmund-Freud-Straße 25
53105 Bonn

Professor Dr. med. Anke Rohde
Gynäkologische Psychosomatik
Universitätsfrauenklinik
Sigmund-Freud-Str. 25
53105 Bonn

ISBN 978-3-7691-0506-0
ISBN 3-7691-0506-3

Bibliografische Information Der Deutschen Nationalbibliothek
Die Deutsche Nationalbibliothek verzeichnet diese Publikation in der Deutschen Nationalbibliografie; detaillierte bibliografische Daten sind im Internet über http://dnb.d-nb.de abrufbar.

Die Wiedergabe von Gebrauchsnamen, Handelsnamen, Warenbezeichnungen usw. in diesem Werk berechtigt auch ohne besondere Kennzeichnung nicht zu der Annahme, dass solche Namen im Sinne der Warenzeichen- oder Markenschutz-Gesetzgebung als frei zu betrachten wären und daher von jedermann benutzt werden dürfen.

Wichtiger Hinweis:
Die Medizin und das Gesundheitswesen unterliegen einem fortwährenden Entwicklungsprozess, sodass alle Angaben immer nur dem Wissensstand zum Zeitpunkt der Drucklegung entsprechen können. Die angegebenen Empfehlungen wurden von Verfassern und Verlag mit größtmöglicher Sorgfalt erarbeitet und geprüft. Trotz sorgfältiger Manuskripterstellung und Korrektur des Satzes können Fehler nicht ausgeschlossen werden. Der Benutzer ist aufgefordert, zur Auswahl sowie Dosierung von Medikamenten die Beipackzettel und Fachinformationen der Hersteller zur Kontrolle heranzuziehen und im Zweifelsfall einen Spezialisten zu konsultieren.
Der Benutzer selbst bleibt verantwortlich für jede diagnostische und therapeutische Applikation, Medikation und Dosierung.
Verfasser und Verlag übernehmen infolgedessen keine Verantwortung und keine daraus folgende oder sonstige Haftung für Schäden, die auf irgendeine Art aus der Benutzung der in dem Werk enthaltenen Informationen oder Teilen davon entstehen. Das Werk ist urheberrechtlich geschützt. Jede Verwertung in anderen als den gesetzlich zugelassenen Fällen bedarf deshalb der vorherigen schriftlichen Genehmigung des Verlages.

Copyright © 2007 by
Deutscher Ärzte-Verlag GmbH
Dieselstraße 2, 50859 Köln

Umschlagkonzeption: Hans Peter Willberg und Ursula Steinhoff
Titelbild: Robert Gregori
Satz: Plaumann, 47807 Krefeld
Druck/Bindung: farbo print+media GmbH, 50969 Köln

5 4 3 2 1 0 / 618

Geleitwort

Die gesellschaftspolitische Dimension der Erkrankung „Brustkrebs" wird an der Erkrankungshäufigkeit deutlich: Etwa 50.000 Frauen sind jährlich mit der Diagnose „Mammakarzinom" konfrontiert, jede achte Frau wird im Laufe ihres Lebens an Mammakarzinom erkranken. Das Mammakarzinom ist somit nicht das Problem einer gesellschaftlichen Randgruppe, sondern tangiert in direkter oder indirekter Weise das soziale Umfeld eines jeden.

Die medizinischen Möglichkeiten bei der Diagnose und Therapie des Mammakarzinoms haben sich in den letzten Jahren erheblich verbessert, auch wenn dies immer wieder angezweifelt wird: Zum einen führt der Einsatz flächendeckender mammographischer Screening-Untersuchungen zu einer Diagnosefindung im frühen und damit prognostisch günstigen Tumorstadium. Zum anderen konnte durch das Zusammenspiel multimodaler Therapie unter Verwendung von Operation, Strahlentherapie und Systemtherapie mit Chemotherapeutika, hormonellen Substanzen sowie neuerdings unter Einsatz von Antikörpern eine deutliche Reduktion der Mortalität infolge der Mammakarzinom-Erkrankung erreicht werden. Diese Entwicklung ist positiv und es ist zu hoffen, dass sich dies u.a. durch den Einsatz neuer, zielgerichteter Substanzen („small molecules") fortsetzen wird.

Die Verlängerung des krankheitsfreien Überlebens sowie des Gesamtüberlebens, das Ansprechen des Tumors auf die Therapie sowie die Erhöhung der Remissionsrate sind wichtige Zielparameter in der onkologischen Therapie; aber auch die innere Befindlichkeit, die psychische Stabilität, das Selbstverständnis im familiären und gesellschaftlichen Umgang und die **Lebensqualität** der Patientin sind Kriterien mit höchstem Stellenwert im Zusammenhang mit der onkologischen Therapie. Das Erkennen innerer Angstzustände sowie die angemessene, kompetente Betreuung der Patienten zum Zeitpunkt der Diagnose, während der Therapie und im weiteren Verlauf der Nachsorge sollten integraler Bestandteil des onkologischen Gesamttherapie-Konzepts sein. Die Psychoonkologie oder korrekterweise die Onkopsychologie hat sich in den letzten Jahren zunehmend etablieren können, um sowohl im ambulanten als auch im stationären Bereich onkologische Patientinnen zu betreuen: sowohl unter Verwendung professioneller Diagnoseverfahren als auch gezielter Interventionsstrategien über die somatische Behandlung hinaus. Es ist sehr zu hoffen, dass sich die Etablierung der Psychoonkologie trotz erheblicher Schwierigkeiten, u.a. im Zusammenhang mit der Finanzierung durch die Kostenträger, flächendeckend verbreiten wird, um somit die Versorgungsqualität der Patientinnen mit Mammakarzinom, aber auch anderer onkologischer Patientinnen zu verbessern.

An der Bonner Universitätsfrauenklinik ist die Gynäkologische Psychosomatik seit 1997 mit einer Forschungsprofessur von Frau Prof. Dr. med. Anke Rohde fest etabliert. Seit nun fast 10 Jahren liegt neben Störungsbildern rund um Schwangerschaft und Geburt ein wichtiger Schwerpunkt der Tätigkeit dieses Funktionsbereiches in der Psychoonkologie. Den Mitarbeiterinnen Frau Dr. Almut Dorn und später auch Frau Melanie Wollenschein ist die Mitbetreuung der onkologischen Patientinnen auf unseren Stationen wie auch die ambulante Begleitung während der Chemotherapie und der Nachsorge ein besonderes Anliegen. Aus dieser Arbeit heraus ist unter Berücksichtigung der individuellen Bedürfnisse der Brustkrebspatientinnen ein psychologisches Therapiekonzept entstanden, das sich pragmatisch, niederschwellig und zeitgemäß mit den onkologischen Therapien verbinden lässt. Das Konzept wurde von den Autorinnen auf wissenschaftlichen Kongressen präsentiert und stieß dort wie auch im eigenen Hause auf großes Interesse, Nachfrage und Akzeptanz. In der Frauenklinik am Universitätsklinikum Bonn ist die BSKP-ONK inzwischen ein fester Bestandteil des psychosomatischen Versorgungskonzepts innerhalb des Brustzentrums.

Das vorliegende Buch von Dorn, Wollenschein und Rohde befasst sich zunächst sehr klar und strukturiert mit dem medizinischen Sachverhalt „Mammakarzinom", um dann psychoonkologische Vorgehensweisen in Diagnose und Therapie unter besonderer Berücksichtigung des Bonner semi-strukturierten Programms zur Kurzzeit-Psychotherapie vorzustellen. Das Buch gibt relevante Hilfestellungen im psychoonkologischen Umgang mit Krebspatientinnen und ist daher nicht nur den überwiegend psychoonkologisch tätigen Psychotherapeuten sehr zu empfehlen, sondern auch den klinischen sowie den niedergelassenen ärztlichen Kolleginnen und Kollegen mit Schwerpunkt Onkologie.

Bonn, August 2006   Prof. Dr. W. Kuhn

Vorwort

„Das Wetter, das man jeden Morgen in sich selbst macht, das ist viel wichtiger als das von draußen."
(Fynn aus „Anna schreibt an Mister Gott")

Zielsetzung des Buches

Die Diagnose einer Krebserkrankung ist heute – anders als vor einigen Jahrzehnten – nicht mehr als sofortiges Todesurteil zu werten, sondern wird vielmehr als chronische Erkrankung betrachtet. Für immer mehr Betroffene wird Krebs sogar heilbar sein. Allerdings werden **Krebserkrankungen durch die Altersentwicklung der Bevölkerung in Zukunft noch weiter zunehmen.** Seit Beginn der 1990er Jahre ist die Inzidenz der Krebserkrankungen nach Angaben der Europäischen Krebsgesellschaft um 19% gestiegen. Setzt sich dieser Trend fort, ist nach Schätzungen davon auszugehen, dass im Jahr 2020 wahrscheinlich ca. 15 Mio. Menschen weltweit erkrankt sein werden.

Auf der einen Seite beeindruckt die Wissenschaft durch eine explosionsartige Zunahme von Forschungsanstrengungen zur Diagnostik und Therapie von Krebserkrankungen. Auf der anderen Seite aber muss festgestellt werden, dass die Versorgung von Krebspatienten noch deutliche Defizite aufweist. Dies belegt eindrucksvoll eine Studie zur Versorgungssituation von am Mamma-Karzinom erkrankten Frauen: „Die an Brustkrebs erkrankte Frau im Medizinbetrieb" [Krebshilfe 2003] zeigt, dass die betroffenen Befragten v.a. ein den gesamten Krankheitsverlauf betreffendes **Informationsdefizit** bemängeln. Gerade für jüngere Frauen sei neben der Recherche im Internet das Gespräch mit dem behandelnden Arzt die wichtigste Informationsquelle. Doch gerade dort entstünden oft Angst und Unsicherheit z.B. durch widersprüchliche Aussagen. Insbesondere der Bereich der psychosozialen Versorgung wird als nicht ausreichend beschrieben. 50% der Frauen bemängelten, dass sie durch den behandelnden Arzt nicht auf die Möglichkeiten der professionellen Unterstützung hingewiesen wurden. Frauen der Selbsthilfegruppen kritisierten, dass es vielen Ärzten an Einfühlungsvermögen mangele und sie sich zu wenig Zeit für Gespräche sowohl mit Patientin als auch Angehörigen nähmen. In einem Gespräch mit dem Magazin Der Spiegel im Juli 2005 dokumentiert der dänische Mediziner und Autor Edlef Bucka-Lassen die Schwierigkeit des Arztgespräches mit todkranken Patienten. Schwerwiegende Diagnosen mitzuteilen und danach eben nicht mit den Worten „Ich muss in den OP" sofort den Raum zu verlassen, sondern vielmehr dem Patienten Raum für seine Reaktion zu geben, sollte zum ärztlichen Handwerk gehören. Bucka-Lassen kritisiert, dass dies bislang im Medizinstudium nicht vermittelt werde.

Das Medizinstudium in Deutschland wurde aktuell reformiert. Die Kommunikation mit Patienten und Patientinnen in schwierigen Situationen ist mehr in den Fokus gerückt worden. Angehende Ärzte üben untereinander oder mit Simulationspatienten die richtigen Worte und den unterstützenden Umgang in schwierigen Gesprächen. Diese Erweiterung des Blickwinkels auf ärztliche Kommunikation und Interaktion zeigt, dass die Relevanz des Zwischenmenschlichen erkannt wurde. Für all diejenigen, die sich mehr als bisher auf ihre Patientinnen einlassen wollen, zeigen wir mit diesem Buch mögliche Wege für eine unterstützende Beziehung auf.

Ziele

Immer wieder fragen Bekannte und Kollegen uns, wie wir die Arbeit mit krebskranken Menschen aushalten. „Nimmt einen das nicht furchtbar mit?" „Kann man da abends überhaupt abschalten?"

Die Arbeit mit Krebspatienten ist eine ganz besondere. Vordergründig könnte der Eindruck entstehen, dass die Begleitung von Betroffenen in Abhängigkeit von der Prognose immer gleich abläuft. Für uns, die wir inzwischen einige Jahre mit Krebspatienten, insbesondere mit Brustkrebspatientinnen, arbeiten, ist klar: Jede Patientin ist einzigartig und jede Brustkrebserkrankung hat einen anderen Verlauf. Die facettenreichen Lebensgeschichten und -bedingungen, die vielschichtigen Persönlichkeiten der Patientinnen bewegen uns immer wieder neu in unserer Arbeit, machen uns neugierig und verlangen unsere volle Aufmerksamkeit. Die Begleitung von Tumorpatientinnen hat nicht ausschließlich traurige, belastende und frustrierende Aspekte zum Inhalt. Menschen, die außergewöhnliche Lebensereignisse erlebt haben, berichten häufig auch über positive Veränderungen nach einer Phase der Krise. Unter dem Stichwort **persönliche Reifung**, *personal* oder *posttraumatic growth*, werden diese Entwicklungen gefasst, die Betroffene immer als eine persönliche Bereicherung erleben.

Ziel einer jeden psychoonkologischen Therapie sollte sein, trotz der Wahrnehmung der Endlichkeit des Lebens, trotz Gefühlen von Angst, Traurigkeit und Ärger über die Zumutung, sich mit der Lebensbedrohung auseinander setzen zu müssen, die Patientin dabei zu unterstützen, sich im positiven Sinn „das Leben nehmen" zu können. Darunter verstehen wir die Kunst – und psychotherapeutische Arbeit mit Krebspatientinnen hat immer eine künstlerische und kreative Komponente – Wünsche, Phantasien und Träume der Patientin sichtbar werden zu lassen und sie darin zu unterstützen, Strategien zur Realisierung dieser Ideen zu entwickeln. Dadurch, dass wir den **Fokus auf die persönlichen Ressourcen** legen, wollen wir vermitteln, wie Frauen unter den sie beschränkenden Möglichkeiten eine zufrieden stellende Lebensqualität erhalten können. Manchmal geht es auch „nur" darum, Ängste, Trauer und Verlusterfahrungen auszuhalten. Dies klingt zunächst vielleicht banal, wer aber so arbeitet, weiß, dass dies keine einfache Aufgabe ist. Wenn es den betreuenden Personen gelingt, diese intensiven Gefühle der Patientin auszuhalten und Gesprächspartner zu bleiben, kann dies für die betroffene Frau erleichternd sein – weil jemand sie „aushält" und „mit trägt".

Psychische Reaktionen auf Krebserkrankungen sind vielfältig (s. Kap. 12.3), doch entwickelt nicht jede Patientin eine psychische Störung. Für die Haltung gegenüber Erkrankten ist es wichtig zu realisieren, dass die meisten Menschen in dieser Situation mit Hilfe der ihnen zur Verfügung stehenden Bewältigungsstrategien zurechtkommen. Auch denjenigen gegenüber, die professioneller Unterstützung bedürfen, sollten wir vergegenwärtigen (und dies auch selbst berücksichtigen), dass dies Menschen in außerordentlichen Lebenssituationen sind, die zunächst einmal ganz normale Reaktionen darauf zeigen. Oft genug waren die einleitenden Worte unserer Patientinnen: „Ich bin zwar nicht verrückt, aber ich dachte, vielleicht kann eine psychologische Beratung nicht schaden ..." Die Patientinnen in dieser Haltung zu bestärken, stellt schon eine erste Intervention zur **Stabilisierung im Sinne der Entpathologisierung** dar. **Psychoonkologische Arbeit soll den Bewältigungsprozess fördern**, um einer Chronifizierung von psychischen Reaktionen wie Ängstlichkeit, Depressivität, Aggressivität oder sozialem Rückzug vorzubeugen.

Auch wenn jede Begleitung einer Brustkrebspatientin ihre eigene Dramaturgie hat, gibt es Themenkomplexe im Verlauf der Erkrankung, die für fast alle Betroffenen relevant sein werden. Dies sind z.B. Verarbeitung der Diagnose, körperliche Veränderungen, Veränderungen des emotionalen Erlebens, Auswirkungen auf das soziale Umfeld und Entwicklung von Bewältigungsmechanismen. Das Manual (s. Teil II) soll dem Leser dabei helfen, wichtige Fragestellungen aus diesen Komplexen in der psychoonkologischen Begleitung zu berücksichtigen. Zum einen werden Hintergrundwissen zu den jeweiligen Problemfeldern gegeben, zum anderen erhält der Leser konkrete Hinweise zur inhaltlichen Strukturierung seiner Gespräche. Dabei stellen Form und Inhalt lediglich Angebote und Orientierungshilfen für den Berater und die Patientin dar; die individuelle Gestaltung und Auswahl der Themen soll dabei nicht eingeschränkt werden.

Die Arbeit mit Krebspatienten kann nicht zuletzt auch für den professionellen Begleiter eine Bereicherung sein. Sie bietet ihm die Möglichkeit, ja sogar Notwendigkeit, sich selbst mit Fragen wie z.B. „Wie steht es um meine Lebensqualität?", „Was bedeutet der Tod in meinem Leben?", „Was bedeuten Verlust und Trauer für mich?", „Was ist der Sinn meines Daseins?" auseinander zu setzen. Andererseits liegt in der Beschäftigung mit diesen existenziellen Fragen auch eine Gefahr für den Helfer: Ein Burnout-Syndrom, Substanzmissbrauch, Süchte, Depression und nicht zuletzt Suizidalität können sich als Reaktion auf die außergewöhnlichen Schicksale, die man als Helfer erlebt, entwickeln. Welche Maßnahmen dabei helfen können, einen **verantwortungsbewussten Umgang nicht nur mit den Patientinnen, sondern auch mit sich selbst zu pflegen**, soll im Kapitel 15 näher erläutert werden.

Zielgruppe

Unsicherheit und Ohnmacht sind zentrale Gefühle, die das Erleben einer Krebserkrankung begleiten, nicht nur aus der Sicht der Patientin und ihres Umfeldes, sondern auch aus der Perspektive des behandelnden Arztes. Dieses Buch soll dazu beitragen, **Gynäkologen, Hausärzten und Onkologen** aus der Sprachlosigkeit in der Interaktion mit Patientinnen herauszuführen. Es gibt einen Einblick in die psychischen Belastungen von Brustkrebspatientinnen und soll dem Behandler dabei helfen, sich in die Situation der Patientin einfühlen zu können. Gleichzeitig werden Möglichkeiten aufgezeigt, wie hilfreiche Unterstützung auch ohne psychotherapeutische Ausbildung gelingen kann.

Für **ärztliche und psychologische Psychotherapeuten, Psychologen, Seelsorger und Sozialarbeiter**, die sich einen Schritt weiter in die psychoonkologische Betreuung von Mamma-Karzinom-Patientinnen einlassen wollen, wird ein **Leitfaden für die Durchführung einer verhaltenstherapeutisch orientierten Kurzzeitpsychotherapie** – die Bonner Semistrukturierte Kurzzeit-Psychotherapie für onkologische Patientinnen (BSKP-ONK) – dargestellt. Das Manual kann für alle psychoonkologisch Tätigen eine Orientierung für die **Begleitung von Brustkrebspatientinnen** im ambulanten wie im stationären Setting bieten. Die Beschreibung des gynäkologisch-onkologischen Hintergrundes gibt dem weniger medizinisch Ausgebildeten Informationen darüber, was Brustkrebspatientinnen durch- und mitmachen. Dies erleichtert die **Kommunikation mit der Patientin**.

Es ist uns ein Anliegen, auch die nicht explizit psychotherapeutisch tätigen Kolleginnen und Kollegen anzusprechen. In unserem klinischen Alltag erleben wir immer wieder, dass uns Stationsärzte Patientinnen überweisen, die aus psychiatrisch-psychologischer Perspektive keinen Behandlungsbedarf im engeren Sinne aufweisen. Dies sind häufig Patientinnen, die sich in einer akuten Krisensituation befinden – sei es, weil sie die Diagnose Brustkrebs erhalten haben, weil sie sich durch die Belastungen im Rahmen einer Chemotherapie überfordert fühlen oder weil sie Angst vor einem Rezidiv haben, wenn sie am Ende der Primärtherapie in die Nachsorge entlassen werden. Wir möchten die somatisch behandelnden Ärzte dazu ermutigen, sich ihrer Patientin in diesen Situationen nicht mit dem Verweis auf die Notwendigkeit einer psychoonkologischen Betreuung zu entziehen. Letztlich sind die emotionalen Reaktionen der Patientinnen normaler, ja sogar gesunder Ausdruck einer Belastung in einer außergewöhnlichen Lebenssituation (s. Kap. 12.3). Wenn der behandelnde Arzt hier ruhig und souverän reagieren kann und bereit ist, gemeinsam mit der Patientin die akute Belastung auszuhalten, trägt dies viel zur psychischen Stabilisierung der Betroffenen bei. So kann eine je nach strukturellen Gegebenheiten vielleicht aufwändige Überweisung in psychoonkologische Betreuung vermieden werden, die die Patientin eventuell als stigmatisierend erlebt, was für sie wiederum ein zusätzlicher Stressfaktor sein könnte.

In diesem Buch wird nicht immer für jede Zielgruppe alles neu sein. Die Kapitel sind aber so verfasst, dass sie auch unabhängig voneinander gelesen und genutzt werden können.

Anmerkung: Alle 6 Vorbereitungsbögen für die Patientinnen sind zusätzlich in einer Version auf CD-Rom abgespeichert. Sie können als Arbeitsmaterial ausgedruckt werden.

Inhaltsverzeichnis

Teil I: Brustkrebs – Die Realität der Patientin

1 Brustkrebserkrankungen in Deutschland und psychosoziale Versorgungssituation 3

2 Psychoonkologische Betreuung – Diagnostik und Intervention 5
2.1 Diagnostik psychosozialer Belastungen – 5
2.2 Therapeutische Interventionen – 6
2.3 Wirksame Behandlungssettings und Elemente – 7

3 Versorgungsrealität 9
3.1 Versorgung im Akutkrankenhaus – 10
3.2 Versorgung in der stationären Rehabilitation – 10
3.3 Ambulante psychosoziale Krebsberatung – 11
3.4 Ambulante Psychotherapie bei Krebserkrankungen – 11
3.5 Disease Management Programm (DMP) Brustkrebs – 12

4 Brustkrebs – medizinische und psychische Aspekte 15
4.1 Diagnosestellung – 15
4.2 Stadieneinteilung – 17
4.3 Therapiebegleitung – 19
  4.3.1 Operation – 19
  4.3.2 Lymphknoten und Sentinel-Node – 21
  4.3.3 Brustaufbau – 21
  4.3.4 Bestrahlung – 23
  4.3.5 Chemotherapie – 24
  4.3.6 Endokrine Therapie – 26
  4.3.7 Trastuzumab – 26
  4.3.8 Klinische Studien – 27
  4.3.9 Psychopharmakotherapie – 28
4.4 Nachsorge – 29
  4.4.1 Brustrekonstruktion – 30
  4.4.2 Chronische Müdigkeit bei Krebs/Fatigue – 30
  4.4.3 Vorzeitige Menopause – 32

	4.4.4	Sexualität – 33
	4.4.5	Schwangerschaftsverhütung – 34
	4.4.6	Tumormarker – 34
4.5	Rezidiv – 35	
4.6	Abschied von der kurativen Therapie – 35	
4.7	Palliativsituation – 36	

5 Brustkrebs als Trauma 37
- 5.1 Kriterien der PTBS – 37
- 5.2 Brustkrebs und Traumabegriff – 38

6 Die junge Brustkrebspatientin 41
- 6.1 Die junge Brustkrebspatientin und ihre Familie – 41
  - 6.1.1 Wie sage ich es meinem Kind? – 41
  - 6.1.2 Umgang mit Unsicherheit – 42
  - 6.1.3 Hoffnung vermitteln und gleichzeitig die Wahrheit sagen – 43
  - 6.1.4 Veränderung des Alltags – 43
  - 6.1.5 Schwangerschaft nach Krebs – 44
- 6.2 Brustkrebs in der Schwangerschaft – 47
  - 6.2.1 Medizinischer Hintergrund – 47
  - 6.2.2 Entscheidungskonflikt – 48
  - 6.2.3 Krise als Chance zur persönlichen Reifung – 52
  - 6.2.4 Störungen des Bewältigungsprozesses – 54
  - 6.2.5 Die ärztliche Perspektive – 56
  - 6.2.6 Die Situation der Kinder – 56

7 Frauen in der Perimenopause 57

Teil II: Das Manual der Bonner Semistrukturierten Kurzzeit-Psychotherapie (BSKP-ONK)

8 Einleitung und Rahmenbedingungen 61

9 Evaluation des Behandlungskonzeptes 64

10 Betreuungsbedarf aus Sicht der Patientinnen 65

11 Psychotherapeutische Behandlungsgrundlagen 67
- 11.1 Kognitive Verfahren – 68
- 11.2 Verhaltenstherapeutische Beratung – 70
- 11.3 Entspannungsverfahren – 71
- 11.4 Imagination – 71
- 11.5 Kommunikationstechniken – 72
- 11.6 Stärkung sozialer Kompetenz – 73

11.7	Euthyme Therapiemethoden – 74	
11.8	Gesprächspsychotherapeutische Aspekte – 76	
11.9	Systemische Aspekte – 76	

12 Bausteine der BSKP-ONK: Überblick ... 77

- 12.1 Baustein 1: Verarbeitung der Diagnose – 80
  - 12.1.1 Diagnosesicherung – 82
  - 12.1.2 Diagnoseschock – 83
  - 12.1.3 Subjektive Krankheitstheorien – 86
  - 12.1.4 Einfluss auf die Lebenssituation – 91
  - 12.1.5 Lebensbilanz – 92
  - 12.1.6 Entscheidungsfindung – 94
- 12.2 Baustein 2: Körperliche Veränderungen – 96
  - 12.2.1 Körperbild – 98
  - 12.2.2 Sichtbare körperliche Veränderungen – 99
  - 12.2.3 Weitere körperliche Veränderungen – 102
  - 12.2.4 Sexualität – 104
- 12.3 Baustein 3: Psychische Veränderungen – 107
  - 12.3.1 Änderungen in der Gefühlswelt – 108
  - 12.3.2 Ängste – 110
  - 12.3.3 Depressivität/Hoffnungslosigkeit/Suizidalität – 112
  - 12.3.4 Verunsicherung – 115
  - 12.3.5 Aggressionen – 117
  - 12.3.6 Positive Gefühle – 119
  - 12.3.7 Anpassungsstörungen – 120
- 12.4 Baustein 4: Soziales Umfeld – 124
  - 12.4.1 Partnerschaft – 126
  - 12.4.2 Familie – 130
  - 12.4.3 Freundeskreis und näheres Umfeld – 133
  - 12.4.4 Medizinisches Personal – 135
  - 12.4.5 Arbeitsumfeld – 137
- 12.5 Baustein 5: Bewältigungsmechanismen – 139
  - 12.5.1 Coping – 140
  - 12.5.2 Bewältigung nach Kübler-Ross – 142
  - 12.5.3 Ressourcen – 143
  - 12.5.4 „Adaptive" Bewältigungsstrategien – 144
  - 12.5.5 „Maladaptive" Bewältigungsstrategien – 145
- 12.6 Baustein 6: Zukunftsperspektiven – 148
  - 12.6.1 Zukunftsplanung – 149
  - 12.6.2 Kurz- und langfristige Ziele – 150
  - 12.6.3 Planungen im Zusammenhang mit der Erkrankung – 152

  12.6.4 Perspektiven in der Palliativsituation – 153
  12.6.5 Wunschträume/Lebensträume – 154

Teil III: Information/Qualitätssicherung/Abrechnung

13 Ergänzende Maßnahmen zur Krankheitsbewältigung **159**
 13.1 Kunst- und Gestaltungstherapie – 159
 13.2 Körperorientierte Verfahren – 160
 13.3 Bibliotherapie – 161

14 Weiterführende Informationsquellen **163**
 14.1 Informationen zu allgemeinen medizinischen Themen – 163
 14.2 Palliative ambulante und stationäre Versorgung – 165
 14.3 Psychosoziale Beratung – 166
 14.4 Fachverbände Psychoonkologie – 167
 14.5 Stationäre psychoonkologische Begleitung/Psychotherapie – 169
 14.6 Ambulante Psychotherapie – 169
 14.7 Selbsthilfe – 170
 14.8 Literatur – 171
 14.9 Wunsch nach komplementären alternativen Behandlungsmethoden – 173

15 Qualitätssicherung in der Psychoonkologie **175**
 15.1 Basisdokumentation – 176
 15.2 Supervision/Intervision – 177
 15.3 Fort- und Weiterbildung – 178

16 Abrechnung psychoonkologischer Therapie **180**

Literaturverzeichnis **183**

Stichwortverzeichnis **191**

Teil I: Brustkrebs –
Die Realität der Patientin

1 Brustkrebserkrankungen in Deutschland und psychosoziale Versorgungssituation
2 Psychoonkologische Betreuung – Diagnostik und Intervention
3 Versorgungsrealität
4 Brustkrebs – medizinische und psychische Aspekte
5 Brustkrebs als Trauma
6 Die junge Brustkrebspatientin
7 Frauen in der Perimenopause

1 Brustkrebserkrankungen in Deutschland und psychosoziale Versorgungssituation

Brustkrebs ist nach den Ergebnissen des Robert-Koch-Instituts die **häufigste Krebserkrankung bei Frauen** in Deutschland: Bundesweit erkranken daran jährlich etwa 47.500 Frauen, davon etwa 19.300 im Alter unter 60 Jahren. Diese Erkrankung ist für 24,4% aller Krebs-Neuerkrankungsfälle bei Frauen und mehr als ein Drittel (34%) der Neuerkrankungen bei Frauen unter 60 Jahren verantwortlich. Das mittlere Erkrankungsalter liegt bei etwa 63 Jahren, knapp 4 Jahre unter dem mittleren Erkrankungsalter bei Krebs insgesamt. Im Vergleich zu anderen europäischen Ländern liegen die Erkrankungsraten für Deutschland im europäischen Vergleich im mittleren Drittel. In Dänemark, Belgien, Schweden und den Niederlanden ist die Erkrankungswahrscheinlichkeit deutlich höher, in südeuropäischen Ländern wie Spanien, Griechenland und Portugal deutlich niedriger [Robert-Koch-Institut 2006]. Brustkrebs bedeutet für die meisten Frauen auch eine chronische Erkrankung und damit dauerhafte Belastung: Die 5-Jahres-Überlebensrate liegt bei etwa 76%. Frauen mit Brustkrebs sehen sich daher mit einer Vielzahl von Belastungen und Anforderungen konfrontiert, deren Bewältigung am besten gelingen kann, wenn Betroffene, Angehörige und das soziale Umfeld auf der einen Seite und ein multidisziplinäres Behandlungsteam auf der anderen Seite eng zusammenarbeiten.

Die **gesellschaftliche Relevanz** des Themas Brustkrebserkrankung in Deutschland spiegeln die Entwicklungen in der Gesundheitspolitik der vergangenen Jahre wider: In den Fokus geriet die Qualität der Versorgung von Brustkrebspatientinnen, die sich unter verschiedenen Gesichtspunkten als defizitär erwiesen hat. Speziell für Brustkrebspatientinnen wurden inzwischen internationale und nationale Versorgungsrichtlinien erstellt, die psychosoziale Unterstützungsangebote einschließen [EUSOMA 2000]. Im Rahmen der „Konzertierten Aktion gegen Brustkrebs" hat das Gesundheitsministerium NRW die Etablierung von **Brustzentren** gefördert und bislang bereits für 49 Zentren die Anerkennung ausgesprochen. Im Fokus der Zentren stehen die Orientierung an festgelegten Qualitätsstandards und die kooperative Gestaltung der Behandlung des Mamma-Karzinoms mit festgelegten Verbindlichkeiten für alle beteiligten Institutionen, die sich als Kooperationspartner zur interdisziplinären Zusammenarbeit verpflichten. Eine Kernkompetenz eines Brustzentrums stellt die psychosoziale Begleitung der Patientinnen dar, die auch im Rahmen des „Disease Management Programms Brustkrebs" verlangt wird [Radaèlli et al. 2002]. Patientinnen sollen während des gesamten Krankheitsverlaufs und auch in der Nachsorge Zugang zu psychoonkologischer Begleitung erhalten können, die in Form von psychosozialer, psychoedukativer und psychotherapeutischer Gruppen- oder Einzelbetreuung bereitgestellt werden soll. Außerdem sollen Patientinnen Informationen über weiterführende begleitende Einrichtungen wie z.B. Selbsthilfegruppen erhalten. Auch Positionspapiere der Psychotherapeutenkammer NRW und von Tschuschke [2002a] unterstützen dieses erweiterte Verständnis von patientenorientierter Versorgung, schlagen aber aufgrund der spezifischen Belastungen bei Krebserkrankungen eine Erweiterung der bislang vorgesehenen psychosozialen Versorgungsangebote vor.

Eine Verbesserung der Versorgungsqualität auch im Bereich der **ambulanten Nachsorge** von Brustkrebspatientinnen soll durch eine weitere Implementierung der integrierten Versorgung im Rahmen des Disease Management Programms (DMP) Brustkrebs erreicht werden. In einer Konzeption der Arbeitsgruppe des Vorstands der Kassenärztlichen Vereinigung Nordrhein [2003] finden sich konkrete Vorschläge zur psychosozialen Mitbetreuung von Brustkrebspatientinnen. Dabei wird ein dreistufiges Modell zugrunde gelegt, das für Patientinnen in Abhängigkeit von ihrem psychischen Belastungsgrad eine adäquate Intervention in Form von Basisversorgung, psychoedukativen Beratungsangeboten und psychotherapeutischer Einzelpsychotherapie vorsieht. Die psychosozialen Angebote sollen sowohl im stationären Rahmen – also im Brustzentrum – angeboten werden als auch im Rahmen der ambulanten Nachsorge über den behandelnden Onkologen/Gynäkologen, der bei Bedarf Ärztliche und Psychologische Psychotherapeuten mit einbezieht. Die Basisversorgung soll in Form von regelmäßigen Gesprächen in die Nachsorgekontakte integriert sein und durch den wiederholten Einsatz von Screening-Instrumenten zur Ermittlung des Betreuungsbedarfs ergänzt werden. Die Besonderheiten der integrierten psychotherapeutischen Versorgung liegen in der flexiblen Anpassung der therapeutischen Methoden und Settings an die Situation der an Brustkrebs erkrankten Frau. Postuliert wird eine bedürfnisorientierte Praxis, die z.B. auch Kurzzeitpsychotherapien von psychoonkologisch ausgebildeten Psychotherapeuten bereitstellen kann, die ohne lange Wartezeit in Anspruch genommen werden können. Die Umsetzung des DMP gerade in diesem Bereich scheint jedoch noch nicht vollzogen zu sein.

Beide Maßnahmen – Brustzentrum und DMP Brustkrebs – sollen durch leitlinienkonforme Behandlung und eine interdisziplinäre Versorgungskonzeption zu einer Qualitätsverbesserung der Diagnostik, Therapie und Nachsorge von Patientinnen führen.

Die Forderung nach psychoonkologischen Versorgungsstrukturen, die eine Begleitung von Patienten über den gesamten Krankheitsverlauf ermöglichen, basiert auf den Erkenntnissen von inzwischen einer Vielzahl von wissenschaftlichen Studien zu Diagnostik, psychischer Belastung und Wirksamkeit von Behandlungskonzepten in der Psychoonkologie. Darüber soll im Folgenden ein kurzer Überblick gegeben werden.

2 Psychoonkologische Betreuung – Diagnostik und Intervention

Nicht jeder an Krebs erkrankte Mensch benötigt psychoonkologische Begleitung. Auch braucht nicht jeder, der einmal professionelle Unterstützung benötigte, über den gesamten Krankheitsverlauf weiteren Support. Allerdings machen Patienten im Verlauf der Erkrankung einschneidende Erfahrungen, deren Bewältigung sie zeitweise überfordern kann, sodass Bedarf nach professioneller Begleitung entsteht. Die wissenschaftliche Forschung hat einige Methoden zur Ermittlung des Betreuungsbedarfs beleuchtet.

2.1 Diagnostik psychosozialer Belastungen

Bei einer erheblichen Zahl onkologischer Patienten liegt eine diagnostizierbare psychiatrische Störung vor. So fand z.b. die Forschergruppe um David Spiegel bei 47% der untersuchten Patienten Angststörungen oder Depressionen [Spiegel 1994b]. Aber auch onkologische Patienten ohne relevante psychiatrische Auffälligkeit leiden unter erheblichen emotionalen Belastungen. Patienten, die über das normale Belastungsausmaß durch eine Krebserkrankung an psychischen Anpassungsproblemen leiden und besonderer psychoonkologischer Betreuung bedürfen, machen etwa 30–40% aus [Grassi, Rosti 1996; Keller 2001; Weis 1990; Zabora et al. 2001]. Diese Zahlen gelten auch für Brustkrebspatientinnen in Deutschland [Kruse et al. 2003]. Patienten mit hoher individueller Vulnerabilität (psychische Vorerkrankung, belastende Lebensumstände, etc.) können durch geeignete Fragebögen identifiziert werden (z.b. **BSI**, Brief Symptom Inventory von Derogatis, deutsche Version von Franke [2000]; oder **HADS**, Hospital Anxiety and Depression Scale von Zigmond und Snaith, deutsche Version von Herrmann [1995]). Krebsspezifische Belastungen und psychosozialer Betreuungsbedarf können z.b. durch den **Hornheider Fragebogen** erfasst werden [Strittmatter, Mawick, Tilkorn 1998]. Die Validität dieses Inventars wurde unlängst in einer Studie mit 438 Melanom-Patienten belegt [Rumpold et al. 2001], inzwischen wurde es bei insgesamt mehr als 7000 onkologischen Patienten eingesetzt (pers. Mitteilung G. Strittmatter, 11.08.2005). Der Hornheider Fragebogen (HF in seiner Kurzform) wird inzwischen in Deutschland in Kombination mit HADS und BSI als ein guter Standard zur Betreuungsermittlung von Tumorpatienten erachtet.

Darüber hinaus wurde als Leitfaden des klinischen Erstinterviews wie auch als Verlaufsdokumentation die Psychoonkologische Basisdokumentation [PO-Bado 2003] entwickelt. Sie ist eine Fremdeinschätzungsskala, die der Beschreibung des subjektiven Befindens von Tumorpatienten dient. Sie soll zukünftig dazu beitragen, die psychologische Einordnung der Patienten zu vereinheitlichen und transparente Grundlagen für die Feststellung psychosozialer Unterstützungsbedürftigkeit zu entwickeln. Des Weiteren soll laut den Autoren der Arbeitsgruppe PO-Bado mit dem Leitfaden die klinische Kommunikation mit und über den Patienten verbessert und die psychoonkologische Forschung unterstützt werden. Das Projekt wird im Rahmen der Deutschen Arbeitsgemeinschaft für psychosoziale Onkologie (dapo) und der PSO in der deutschen Krebsgesellschaft durchgeführt.

2.2 Therapeutische Interventionen

Ziele von Interventionsstrategien für psychisch belastete Tumorpatienten sind allgemein **emotionale Entlastung, Symptomreduktion, Erarbeitung der Bedeutung der Tumorerkrankung** im biographischen Kontext, **Ressourcenaktivierung** sowie der **Gewinn von Autonomie** und Kontrolle über das eigene Leben [Keller 2001, S.134]. Das Spektrum psychosozialer Interventionsstrategien für Krebspatienten umfasst Information, Beratung, Krisenintervention, symptomorientierte Maßnahmen und unterstützende Therapie. Insbesondere niederschwellige „Breitbandinterventionen", die sich am „Bedürfnis der Patienten nach konkreten Orientierungshilfen und Handlungsanweisungen" [Keller 2001] orientieren und zeitlich limitiert in Form von thematisch strukturierten Kursen mit aufklärenden und verhaltensmodifizierenden Komponenten angelegt sind, versprechen einen leichten Einstieg auch für diejenigen Patientinnen, die psychologischer Hilfe zunächst skeptisch gegenüber stehen. Eine Vielzahl von Studien und Meta-Analysen zeigt, dass durch eine psychosoziale bzw. psychotherapeutische Begleitung von onkologischen Patienten eine **Verbesserung von Lebensqualität** und **Krankheitsbewältigung** erreicht werden kann [Berglund et al. 1994; Cunningham 1996; Fawzy et al. 1990; Greer 1997; Schwarz 1998; Schwarz, Blettner 1998; Spiegel 1995]. Aktuelle Forschungsvorhaben konzentrieren sich nun darauf, für spezifische Interventionen Wirksamkeitsnachweise zu erbringen.

Studien belegen z.B. positive Effekte von **Kurzinterventionen** bei Krebspatienten [Andersen 1992; Fawzy, Fawzy 1995; Meyer, Mark 1995; Newell, Sanson-Fisher, Savolainen 2002; Trijsburg, van Knippenberg, Rijpma 1992; Tschuschke 2002b]. Generell konnten Verminderung von Angst und Depressivität, Abbau behandlungsbegleitender Symptome wie Übelkeit, Erbrechen und Schmerzen, Entwicklung günstiger Bewältigungsstrategien, Steigerung sozialer Aktivität und Verbesserung der Gesamtlebensqualität festgestellt werden. Anhaltend positive Effekte wurden bis zu einem Jahr nach Beendigung der Intervention bei gleichzeitiger Verschlechterung unbehandelter Kontrollgruppen gefunden [Moorey et al. 1994].

Schon Programme mit 4–12 Sitzungen zeigen gute Erfolge hinsichtlich oben genannter Kriterien. Allerdings besteht noch Unentschiedenheit über den richtigen Zeitpunkt für den Beginn psychosozialer Interventionen. Es gibt Hinweise auf eine langfristig bessere Wirksamkeit von Programmen, die erst 4–6 Monate nach Diagnosestellung beginnen [Edgar, Rosberger, Nowlis 1992]. Auch die praktische Erfahrung zeigt, dass Patientinnen mit zunehmender zeitlicher Distanz eine größere Bereitschaft für therapeutische Maßnahmen zeigen [Neises et al. 2001].

Trotz bereits erwiesener Wirksamkeit psychosozialer Begleitung wird weiterer Forschungsbedarf mit qualitativ hochwertigen Designs und Methoden hinsichtlich der generellen Wirksamkeit psychoonkologischer Interventionsprogramme insbesondere für Deutschland postuliert. Allgemein bestehe weiterhin Bedarf an spezifischen Wirksamkeitsnachweisen einzelner Methoden für spezielle Fragestellungen [Keller 2001]. Allerdings geht diese Forderung z.T. an den praktischen Bedürfnissen von Patienten vorbei. In der Versorgung von Krebspatienten besteht die Notwendigkeit eines flexiblen Programms, das auf die individuellen Bedürfnisse einzelner Patienten zugeschnitten werden kann und den Schwerpunkt mehr auf „mitmenschliche empathische Kompetenz" legt [Tschuschke 2002b, S.132; Andersen 1992].

Eine abschließende Bewertung hinsichtlich des **Zusammenhangs zwischen psychischer Gesundheit und verlängerter Lebenszeit** bei Krebspatienten lässt der derzeitige Stand der Forschung noch nicht zu [Tschuschke 2003]. Aktuell beschäftigen sich einige Arbeitsgruppen mit der Zusammenstellung der als wirksam erwiesenen psychotherapeutischen Strategien [Schulz et al. 2001] mit einem besonderen Fokus auf Interventionen für Brustkrebspatientinnen in Brustzentren [Deutsche Arbeitsgemeinschaft für Psychosoziale Onkologie 2003].

2.3 Wirksame Behandlungssettings und Elemente

Beschreibungen von Interventionsprogrammen liegen bislang fast ausschließlich für gruppentherapeutische Verfahren vor (Schulz et al. 2001). Insbesondere für Patientinnen mit Brustkrebs existieren verschiedene Untersuchungen, die den positiven Effekt der gruppentherapeutischen psychoonkologischen Betreuung belegen konnten [Fawzy, Fawzy, Canada 1998; Neises et al. 2001; Spiegel, Bloom, Yalom 1981]. Anhand von Interventionsstudien lassen sich einige wirksame Elemente identifizieren. Dies sind v.a. **edukative Maßnahmen** im Sinne der Gesundheitserziehung und Information, wie sie z.B. in einer interdisziplinären psychoedukativen Patientenschulung durchgeführt und überprüft wurden [Gundel et al. 2003]. Hier zeigen sich stabile positive Effekte auf den Informiertheitsgrad und das emotionale Befinden.

Weitere wirksame Elemente sind die **Vermittlung von Problemlösetechniken** im Rahmen **kognitiv-verhaltenstherapeutisch orientierter Therapiesitzungen**, soziale und emotionale Unterstützung durch die Gruppenteilnehmer, Verhaltenstraining durch Entspannungstechniken, Vermittlung von Bewältigungsmechanismen sowie kognitive Umstrukturierung zur Reduzierung angst- und depressionsfördernder Gedanken [Fawzy, Fawzy, Canada 1998; Spiegel 1994a].

Wie Fawzy und Fawzy [1995] beschreiben, ist die **individuelle Psychotherapie** seit langem ein wichtiger Faktor in der Betreuung von Krebspatienten. In einer vergleichenden Studie fanden Edgar, Rosberger und Collet [2001] entgegen ihrer Hypothese eine bessere Effektivität der Individualbetreuung gegenüber der Gruppentherapie. Das angeführte Problem ist allerdings der Mangel an ausführlich dokumentierten Therapiemanualen, sodass für Interessierte die Einzelarbeit mit Krebspatienten nicht nachvollziehbar ist. Um die in Evaluationsstudien gefundenen Ergebnisse angemessen beurteilen zu können, müssten dem Anwender die einzelnen Bausteine eines Therapieprogramms näher erläutert werden.

Auch eigene Literaturrecherchen zeigten, dass es keine Arbeiten gibt, die ein einzeltherapeutisches Vorgehen mit Krebspatienten systematisch erläutern. Diesem Mangel steht gleichzeitig in der Praxis ein relevanter Bedarf an entsprechenden Einzeltherapie-Konzepten gegenüber, die zum einen praktikabel und unter ökonomischen Aspekten durchführbar sind, zum anderen den Wünschen von Brustkrebspatientinnen in Deutschland am ehesten entsprechen. Denn anders als in den USA, wo Gruppenkonzepte favorisiert werden, scheinen Frauen in Deutschland der Behandlung in Gruppen eher kritisch gegenüberzustehen.

3 Versorgungsrealität

Die psychoonkologische Versorgung in Deutschland wird trotz zunehmender Forschungsaktivität hinsichtlich der wirksamen Aspekte einer professionellen Begleitung von Seiten der Versorgungsforscher als defizitär beschrieben und auch so von Patientinnen erlebt. Im Folgenden soll beschrieben werden, wo und welche Hilfe an Brustkrebs erkrankte Frauen bislang finden können. Tabelle 3.1 zeigt die institutionelle Anbindung psychoonkologischer Versorgung sowohl im ambulanten wie im stationären Bereich.

Tab. 3.1: Psychoonkologische Versorgung – institutionelle Anbindung; adaptiert an Weis, Blettner und Schwarz [2005]

Ambulante Betreuung	Stationäre, teilstationäre oder krankenhausassoziierte Betreuung
Psychosoziale Krebsberatungsstellen	Akutkrankenhäuser der verschiedenen Versorgungsstufen mit onkologischem Schwerpunkt. Damit verbunden können sein • Tageskliniken, onkologische Ambulanzen, Nachsorgeeinrichtungen, etc. • Rehabilitationskliniken mit onkologischer Rehabilitation • Stationäre Hospize, Palliativstationen • Psychoonkologische Spezialeinrichtungen: z.B. psychoonkologisch-psychosomatische Krankenstation in Rehabilitationseinrichtungen
Onkologische Praxen und Hausärzte	
Hausbetreuungs- und Pflegedienste	
Psychotherapeutische Praxen	

Deutlich wird, dass die Anbindung der psychosozialen Versorgung vielfältig ist. Dies kann zwar ein Vorteil für die betroffene Patientin sein, weil sie an verschiedenen Stellen psychosoziale Unterstützung finden kann, doch in der Praxis zeigt sich oft auch der Nachteil darin, dass die **Versorgung keine Systematik** aufweist. Psychoonkologie ist längst noch nicht überall als ein fester Baustein in die Behandlung von Krebspatientinnen integriert.

3.1 Versorgung im Akutkrankenhaus

Frauen, die die Diagnose Brustkrebs erhalten, erleben fast immer einen Schock (s. Kap. 12.1.2). Dies ist zunächst einmal eine natürliche und erwartete Reaktion auf das Erlebte. Zeigt sich jedoch, dass die Patientin nach einer Phase der ersten Auseinandersetzung ohne Hilfe keine ausreichende Stabilisierung finden kann, ist eine professionelle Intervention notwendig. Im Akutkrankenhaus, wo Patientinnen auch im weiteren Verlauf immer wieder in psychische Ausnahmezustände gelangen und Hilfe benötigen (s. Kap. 4) hat sich das Versorgungskonzept des Konsil-Liaison-Dienstes etabliert. An universitären Einrichtungen stellen häufig psychosomatische oder medizinpsychologische Abteilungen Mitarbeiter, die psychoonkologische Diagnostik und Intervention, v.a. in Form von Krisenintervention, anbieten. Nur große Einrichtungen unterhalten einen eigenen Schwerpunkt Psychoonkologie. Die Realität insbesondere in nicht universitären Krankenhäusern jedoch ist weit entfernt von einer bedarfsgerechten Versorgungsstruktur. In einer deutschlandweiten repräsentativen Erfassung in Form einer IST-Analyse der psychosozialen Versorgung von Krebspatienten [Weis et al. 1998] wurde für den Bereich der Akutversorgung folgendes konstatiert: Die Unterstützungsangebote sind v.a. in Form von Sozialdiensten und Seelsorge vorhanden, während psychoonkologische Betreuungsansätze nur vereinzelt vorhanden sind. Im Vordergrund der Angebotsstruktur stehen v.a. die sozialrechtliche Beratung, aber auch die einzeltherapeutische Begleitung. Psychodiagnostik wird nur in wenigen Krankenhäusern, am ehesten aber in Unikliniken, angeboten. Im Rahmen der sich etablierenden Brustzentren in Deutschland jedoch ist zu hoffen, dass sich zumindest das Betreuungsangebot für Mamma-Karzinom-Patientinnen im Akutbereich verbessern wird.

3.2 Versorgung in der stationären Rehabilitation

Frauen, die die erste Behandlungsphase von Operation, Bestrahlung und/oder Chemotherapie bewältigt haben, haben die Möglichkeit zur Anschlussheilbehandlung. Dies findet aber häufig zu einem Zeitpunkt statt, an dem Brustkrebspatientinnen schon über ein halbes Jahr mit der Diagnose leben müssen. Haben sie bis dahin durchgehalten, bietet sich ihnen ein durchaus vielseitiges psychoonkologisches Angebot. In der stationären Rehabilitation wird in der Regel das gesamte Spektrum der psychologisch-psychotherapeutischen Einzel- und Gruppentherapie, Entspannungsverfahren, künstlerischen Therapien, Ergotherapie sowie Sozialberatung angeboten. Ziel der psychosozialen Interventionen ist die Behandlung von psychischen Beeinträchtigungen oder Störungen, die Verbesserung der Krankheitsbewältigung, die Förderung und Stärkung personaler und sozialer Ressourcen sowie die Bearbeitung persönlicher Probleme in Familie oder Partnerschaft. Auch z.B. neuropsychologische Trainingsangebote, die die kognitive Leistungsfähigkeit verbessern sollen (bspw. Gedächtnis-, Konzentrations-, Aufmerksamkeitsstörungen) kommen zum Einsatz. Außerdem werden Maßnahmen zur Gesundheitsförderung, Gesundheitsbildung und Gesundheitsberatung angeboten [Weis, Blettner, Schwarz 2005].

3.3 Ambulante psychosoziale Krebsberatung

Zwar wird die Phase rund um die Diagnose einer Brustkrebserkrankung von den meisten Frauen als die am meisten belastende Zeit beschrieben, doch ergeben sich auch im Krankheitsverlauf immer wieder Situationen, in denen eine professionelle Unterstützung benötigt wird. Patientinnen entwickeln gerade nach der Zeit der Primärtherapie (Operation, Chemotherapie und Bestrahlung) immer wieder Fragen wie z.b. „Wo gibt es die nächste Selbsthilfegruppe in meiner Nähe?", „Wo kann ich ein Stressbewältigungstraining machen?", „Wie erkläre ich meinem 8-jährigen Kind, dass ich Brustkrebs habe?" Auf diese oft nur punktuellen Fragen können Krebsberatungsstellen gute und verlässliche Antworten geben. In der Präambel der Leitlinien für ambulante Krebsberatungsstellen (www.dapo-ev.de) sind folgende Aufgaben der Krebsberatungsstellen zu entnehmen: Krebsberatungsstellen wollen dazu beitragen, ... „dass den Ratsuchenden die geeigneten Unterstützungsangebote sowohl im professionellen als auch im Laiensystem (Selbsthilfe) bekannt und verfügbar sind." Sie beraten im Hinblick auf stationäre und ambulante psychotherapeutische, onkologische und pflegerische Angebote, leisten außerdem psychoonkologische Basisversorgung und bieten edukative und Gesprächsgruppen an. In Ballungsgebieten sind Krebsberatungsstellen in unterschiedlicher Dichte verfügbar, gerade aber in ländlichen Regionen ist die Versorgung lückenhaft und kann nicht als flächendeckend bezeichnet werden. Leider ist es aufgrund der knapper gewordenen finanziellen Ressourcen in den Ländern und Kommunen und der gesamtdeutschen Entwicklung in der Gesundheitsversorgung zu einer drastischen Reduzierung der Krebsberatungsstellen gekommen. Aber auch die noch existierenden müssen einen großen Teil ihrer Energien in die Beschaffung von Geldern investieren, was wegen der geringen personellen Ausstattung letztlich zu Lasten der Patienten geht, die dadurch immer mehr auf kurzfristige Unterstützung und Beratung verzichten müssen.

3.4 Ambulante Psychotherapie bei Krebserkrankungen

Für die Patientin, die durch ihre Krebserkrankung in eine existenzielle Krise geraten kann, entstehen oft spezielle Fragen und Problemstellungen wie etwa zur Wahrnehmung des veränderten Körpers, zu Unsicherheit im Umgang mit Sexualität, zu Spannungen in der Familie. Oft sind dies Themen, die der Patientin bereits früher einmal

Schwierigkeiten bereitet haben und nach der Krebserkrankung noch deutlicher zutage treten. Zeitpunkte, an denen Frauen sich eine ambulante Psychotherapie wünschen, sind unterschiedlich. Viele Frauen, die Betreuungsbedarf erleben, warten aber bis zum Ende ihrer somatischen Behandlung damit, eine Psychotherapie aufzunehmen, da sie befürchten, Termine z.b. wegen den Nebenwirkungen der Chemotherapie nicht wahrnehmen zu können. Zwar werden niedergelassene Psychotherapeuten zunehmend in die psychoonkologische Versorgung mit einbezogen. Allerdings gibt es im Rahmen der ambulanten Psychotherapie derzeit noch keine spezifisch auf die Bedürfnisse von onkologischen Patienten ausgelegten äußeren Rahmenbedingungen. So müssen auch onkologische Patienten Wartezeiten zwischen einem halben und einem Jahr hinnehmen (dies sind Erfahrungswerte aus der Region Köln-Bonn und gerade deshalb erstaunlich, weil diese Region offiziell als ausreichend versorgt gilt), was im Hinblick darauf, dass eine krebskranke Patientin unter Umständen von einer deutlich begrenzten verbleibenden Lebenszeit ausgehen muss, absurd erscheint. Krebspatientinnen müssen genauso durch das gängige Verfahren einer Therapiegenehmigung gehen und müssen nach den üblichen verhaltenstherapeutischen oder analytischen Richtlinien diagnostisch eingeordnet werden. Es fehlen flexible Modelle, die z.b. eine Kurzzeittherapie mit 10–15 Sitzungen – wünschenswert wären auch Termine im Akutkrankenhaus – ohne aufwändiges gutachterliches Genehmigungsverfahren ermöglichen. Natürlich bleiben – gerade unter dem Aspekt der psychischen Komorbiditäten – herkömmliche psychotherapeutische Konzepte notwendig. Allerdings ist die psychotherapeutische Begleitung von Krebspatienten in einigen Punkten von der klassischen Psychotherapie z.B. neurotischer Störungen abweichend, sodass unter den niedergelassenen ärztlichen wie psychologischen Psychotherapeuten ein nicht unerheblicher Bedarf an Weiterbildung besteht. Mit diesem Manual wollen wir dazu einen Beitrag leisten.

3.5 Disease Management Programm (DMP) Brustkrebs

Gynäkologen und Hausärzte haben die Möglichkeit – aber auch die Verpflichtung – durch die Teilnahme an dem im Rahmen des Risikostrukturausgleiches (RSA) neu geschaffenen Disease Management Programms (DMP) Brustkrebs psychoonkologische Begleitung anzubieten. **Verträge zu integrierten Versorgungsformen** können zwischen den Krankenkassen und einzelnen, zur vertragsärztlichen Versorgung zugelassenen Ärzten und Psychotherapeuten geschlossen werden. Auch zwischen den Kassen bzw. Krankenhäusern sind diese Verträge mit berechtigen ambulanten oder stationären Einrichtungen für Rehabilitation möglich. Theoretisch gibt es also in vielen Häusern und Praxen die rechtliche Voraussetzung für psychoonkologische Versorgung. Die praktische Situation – aufgezeigt durch das Bundesversicherungsamt (www.bundesversicherungsamt.de/Fachinformationen/Dmp/dmp.htm) – zeigt aber, dass die Umsetzung der-

3.5 Disease Management Programm (DMP) Brustkrebs

zeit noch schleppend vorangeht. Zwar mangelt es bislang noch an der praktischen Umsetzung der DMPs, doch ist zumindest ein Rahmen geschaffen, in dem stationäre und ambulante Behandlungen über die Koordinierung des DMP-Arztes und die jeweilige Krankenkasse zum Wohle der Patientin vernetzt werden können. Für das Land NRW konnten bislang schon 600 Ärzte im **Fortbildungscurriculum DMP** der Kassenärztlichen Vereinigung Nordrhein ausgebildet werden. Dabei werden psychosoziale Themen wie Diagnostik von psychischer Belastung und Komorbidität, ärztliche Gesprächsführung und Krisenintervention besprochen. Ob der behandelnde Arzt für die konkrete Gesprächssituation mit der Patientin dadurch eine ausreichende Basis für hilfreiche Interventionen bzw. eine ausreichende Kompetenz erhält, darf aber bezweifelt werden.

Im Juni 2002 hat der Koordierungsausschuss nach §137 e SGB V Empfehlungen für die Anforderungen zur Ausgestaltung von Disease Management Programmen für Brustkrebs beschlossen. Dabei wird der verantwortliche DMP-Arzt in die psychosoziale Basisversorgung der Patientin mit einbezogen. Am Beispiel der Vereinbarung für das Land Baden-Württemberg zwischen Krankenkassenverbänden, Kassenärztlichen Vereinigungen und der Krankenhausgesellschaft [www.kbv.de/themen/6186.html, 02.09.2005] wird deutlich, welche Möglichkeiten der Unterstützung der behandelnde Arzt (meist der Gynäkologe) leisten kann, aber auch leisten muss, will er als DMP-Arzt tätig sein.

Der behandelnde Arzt ist während des gesamten Versorgungszeitraums verantwortlich für die individuelle und patientenzentrierte psychosoziale Unterstützung. Dabei übernimmt er selbst konkrete Aufgaben in Form der Basisversorgung, gibt eine diagnostische Einschätzung des Belastungsausmaßes, ggf. unter Zuhilfenahme eines Screening-Instrumentes (HADS), berät die Patientin, welche zusätzlichen psychosozialen Maßnahmen für ihre individuelle Situation indiziert sind und nennt entsprechende Kontaktadressen.

Im Rahmen der Basisversorgung soll der DMP-Arzt nicht nur informieren, sondern auch in der Lage sein, z.B. Ängste individuell zu erörtern und lösungsorientiert zu besprechen. Im Krankheitsverlauf soll er mit der Patientin über Aspekte der Lebensqualität, Körpererleben und Auswirkung der Erkrankung auf psychosoziale Befindlichkeit unter Berücksichtigung der individuellen Lebenssituation und Belastungen sprechen können. Wie ausführlich und unter Zuhilfenahme welcher Methoden dies geschehen soll, ist dem Arzt weitgehend selbst überlassen.

Die psychoonkologische Fachgesellschaft dapo e.V. und die Arbeitsgruppe des Vorstandes der KV Nordrhein [2003] zeigen in ihren Stellungnahmen zur psychosozialen Versorgung von Brustkrebspatientinnen Konzepte auf, welche Interventionen Patientinnen zur Verfügung gestellt werden sollten. Dabei wird betont, dass sowohl der DMP-Arzt als auch alle in die Versorgung mit einbezogenen Institutionen spezielle Weiterbildungen zum Erwerb onkologischer, psychologischer und psychotherapeutischer Fertigkeiten nachweisen müssen.

Von psychotherapeutischen, medizinischen und psychoonkologischen Fachgesellschaften anerkannte Fort- und Weiterbildungen zur psychosozialen Unterstützung von

Patientinnen sehen auch wir als eine notwendige Voraussetzung für die Arbeit mit Krebspatientinnen an, ebenso die regelmäßige Inter- und Supervision als auch der Besuch von wissenschaftlichen Kongressen und praxisorientierten Seminaren. Die Umsetzung dieser Forderungen in der Praxis ist jedoch schwierig und selbst bei Realisierung bleibt die Notwendigkeit, praktische eigene Erfahrungen mit manchmal nur oberflächlich erlerntem „Handwerkszeug" zu machen. Wir sehen dieses Manual als wichtige Ergänzung an, indem wir konkrete und praxisnahe Anleitungen für besondere Gesprächssituationen geben, mit der auch Nicht-Psychotherapeuten in die qualitativ gute Arbeit mit onkologischen Patientinnen einen Einstieg finden.

4 Brustkrebs – medizinische und psychische Aspekte

Im Folgenden sollen die verschieden Phasen einer Brustkrebserkrankung mit ihren spezifischen körperlichen und psychischen Belastungen dargestellt werden, wobei letztere ausführlicher in den Kapiteln zu den Themen der Bonner Semistrukturierten Kurzzeit-Psychotherapie (s. Teil II) ausgeführt werden. Besondere Situationen zum Zeitpunkt der Diagnosestellung, der Therapie wie Operation, Chemotherapie und Bestrahlung, des erneuten Ausbruchs der Krankheit und der Palliativsituation sollen beschrieben werden.

4.1 Diagnosestellung

Der sicheren Diagnose Brustkrebs geht eine Phase der Unsicherheit voraus: Beim eigenen Abtasten oder in der jährlichen Vorsorgeuntersuchung beim Frauenarzt ist plötzlich etwas nicht so wie immer; vielleicht ein Tastbefund oder eine Veränderung der Haut in der Form, dass sich die Brustwarze nach innen einzieht. Oder es fällt im Rahmen der Mammographie etwas auf, eine Veränderung, die den Verdacht auf Brustkrebs aufkommen lässt. Ob und welche weiteren diagnostischen Verfahren, wie z.b. Magnetresonanz-Tomographie (MRT) oder Sonographie, erfolgen, hängt von den medizinischen Faktoren ab, die von den Radiologen und Gynäkologen im Brustzentrum bewertet werden. Zur weiteren Abklärung wird dann in der Regel eine so genannte minimal-invasive Diagnostik in Form einer Vakuum- oder Stanzbiopsie durchgeführt. Dies ist ein kleiner, ambulanter Eingriff, wobei unter Ultraschallkontrolle eine Gewebeprobe direkt aus dem Bereich entnommen wird, wo der Tumor vermutet wird. Der Pathologe untersucht dieses Material und kommt zu einem histologischen Ergebnis. Die vorläufige Diagnose wird nun anhand der Informationen aus den verschiedenen Untersuchungen gestellt und der Patientin mitgeteilt. Dies kann sowohl durch den Radiologen als auch durch den Gynäkologen in der senologischen Ambulanz (die Senologie beschäftigt sich mit Erkrankungen der weiblichen Brustdrüsen) im Rahmen des Brustzentrums geschehen.

Die **Art der Diagnosemitteilung** wird von Frauen sehr unterschiedlich erlebt. In den vergangenen Jahren kamen oftmals Frauen zu uns, die durch das Diagnosegespräch mehr als nötig belastet wurden. Eine Studie zu traumatischem Erleben bei Brustkrebspatientinnen [Mehnert 2005] zeigt, dass die Diagnosemitteilung, die Unsicherheit über den weiteren Verlauf der Erkrankung und die Arzt-Patientinnen-Interaktion die Faktoren sind, die von betroffenen Frauen als traumatisch beschrieben werden (s. Kap. 12.1). Frauen berichten von Diagnosen „en passant", die ihnen noch während des Anziehens nach der Röntgenuntersuchung mitgeteilt wurden; ohne Anteilnahme, ohne einleitende Worte, ohne Nachfrage, ob sie allein nach Hause kommen wird. Oftmals fühlten diese Frauen sich allein gelassen, insbesondere dann, wenn sie darauf verwiesen wurden, dass alles weitere über den Gynäkologen geklärt würde, dem der schriftliche Befund mitgeteilt würde. Diese Erlebnisse sind zum Glück seltener geworden. Heute bekommen wir immer häufiger Rückmeldungen darüber, dass Radiologen und Gynäkologen einfühlsam und mit ausreichend Zeit in einem angemessenen Rahmen die schlechte Nachricht überbringen. Trotzdem gibt es immer noch Kollegen, die sich mit der Mitteilung solcher Diagnosen schwer tun. Inzwischen gibt es zwar eine stark gewachsene Aufmerksamkeit gegenüber dem Kommunikations- und Interaktionsprozess zwischen Arzt und Patient, doch mangelt es nach wie vor an der Umsetzung in der Praxis. Ein hilfreiches Prinzip (das sog. SPIKES-Protokoll) zum Thema **„Breaking Bad News"** bei Krebspatienten findet sich z.B. bei Baile et al. [2000]. Aber ganz gleich, wie die Nachricht übermittelt wird, für sehr viele Patientinnen kommt die Diagnose unerwartet und wird als Schock erlebt. Daher ist es wichtig, die Patientin konkret nach dem Erleben rund um das Diagnosegespräch zu befragen, insbesondere dann, wenn man sie in der Zeit nach der Diagnose kennen lernt.

Ist die Diagnose gestellt, wird das weitere therapeutische Vorgehen durch die behandelnde Klinik festgelegt und koordiniert. Oftmals ist es für die Patientin entlastend, dass möglichst schnell Untersuchungen durchgeführt werden, um festzustellen, ob der Tumor gestreut hat, d.h. Metastasen in anderen Organen entwickelt hat. Dabei wird die Lunge mittels Röntgen-Untersuchung erfasst, die Leber sonographisch untersucht und eine Skelettszintigraphie erstellt, um nach möglichen Knochenmetastasen zu suchen. Die Ergebnisse aller Untersuchungen erlauben letztlich die Einordnung in das so genannte TNM-(Tumor, Lymphknoten, Metastase)-Schema, aus dem sich wiederum eine Einteilung in Stadien ergibt. Der Prozess dieser „Tumorsuche" wird auch als **Staging** bezeichnet. Die Stadieneinteilung, zusammen mit der Histologie, bestimmt zum einen die Prognose, zum anderen entscheidet sie über die Behandlungsstrategie. Heute gibt es Leitlinien, die in Abhängigkeit von verschiedenen Faktoren, z.B. Tumorgröße, Tumorlokalisation, Befall der Lymphknoten, Entfernung des Tumors in sano (im Guten, d.h. komplette Entfernung des tumorösen Gewebes), das weitere Vorgehen vorgeben. Leitlinien zu Früherkennung, Diagnostik, Therapie und Nachsorge des Mamma-Karzinoms können bei der Arbeitsgemeinschaft der Wissenschaftlichen Medizinischen Fachgesellschaften (AWMF [2005]) nachgelesen werden.

4.2 Stadieneinteilung

Im Folgenden werden die verschiedenen Stadieneinteilungen benannt und die jeweilige Art des Tumors und seine Ausbreitung beschrieben [National Cancer Institute (NCI) 2004].

◢ „Carcinoma in situ"
15–20% der Brustkrebserkrankungen werden in frühen Stadien erfasst. Sie werden oftmals Carcinoma in situ genannt. Es gibt 2 Arten von Brustkrebs in situ. Eine ist das Carcinoma in situ des Milchgangs (auch als intraduktales Karzinom bekannt); die andere Art ist das lobuläre Carcinoma in situ. Ein lobuläres Carcinoma in situ ist kein Krebs, aber zum Zwecke der Einteilung der Erkrankung wird es Brustkrebs in situ, Carcinoma in situ oder Brustkrebs Stadium 0 genannt. Manchmal wird ein lobuläres Carcinoma in situ gefunden, wenn eine Biopsie wegen eines Knotens oder einer Auffälligkeit in der Mammographie durchgeführt wird. Patienten mit diesem Befund entwickeln mit 25%iger Wahrscheinlichkeit innerhalb der nächsten 25 Jahre Brustkrebs in einer Brust.

◢ Stadium I
Der Tumor ist nicht größer als 2 Zentimeter und hat sich nicht außerhalb der Brust ausgebreitet.

◢ Stadium II
Eine der folgenden Angaben trifft zu:
Der Tumor ist nicht größer als 2 Zentimeter, hat sich jedoch auf die Lymphknoten in den Achselhöhlen ausgebreitet (axilläre Lymphknoten). Oder: Der Tumor ist 2–5 Zentimeter groß, und der Tumor hat sich – oder auch nicht – auf die Lymphknoten in den Achselhöhlen ausgebreitet. Oder: Der Tumor ist größer als 5 Zentimeter (größer als 2 Inch), hat sich jedoch nicht auf die Lymphknoten in den Achselhöhlen ausgebreitet.

◢ Stadium III
Stadium III wird in Stadium III-A und III-B unterteilt:
Stadium III-A wird durch eine der folgenden Angaben definiert: Der Tumor ist kleiner als 5 Zentimeter, hat sich auf die Lymphknoten in den Achselhöhlen ausgebreitet, und die Lymphknoten sind miteinander oder mit anderen Strukturen verwachsen. Oder: Der Tumor ist größer als 5 Zentimeter und hat sich auf die Lymphknoten in den Achselhöhlen ausgebreitet.

Stadium III-B wird durch eine der folgenden Angaben definiert: Der Tumor hat sich in das Gewebe in der Umgebung der Brust (Haut, Rand des Brustkorbs einschließlich Rippen und Muskeln im Brustkorb) ausgebreitet. Oder: Der Tumor hat sich auf die Lymphknoten innerhalb des Brustkorbs entlang des Brustbeins ausgebreitet.

◢ Stadium IV
Der Tumor hat sich auf andere Organe des Körpers ausgebreitet, meist Knochen, Lunge, Leber oder Gehirn. Oder: Der Tumor hat sich lokal in der Haut und den Hals-Lymphknoten nahe des Schlüsselbeins ausgebreitet.

Nach dem ersten Schock über die Diagnose Brustkrebs ist das Warten nach der Operation auf die Ergebnisse der Pathologie und der anderen Staging-Untersuchungen eine erneute Zeit der Unsicherheit, Anspannung und Unruhe. Schnell wird den betroffenen Frauen klar, dass diese Ergebnisse zentral für eine Aussage über ihre Lebensperspektive sind. Sind die Lymphknoten befallen, bedeutet dies in den meisten Fällen je nach Alter der Patientin Bestrahlung, Chemotherapie oder Hormonbehandlung und damit eine Einschränkung der Lebensqualität für mindestens 6 Monate. Hinzu kommt die Unsicherheit darüber, ob Krebszellen im Körper „versteckt" sind und trotz Behandlung nicht vernichtet werden können, also in Zukunft wieder einen Tumor bilden könnten. Die Bedrohung, die von den Pathologie- und Staging-Ergebnissen ausgeht, ist existenziell; um so größer kann die Erleichterung ausfallen, sind Lymphknoten und andere Organe tumorfrei.

Auch wenn durch die Verbesserung der interdisziplinären Arbeit im Rahmen der Brustzentren die Zeit zwischen Operation und endgültigem Ergebnis der Pathologen immer kürzer wird, bleibt den Frauen doch genügend Zeit, sich Gedanken über mögliche Ergebnisse und deren Konsequenzen für die weitere Behandlung und Prognose zu machen. Dabei gehen Betroffene häufig vom Schlimmstmöglichen für sich aus: „Was, wenn der Tumor schon gestreut hat?" „Wie lange bleibt mir dann noch zu leben?" „Lohnt sich dann noch eine Chemotherapie?" „Wenn es so schlimm kommt, mache ich meinem Leben nicht besser selbst ein Ende, bevor ich qualvoll und menschenunwürdig sterben muss?" Patientinnen beschreiben diese Phase oftmals als besonders quälend: Sie können vielfach das Grübeln nicht abschalten, schwanken zwischen Hoffen auf eine vergleichsweise „harmlose" Diagnose und der inneren Gewissheit, dass der Krebs sicher schon in einem fortgeschrittenen Stadium ist. Manche Frauen machen sich auch in dieser Phase der Unsicherheit Vorwürfe, z.B. nicht schon eher eine Früherkennungsuntersuchung wahrgenommen zu haben oder trotz eines eigenen Verdachts wegen einer Veränderung der Brust nicht zum Arzt gegangen zu sein.

Manche Patientin macht ihren Bedarf einer weiteren psychoonkologischen Betreuung vom Ergebnis der pathologischen Untersuchung abhängig. „Wenn es nur bei dieser Operation bleibt, schaffe ich es allein, aber wenn die Lymphknoten schon befallen sind oder sogar noch mehr, dann brauche ich Ihre Unterstützung." Die Ergebnisse des Stagings stellen also für viele Frauen einen ersten Scheideweg dar zwischen antizipierter Bewältigung oder Überforderung.

Als „Sturz aus der normalen Wirklichkeit" wird die Diagnosemitteilung Krebs immer wieder dargestellt. Rückblickend beschreiben es Betroffene als einen Schock, als einen „Alptraum, aus dem es kein Erwachen" gibt. *„Es klang wie ein Sprung in einer Schallplatte* *in meinem Kopf: "Sie haben Krebs!" Ich konnte nichts mehr hören, nichts mehr sehen, nichts mehr fühlen."* (Zitat einer 54-jährigen Brustkrebspatientin). Gedanken an Tod, Schmerzen, Siechtum entstehen explosionsartig im Kopf und beherrschen das Denken. Ein Gefühlschaos aus Angst, Verzweiflung, Traurigkeit und Wut geben dem Menschen das Gefühl, es nicht mehr aushalten zu können, „verrückt" zu werden. Wechselnde gedankliche Zustände zwischen Abwehr, Nicht-wahrhaben-wollen und plötzlicher Realisierung der Verwundbarkeit des eigenen Lebens erzeugen das Gefühl, nichts mehr kontrollieren zu können, den „Boden unter den Füßen verloren zu haben". Oftmals wird die Diagnosemitteilung auch als Zuspitzung vorheriger „unguter Ahnungen" empfunden. Ein Verdacht, der durch den Frauenarzt geäußert wurde und durch die Stanzbiopsie endlich seine Bestätigung erhält, kann aber auch dazu führen, dass die unruhige Phase der Unsicherheit beendet wird, und die Zeit der offenen Auseinandersetzung beginnt. In dieser Zeit der existenziellen Krise sieht sich die betroffene Frau einer Flut von Informationen und Entscheidungen gegenüber. Zwischen dem ersten Verdacht und der endgültigen Diagnosestellung steht eine Vielzahl medizinischer Untersuchungen und Gespräche. Aus dem normalen Alltag heraus muss all dies zeitlich koordiniert werden. Doch oftmals bietet die Wirklichkeit der Erkrankung eine Möglichkeit, um die innere Auseinandersetzung mit der Bedrohung des Lebens zunächst zurückzustellen und einen konkreten Handlungsplan zu entwickeln [Tschuschke 2002b]. Die emotionale Belastung kann sich durch Fokussierung auf pragmatisches Handeln innerhalb dieser ersten Tage wieder verringern.

4.3 Therapiebegleitung

Für eine Frau mit einem Brusttumor steht meist zunächst die Operation im Vordergrund. Erst durch die Operation kann das darauf folgende weitere Vorgehen in der Therapie bestimmt werden. Für die meisten Frauen bedeutet es aber, dass danach noch Strahlentherapie, Chemotherapie und/oder eine Hormonbehandlung sowie Nachsorgeuntersuchungen auf sie zukommen. Das Therapiekonzept wird individuell auf jede Patientin abgestimmt, abhängig vom Alter, der Empfindlichkeit des Tumors auf Hormone und vom Stadium der Erkrankung. Im Folgenden werden die somatischen diagnostischen und therapeutischen Maßnahmen dargestellt. V.a. Nicht-Mediziner können so einen Überblick über die somatische Therapie und die relevanten psychischen Begleiterscheinungen gewinnen.

4.3.1 Operation

Die Therapie der Wahl ist die Operation, manchmal wird noch eine Chemotherapie zur Verkleinerung des Tumors vorangeschaltet, um eine Operation erst ermöglichen zu können (die sog. neoadjuvante Chemotherapie). Bei etwa 70% der Mamma-Karzinom-Patientinnen kann heute eine **brusterhaltende Therapie (BET)** durchgeführt werden. Dies ist allerdings an bestimmte Vorraussetzungen geknüpft. Es ist z.b. schwierig, die Brust zu erhalten, wenn sie klein gewachsen ist und relativ viel Gewebe entfernt werden muss. Auch ist eine anschließende Bestrahlung in allen Fällen obligat, um evtl. noch vorhandene Tumorzellen zu zerstören.

Eine so genannte **modifizierte radikale Mastektomie (MRM)** – die Entfernung der kompletten Brust – ist dann notwendig, wenn ein ausgedehnter Befund vorliegt, der Tumor mehrere Herde hat („multizentrisch") oder ein inflammatorisches („entzündliches", schnell wachsendes) Mamma-Karzinom diagnostiziert wird. Die Prognose dieser Krebsform ist besonders ungünstig und erfordert eine intensive Chemotherapie mit einer anschließenden Operation und/oder Bestrahlung. Aber auch der Wunsch der Patientin kann eine Indikation für eine Brustamputation sein. Frauen mit diesem Wunsch sollten ernst genommen werden, doch ist eine genaue Erörterung mit der Patientin wichtig, um zu verhindern, dass sie sich auf der Basis unvollständiger Informationen für diese Methode entscheidet. Es kann auch sein, dass eine Patientin die notwendige Bestrahlung nach BET ablehnt und deshalb lieber die Entfernung der Brust akzeptiert. Auch diese Frauen müssen ausführlich über Vor- und Nachteile der jeweiligen Entscheidung aufgeklärt und über ihre Ängste und Befürchtungen befragt werden.

Als bedeutenden Einschnitt erleben Frauen die Operation zur Entfernung des Tumorgewebes. Der Eingriff – sei es eine brusterhaltende Maßnahme (BET) oder eine vollständige Entfernung der Brust – löst oft erhebliche Ängste im Vorfeld aus, die sich sowohl auf die Belastung der Operation an sich beziehen können, vielmehr aber darauf, die Folgen des Eingriffs nicht verkraften zu können. Schmerzen, Erschöpfung, aber auch Unruhe und Anspannung vor den Ergebnissen der histopathologischen Untersuchung, die Auskunft über die Schwere der Erkrankung und die weiteren notwendigen Behandlungen geben, beeinträchtigen die Patientin direkt nach der Operation. Auch kommen die Frauen oft zum ersten Mal seit Wochen der Unsicherheit und Unrast gezwungenermaßen zur Ruhe. Dies ist für viele der Moment, wo sie zum ersten Mal zum Nachdenken kommen. „Es ging alles so schnell, jetzt erst merke ich, was geschehen ist". So oder so ähnlich äußern sich viele unserer Patientinnen nach der Operation.

Zwar werden in Deutschland ca. 70% der Behandlungen bei Mamma-Karzinom brusterhaltend vorgenommen, trotzdem bedeutet der Eingriff an der Brust eine sichtbare Veränderung, die für die betroffene Frau eine besondere Herausforderung der Bewältigung darstellt. Die Brust als sekundäres Geschlechtsmerkmal ist für viele Frauen eine Quelle sexueller Freude und auch Stolz, ist Teil ihrer weiblichen Identität. Als besonders belastend wird in der Zeit nach der OP der Umgang mit der Narbe erlebt. Viele Frauen berichten uns, dass sie anfangs die betroffene Brust – egal ob nach Ablatio (Brustentfernung) oder brusterhaltender Therapie – nicht anschauen und auch später nicht berühren möchten. Selbst wenn Frauen diese erste Phase nach dem Eingriff gut gemeistert

4.3 Therapiebegleitung

haben, entstehen häufig Angst und Unsicherheit in der partnerschaftlichen Beziehung. Frauen erleben gelegentlich Verlegenheit ihrer Männer im Umgang mit der veränderten Brust, häufiger ist allerdings, dass betroffene Frauen sich vor ihrem Partner schämen und es vermeiden, sich nackt zu zeigen. Die langfristigen möglichen Konsequenzen aus der Brustoperation für Körperbild, Sexualität und Partnerschaft werden ausführlich in Kapitel 12.2 besprochen.

4.3.2 Lymphknoten und Sentinel-Node

Bei fast jeder Operation müssen auch die Lymphknoten in der Achselhöhle der betroffenen Körperseite entfernt werden. Da der Lymphknotenstatus das entscheidende Kriterium für die weitere Therapie und den wesentlichen Faktor für die Beurteilung der Prognose der Erkrankung darstellt, werden mindestens zehn Lymphknoten entnommen. Der Pathologe überprüft, ob sie Metastasen enthalten. Da die Lymphknotenentnahme unangenehme Folgen haben kann, wie z.B. Bewegungseinschränkungen, Gefühlsstörungen oder Lymphödeme im Arm, wird nach alternativen diagnostischen Methoden gesucht. Zurzeit prüft man im Rahmen von Studien die so genannte Sentinel-Node-Biopsie. Dabei wird vor der Operation ein radioaktives Material in die Umgebung des Tumors injiziert und anschließend mit einem Detektor geprüft, ob sich eine erhöhte Radioaktivität in einem Lymphknoten nachweisen lässt. Den ersten Lymphknoten, der die markierte Substanz speichert, nennt man „Wächterlymphknoten" oder „Sentinel-Node". Er wird entfernt und histologisch untersucht. Ist der Wächter von Metastasen befallen, werden die Lymphknoten in der Achselhöhle entfernt. Ist dieser Lymphknoten nicht verändert, können die anderen erhalten bleiben.

4.3.3 Brustaufbau

Schon in der Phase der Diagnose eines Brust-Tumors kann mit der Planung der **Brustrekonstruktion** begonnen werden. Hierbei ist wichtig, der Patientin frühzeitig eine umfassende Information über die Rekonstruktionsmöglichkeiten zu geben. Die Rekonstruktion der Brust dient der Wiederherstellung des Gleichgewichts des Brustvolumens und kann für die Patientin ein wichtiger Beitrag zur Wiederherstellung der körperlichen Integrität und Ästhetik sein. Die Brustrekonstruktion ist nicht mit einem Anstieg der Lokalrezidivrate verbunden. Die Entscheidung, ob eine Sofortrekonstruktion oder eine plastische Operation im Intervall erfolgt, hängt von vielen Faktoren ab wie der Tumorart, dem sich anschließendem Behandlungskonzept und der individuellen Situation der Patientin und ihrer Wünsche. Es zeichnet sich heute eine Tendenz zur Sekundärrekonstruktion ab. Dabei wird immer zunächst die onkologische Therapie abgeschlossen. Unsere klinische

Erfahrung zeigt, dass es für die betroffenen Frauen sehr hilfreich und entlastend ist, wenn schon frühzeitig, d.h. noch vor der Brustentfernung, eine persönliche Beratung durch den plastischen Chirurgen erfolgt. Mit dem antizipierten Wiederaufbau können sie die aktuelle Situation des Verlustes besser bewältigen. Viele Frauen wollen von sich aus einen zeitlichen Abstand für die Entscheidung, um sich nach Abschluss der Primärtherapie in Ruhe damit auseinander setzen zu können. Welche rekonstruktiven Maßnahmen für die einzelne Patientin in Frage kommen, hängt neben ihren persönlichen Vorstellungen auch von der Größe der Brust und der Art der Narben und des Gewebes ab. Wenn eine Strahlentherapie erfolgt ist, wird der Aufbau mit körpereigenem Gewebe bevorzugt. Prothesen oder Expander werden dann nicht oder nur eingeschränkt verwendet, da das bestrahlte Gewebe weniger dehnfähig und belastbar ist, und es dadurch häufiger zu Komplikationen kommen kann. Dennoch stellt die Rekonstruktion mit einem Silikonimplantat nach wie vor das am häufigsten durchgeführte Verfahren dar. Viele Patientinnen favorisieren aber heutzutage eine Rekonstruktion mittels Eigengewebe, entweder vom Rücken oder vom Bauch. Die Eingriffe sind in der Regel aufwändiger, doch das ästhetische Ergebnis meist überlegen. Besonders die Rekonstruktion mit Gewebe vom Bauch, der so genannte TRAM-Lappen, hat an Bedeutung gewonnen. Dabei wird unterhalb des Bauchnabels ein spindelförmiger Lappen aus Haut und Fettgewebe und darunter liegendem Muskel gelöst. Um eine lückenlose Blutversorgung zu sichern, bleibt bei der so genannten gestielten Technik der Muskel mit seinen Blutgefäßen an einer Stelle mit dem Körper verbunden. Dieser gesamte Gewebeblock kann dann unter der Haut in die zu rekonstruierende Brustregion rotiert werden, wobei dann in einem Schritt die neue Brust geformt werden kann. Die Brustwarze wird in einem weiteren Schritt rekonstruiert, der Warzenhof später tätowiert. Eine angleichende Operation der nicht betroffenen Brust kann erforderlich werden, um ein symmetrisches Bild zu erreichen. Bei allen Möglichkeiten der plastischen Chirurgie kann aber trotzdem die natürliche Brust nur imitiert werde. Auch sind die Ergebnisse direkt nach den Operationen oftmals nicht die endgültigen, sodass die Patientinnen sehr genau aufgeklärt werden müssen, um spätere Enttäuschungen zu vermeiden. Dennoch empfinden die allermeisten Patientinnen die Rekonstruktion als äußerst zufrieden stellend und hilfreich.

Forschung zum psychologischen Outcome von Brustrekonstruktion ist immer noch recht selten [Metcalfe et al. 2002]. Zwar scheint es eine Tendenz zu geben, wegen einer Verbesserung auf das psychische Befinden die sofortige Rekonstruktion zu bevorzugen (auch um eine zusätzliche Operation zu vermeiden) [Racano et al. 2002], doch möglicherweise verhindert eine frühzeitige Rekonstruktion eine angemessene Auseinandersetzung mit dem Verlust der Brust bzw. mit der Erkrankung.

Alderman et al. [2000] kommen in einer groß angelegten Studie mit 212 Patientinnen zu dem Ergebnis, dass der Zeitpunkt der Rekonstruktion keinen Einfluss auf die Zufriedenheit hat. Insgesamt scheint es also angeraten, v.a. die individuelle gesundheitliche Situation und den Wunsch der Patientin für den Zeitpunkt zu berücksichtigen.

4.3.4 Bestrahlung

In vielen Fällen müssen Frauen im Anschluss an eine Operation eine Strahlentherapie beginnen. Sie ist inzwischen **fester Bestandteil der Brustkrebsbehandlung** und dient dazu, eventuell verbliebene Krebszellen abzutöten und die Gefahr eines Rezidivs zu senken. Ohne Nachbestrahlung, wenn sie indiziert ist, beginnt in bis zu 40% der Fälle der Tumor erneut zu wachsen. An die brusterhaltende Operation schließt sich fast immer die **Bestrahlung der betroffenen Brust** an. Nach einer Mastektomie wird individuell geprüft, ob eine Strahlentherapie notwendig ist, und ob neben der betroffenen Brust auch noch andere Bereiche wie z.b. die Lymph-Abflusswege in der Achselhöhle bestrahlt werden sollten.

Die Behandlung jeder Patientin wird individuell mit Hilfe computergestützter Bestrahlungs-Planungssysteme auf der Basis vorher angefertigter Computertomographien festgelegt. Die Bestrahlung selbst dauert nur wenige Minuten und ist nicht schmerzhaft. Die gesamte Behandlung muss an 5 Tagen pro Woche im Mittel 5–7 Wochen lang durchgeführt werden. Abhängig vom histologischen Befund entscheidet der Arzt bei jeder Patientin individuell, ob neben der Bestrahlung der Restbrust und der Brustwand auch die Lymph-Abflusswege in der Achselhöhle, der Schlüsselbeingrube oder der mittleren Brustwand mitbestrahlt werden müssen.

Nebenwirkungen, die häufig erst am Ende des Behandlungszyklus auftreten, sind in den meisten Fällen Müdigkeit und Erschöpfung, aber auch bleibende Hautveränderungen, bei denen Patientinnen versuchen können, diese durch die Verwendung von Hautcreme zu reduzieren. Die Erschöpfung lässt meist wenige Wochen nach Beendigung der Therapie wieder nach.

Eine moderne Bestrahlungsmethode ist die **Brachy-Therapie**. Sie wird zurzeit in Studien erprobt und ist noch kein Standard. Hierbei werden radioaktive Quellen direkt im Gewebe platziert. Es handelt sich um eine Bestrahlung aus kurzer Distanz, wobei kleinste radioaktive Strahler mithilfe von Hohlnadeln direkt in oder in die Nähe der Tumore implantiert werden. Das gesunde Gewebe und die umliegenden Organe werden geschont und der Tumor intensiv bestrahlt. Die restliche Brust und die umgebenden Organe sind von der Bestrahlung nicht betroffen.

Ängste, die Patientinnen gegenüber der Strahlentherapie erleben, entstehen häufig daraus, die Behandlung nicht richtig einschätzen zu können. So befürchten manche Frauen, dass sie durch die Röntgenstrahlen „radioaktiv verseucht" werden könnten. Damit verknüpft sind häufig Bilder von den Auswirkungen von Atomreaktor-Unfällen oder Atombomben, z.B. Langzeitschäden wie Krebserkrankungen (z.B. Leukämie), Behinderungen und „Verstümmelungen" bei den Kindern von Opfern einer derartigen Katastrophe. Auch die Anwendung der Strahlentherapie in speziell abgeschirmten „Bunkern" kann Patientinnen das Gefühl geben, eine nicht ganz ungefährliche Behandlung zu erhalten. Ein „mulmiges Gefühl" bis hin zu Panikattacken kann auch der Umstand auslösen, dass Patientinnen für die kurze Zeit der Bestrahlung allein im Raum sind, d.h. auch die medizinisch-technischen Assistentinnen verlassen den Bestrahlungsbereich.

Ein Großteil dieser Ängste kann sicherlich durch ausführliche Informationsgespräche und ergänzende Broschüren vor Beginn der Strahlentherapie reduziert werden. Im Einzelfall, z.b. bei auftretenden Panikattacken im Kontext der Behandlung, kann eine psychologische Begleitung oder auch der Einsatz eines Anxiolytikums hilfreich sein.

4.3.5 Chemotherapie

Eine Chemotherapie ist dann notwendig, wenn Lymphknoten befallen sind, sich Fernmetastasen entwickelt haben oder die Art des Tumors nahe legt, dass eine alleinige Operation mit oder ohne Bestrahlung nicht ausreichend ist. Die Chemotherapie, die im gesamten Körper wirkt und deshalb auch zu den systemischen Therapien gezählt wird, erfolgt mit so genannten **Zytostatika**, die über die Venen in die Blutbahn gegeben werden. Zytostatika sind Zellgifte, die in erster Linie Krebszellen angreifen, weil diese sich besonders rasch teilen. Dennoch ziehen Chemotherapeutika auch gesunde Zellen in Mitleidenschaft, insbesondere in schnell wachsenden Geweben wie der Haut, dem Knochenmark, der Magen- und Darmschleimhaut und den Haarwurzeln. Deshalb können sie Nebenwirkungen verursachen wie z.B. Haarausfall (d.h. nicht nur das Kopfhaar fällt aus, sondern auch Wimpern, Augenbrauen, Achsel- und Schambehaarung), Übelkeit, Magen-Darm-Beschwerden, Entzündungen im Nasen-Mund-Bereich, Austrocknung der Schleimhäute, Müdigkeit, Abgeschlagenheit und Erschöpfung. Nebenwirkungen sind von Patientin zu Patientin unterschiedlich ausgeprägt: Ihr Auftreten ist abhängig von den verwendeten Zytostatika, aber auch von der individuellen Reagibilität der Patientin. So löst z.B. nicht jede Chemotherapie Haarausfall aus. Inzwischen gibt es wirksame Medikamente, mit denen die Nebenwirkungen zumindest teilweise beherrschbar sind. Trotzdem ist es für betroffene Frauen wichtig, sich ausführlich über Schaden und Nutzen der Behandlung informieren zu lassen. Die ärztliche Aufklärung und Beratung muss so gestaltet sein, dass die Patientin für sich eine Entscheidung treffen kann. Dies kann auch sein, dass sie zugunsten der Lebensqualität unter bestimmten Vorraussetzungen wie z.B. einer Palliativsituation auf die Chemotherapie verzichtet (s. Kap. 4.6).

Heute ist es üblich, eine Kombination aus verschiedenen Zytostatika anzuwenden, um den Erfolg der Chemotherapie zu verbessern und die Nebenwirkungen zu minimieren; z.B. können durch die Kombination von Zytostatika besonders nebenwirkungsreiche Substanzen in der Dosierung reduziert werden, ohne die Wirkung zu vermindern.

Die zyklische Verabreichung der Chemotherapie hat den Vorteil, dass sich die Frau regelmäßig von eventuellen Nebenwirkungen erholen kann und es dennoch gesichert ist, dass die Medikamente über einen verlängerten Zeitraum wirken. Fast immer kann die chemotherapeutische Behandlung in ambulanten Praxen oder in der so genannten

4.3 Therapiebegleitung

Chemoambulanz der Klinik bzw. im Brustzentrum durchgeführt werden. Trotzdem ist die Anwendung eine starke Belastung für die Frau: Zunächst müssen ihre Blutwerte untersucht werden, ob sie überhaupt „fit genug" für die Behandlung ist. Danach erhält sie häufig über mehrere Stunden Infusionen, nicht nur die Zytostatika, sondern auch Medikamente gegen Nebenwirkungen. Oftmals besteht eine zusätzliche Belastung darin, dass sie auf andere Patientinnen trifft, denen man die Erkrankung deutlich ansieht, oder die durch ihre Erfahrungsberichte andere Patientinnen regelrecht „runterziehen" können. Es gibt aber auch Betroffene, die diese Zeit zum Erfahrungsaustausch positiv nutzen können. Viele Frauen erleben es als hilfreich, wenn sie sich ablenkendes Material zu den Terminen mitnehmen, z.B. CD-Spieler und Bücher, oder wenn möglich in Begleitung kommen.

Die Zeit der chemotherapeutischen Behandlung ist für die meisten Frauen eine Zeit großer körperlicher und psychischer Belastung. Dabei sind sowohl die sichtbaren wie auch die weniger sichtbaren Nebenwirkungen zentrale Punkte im Erleben (s. Kap. 12.2).

Ein wichtiges Thema für junge Frauen sind die Auswirkungen insbesondere der Chemotherapie auf ihre **Fertilität**. Dies soll an dieser Stelle näher betrachtet werden, da es *vor Beginn der Chemotherapie* gilt, das Thema Familienplanung mit der Patientin zu besprechen und ggf. Maßnahmen zu ergreifen (s. Kap. 4.4.3). Zeugungsfähigkeit

Eine Option für junge Frauen vor einer Chemotherapie, die ihre Familienplanung noch nicht abgeschlossen haben, ist die Kryo-Konservierung, die allerdings bislang rein experimentell durchgeführt wird und kein etablierter Standard ist. Dabei werden Eizellen entnommen und mit flüssigem Stickstoff tiefgefroren. Inzwischen ist es sogar möglich, noch nicht befruchtete Eizellen zu konservieren und die Befruchtung erst beim Auftauen vorzunehmen, sodass zum Zeitpunkt der Konservierung ein Partner nicht zwingend vorhanden sein muss. Eine weitere Technik, die noch am Anfang ihrer Entwicklung steht, ist die Kryo-Konservierung von Ovarialgewebe. Nach Abschluss der Therapie kann der Patientin das entnommene Gewebe wieder eingesetzt werden, und es kann zu einer Wiederaufnahme der Funktion bis hin zur Schwangerschaft kommen [Nawroth et al. 2004]. Auch ein Heranreifen von Eizellen in vitro (sog. In-vitro-Maturation) ist möglich, sodass mit anschließender In-vitro-Fertilisation das Einsetzen einer befruchteten Eizelle der Patientin zu einer Schwangerschaft verhelfen kann.

Die Kryo-Konservierung von Eizellen wird allerdings nicht von den Gesetzlichen Krankenkassen übernommen und bietet keine Garantie auf eine nachfolgende Schwangerschaft. Aber es gibt der Patientin zumindest die Möglichkeit, der drohenden Unfruchtbarkeit etwas entgegensetzen zu können. Problematisch könnte allerdings in machen Fällen sein, dass der Beginn der onkologischen Therapie nicht so lange verschoben werden kann, bis eine ausreichende hormonelle Stimulation der Ovarien eine genügende Anzahl von Eizellen erbracht hat (z.B. beim inflammatorischen Mamma-Karzinom, wo ein rascher Beginn der Chemotherapie vor einer Operation notwendig ist). Hier liegt eventuell die Zukunft in der Kryo-Konservierung von Ovargewebe.

4.3.6 Endokrine Therapie

Seit einigen Jahren wird bei jedem Mamma-Karzinom untersucht, ob es hormonabhängig ist, d.h., ob die Krebszellen durch körpereigene Hormone wie das Östrogen zum Wachstum angeregt werden. Der Tumor wird dann als „hormonrezeptorpositiv" bezeichnet. Um diese wachstumsfördernde Funktion der Hormone zu bremsen, wird z.B. das Antiöstrogen **Tamoxifen** eingesetzt, um die Bindung von Östrogen an die Östrogen-Rezeptoren mittels kompetitiver Hemmung zu verhindern. Die Therapie schließt sich an die Behandlung mit Chemotherapie und Bestrahlung an, meist über mehrere Jahre, und ist für Frauen vor als auch nach den Wechseljahren gleichsam wirksam. Patientinnen mit einem hormonrezeptorpositiven Tumor nehmen das Präparat täglich ein. Eine antiöstrogene Therapie bedeutet aber auch, dass jüngere Patientinnen vorzeitig in die Wechseljahre kommen. Als Nebenwirkungen können daher Hitzewallungen, Schweißausbrüche, Stimmungsschwankungen, Knochenschmerzen u.a. auftreten. Manchmal werden diese unerwünschten Nebenwirkungen so heftig erlebt, dass Patientinnen die Therapie abbrechen. In einigen Fällen kann ein Präparatewechsel Linderung verschaffen, in Einzelfällen kann auch ein Antidepressivum zur Behandlung der psychischen Nebenwirkungen erforderlich sein.

Weitere endokrine Behandlungsoptionen beschreibt die Deutsche Krebsgesellschaft: „Zurzeit werden in mehreren internationalen Studien weitere Hormontherapien als Alternative zum Tamoxifen geprüft. Die so genannten **Aromatase-Hemmer** kommen bereits zum Einsatz. Aromatase-Hemmer sind Substanzen, die ein Enzym, nämlich die Aromatase, hemmen, das für die Bildung von Östrogen außerhalb der Eierstöcke von Bedeutung ist, und hemmen damit die Östrogenproduktion.

Östrogen wird v.a. in den Eierstöcken gebildet. Deshalb besteht eine weitere Behandlungsmöglichkeit darin, die Eierstöcke zu entfernen bzw. mit bestimmten Medikamenten, den **GnRH-Analoga**, die Produktion von Östrogen und Progesteron dort auszuschalten. GnRH-Analoga werden ausschließlich Patientinnen vor den Wechseljahren verabreicht."

4.3.7 Trastuzumab

Trastuzumab (Herceptin®), eine Antikörpertherapie, hat viel versprechende Ergebnisse bei Patientinnen mit Mamma-Karzinom gezeigt, wenn diese eine so genannte Überexpression von HER-2 aufwiesen (dies sind ca. 25 Prozent der Brustkrebspatientinnen). Trastuzumab wurde zunächst nur beim metastasierten Brustkrebs eingesetzt, zwischenzeitlich konnte in Studien aber ein deutlicher Überlebensvorteil nachgewiesen werden, wenn Trastuzumab auch Patientinnen ohne Metastasenbildung gegeben wurde. Haben Patientinnen eine ausreichende Anzahl von Andockstellen für diesen Antikörper, ist der in der Lage, Tumorzellen zu zerstören und das weitere Wachstum zu hemmen. Frauen, die für die Gabe von Trastuzumab geeignet sind, haben laut Studienergebnissen durch eine Langzeitgabe von ca. 1–2 Jahren einen deutlichen Überlebensvorteil gegenüber unbehandelten Frauen. Bislang ist die Anwendung nur im Rahmen von klinischen Studien möglich. Auch diese Therapie hat Nebenwirkungen, wobei bislang über die langfristigen Auswirkungen noch keine Aussagen gemacht werden können. Das zukünftige Einsatzgebiet wird derzeit intensiv beforscht und beobachtet, allerdings aus ökonomischer Sicht nicht ganz unkritisch bewertet.

4.3.8 Klinische Studien

Das Wissen um eine verbesserte Behandlung von Brustkrebspatientinnen hat sich in den letzten 150 Jahren entwickelt. Mit der systematischen Überprüfung von Hypothesen, welche Art der Diagnostik und Behandlung für Frauen eine bessere Überlebenschance ermöglicht, konnten Fortschritte in der Krebstherapie erreicht werden. Klinische Studien haben zum Ziel, bereits bekannte Therapien zu verbessern oder sogar neue Medikamente oder Behandlungen als Alternativen auf ihre Wirksamkeit zu untersuchen. Um dieses Wissen weiterzuentwickeln, benötigt die Forschung allerdings viele Frauen, die bereit sind, sich auf Diagnose- und Behandlungsmethoden einzulassen, über deren Wirksamkeit noch nicht vieles bekannt ist.

Klinische Studien sind immer an einen genauen Plan gebunden. Bevor eine Studie überhaupt durchgeführt werden darf, muss ein Konzept über Sinn und Zweck, Methoden und Erwartungen und über die angestrebte Teilnehmerzahl vorliegen. Dies muss alles durch eine Ethikkommission geprüft und genehmigt werden. Gleichzeitig muss ein Studiendesign vorgelegt werden, in dem festgelegt ist, welches Behandlungsziel verfolgt werden soll und welche Patientinnen in welchem Krankheitsstadium wie lange behandelt werden. Alle Veränderungen der Gesundheit und des Befindens der Patientin werden genau beobachtet und protokolliert. Außerdem werden Kriterien vorab festgelegt, bei welchen Verschlechterungen eine Therapie abgebrochen werden muss.

Es ist nicht immer leicht, Frauen davon zu überzeugen, an einer Studie teilzunehmen. Gerade in der Zeit nach der Diagnose, wenn alles noch neu ist und viele Informationen auf die Patientin eindrängen, lehnen nicht wenige Frauen eine Information über klinische Studien ab. Der Gedanke, ein „Versuchskaninchen" zu sein, schreckt insbesondere Angehörige häufig davon ab, eine Teilnahme überhaupt in Erwägung zu ziehen. Andere Frauen informieren sich selbst über für sie infrage kommende Studien, da sie sich davon versprechen, an den neuesten wissenschaftlichen Erkenntnissen teilhaben zu können. In beiden Fällen bedarf es einer sensiblen und offenen Aufklärung über die Art der Behandlung und den erwarteten Nutzen für die Patientin. Kann eine Beratung stattfinden, sollte die Patientin für sich in Ruhe die Argumente für und gegen eine Teilnahme abwägen können. Letztlich ist sie diejenige, die darüber entscheidet. Auch wenn sie sich gegen eine Teilnahme entscheidet, wird sie die bis dahin gültige und bewährte Behandlung erhalten. Ob eine Studienteilnahme für die Frau von Vorteil sein wird, kann bei Beginn nicht garantiert werden. Es sollten allerdings genügend Argumente vorhanden sein, die für eine mögliche Verbesserung sprechen.

Im Unterschied zu klinischen Studien bei manchen anderen Erkrankungen gilt für die Onkologie meistens, dass kein Placebo eingesetzt wird, d.h., dass Patientinnen *immer* behandelt werden. Es kommt zwar vor, dass in einem Therapiearm (d.h. in einer Gruppe von Patientinnen) das neu zu bewertende Präparat nicht angewendet wird. Dies ist aber v.a. bei kombinierten Chemotherapien der Fall, sodass Patientinnen in dieser Gruppe immer eine bereits als wirksam erwiesene Kombination ohne die so genannte Prüfsubstanz erhalten.

Weitere Informationen zu klinischen Studien finden sich bei der Deutschen Krebsgesellschaft oder im *Blauen Ratgeber Klinischen Studien* bei der Deutschen Krebshilfe (s. Kap. 14).

4.3.9 Psychopharmakotherapie

In den verschiedenen Stadien einer Krebserkrankung kann eine vorübergehende oder auch längerfristige Behandlung mit Psychopharmaka sinnvoll sein; am ehesten kommen hier Antidepressiva und Tranquilizer infrage. Die Gabe eines **Antidepressivums** sollte immer dann in Erwägung gezogen werden, wenn depressive Symptome (wie etwa Schlafstörungen, Niedergeschlagenheit, Antriebsmangel, Hoffnungslosigkeit, sozialer Rückzug etc.) über einen längeren Zeitraum bestehen. Dabei ist es weniger von Bedeutung, ob es sich um eine Anpassungsstörung oder aber um eine eigenständige depressive Episode, z.B. im Rahmen einer affektiven Störung, handelt. Mit der ICD-10 (Internationale Klassifikation psychischer Störungen) [Dilling, Freyberger, Cooper 2001] wurde die Einteilung der Störungen nach der Nosologie aufgegeben; von Bedeutung für die Behandlung ist nur noch die Symptomkonstellation. Dies erfolgt aufgrund der Erfahrung, dass auch bei den früher als neurotischen Depressionen bezeichneten Störungen und bei den reaktiven Depressionen Antidepressiva wirksam sind. Die Auswahl eines Antidepressivums richtet sich nach der im Vordergrund stehenden Zielsymptomatik, ob bspw. ein eher Schlaf anstoßendes und Angst lösendes Präparat eingesetzt wird. Auch die Behandlung von Angststörungen, bei denen im Einzelfall die Gabe eines Antidepressivums indiziert ist, folgt den üblichen Leitlinien. Ein positiver begleitender Effekt einer Antidepressiva-Gabe kann auch die Verbesserung *klimakterischer Beschwerden* sein (s. Kap. 7). Speziell bei der Gabe des Antidepressivums Mirtazapin, das eine gute Angst lösende und Schlaf anstoßende Wirkung hat (meist schon in der niedrigen Dosis von 7,5 mg), kann zusätzlich die *antiemetische* Wirkung der Substanz ausgenutzt werden, insbesondere in der Chemotherapie.

Eine Indikation für die Gabe eines **Tranquilizers** (Beruhigungsmittels) ist in der Regel die sehr rasch erwünschte Wirkung auf Angst oder Unruhe. So ist bspw. im Rahmen von bevorstehenden Untersuchungen, die Angst auslösen wie z.B. eine Kernspin-Tomographie, die einmalige Gabe eines **Anxiolytikums** (z.B. Lorazepam oder Alprazolam) hilfreich. Bei der längerfristigen Gabe von Tranquilizern muss immer das relevante Abhängigkeitspotenzial beachtet werden. Deshalb sollten bspw. bei Schlafstörungen erst andere Alternativen eingesetzt werden, wie etwa moderne Schlafmittel (z.B. Zolpidem oder Zopiclon), niedrig dosierte Antidepressiva (z.B. Amitriptylin, Trimipramin) oder niedrigpotente Neuroleptika (z.B. Promethazin, Chlorprothixen, Melperon, Pipamperon). Diese Zurückhaltung bezüglich der Tranquilizer kann allerdings aufgegeben werden, wenn eine Patientin nur noch eine sehr begrenzte Prognose hat. Plötzlich auftretende Angstattacken bei einer Patientin, deren Zustand sich verschlechtert, kann eventuell Ausdruck von immer stärker werdender Todesangst sein – selbst wenn die Patientin diese Angst so noch nicht konkret benennen kann. Durch entsprechende Brückenfragen („Ich könnte mir vorstellen, dass Sie sich Gedanken machen über ..." oder „Von anderen Patientinnen weiß ich, dass ...") gelingt es häufig, das beunruhigende Thema anzusprechen.

Eine sehr gute Akutwirkung hat Lorazepam als Expidet-Form; die Schmelztablette löst sich im Mund auf und eignet sich deshalb besonders gut für Patientinnen, die nicht mehr schlucken können.

4.4 Nachsorge

Die Tumornachsorge dient dazu, das Wiederauftreten der Erkrankung rechtzeitig zu erkennen, Begleit- und Folgeerkrankungen festzustellen und zu behandeln und die psychische Krankheitsbewältigung der Patientin sowie ihre soziale Einbindung zu erfragen und ggf. zu fördern. Dies mag zunächst recht „unspektakulär" klingen, nachdem eine Frauen durch die beeindruckende apparative Medizin gegangen ist, ist aber bei näherem Hinsehen eine Herausforderung für die Empathie- und Kommunikationsfähigkeit des Arztes.

In den ersten 3 Jahren nach der Primärtherapie ist eine vierteljährliche Kontrolle vorgesehen. Anschließend erfolgen die Untersuchungen und Gespräche nur noch im halbjährlichen Rhythmus und nach 5 Jahren meist nur noch jährlich, da das Risiko eines Rezidivs in den ersten 3 Jahren deutlich höher ist als danach. Für Frauen nach einer Brustkrebserkrankung steht seit einiger Zeit das so genannte **Chronikerprogramm** Brustkrebs oder auch Disease Management Programm (DMP) zur Verfügung. Darin ist u.a. auch die Nachsorge geregelt gemäß qualitätsgesicherter und standardisierter Prinzipien. Kern des DMP ist die Koordination des gesamten Diagnostik-, Behandlungs- und Nachsorgeablaufs durch den Vertragsarzt, meist Gynäkologe oder Hausarzt. Insbesondere in der Nachsorge ist er oftmals einziger Ansprechpartner für die Patientin, nachdem sie oft über ein halbes Jahr regelmäßig von verschiedenen Ärzten des interdisziplinären Teams behandelt wurde. Für viele Frauen ist der Übergang aus der regelmäßigen Behandlung und Betreuung im Rahmen der Primärtherapie in die Nachsorge, in der lediglich körperliche Untersuchungen und in der Regel einmal jährlich eine Mammographie der Brust vorgesehen sind, eine Schwelle mit vielen Ängsten und Unsicherheiten. Daher kommt der Qualität des Kontaktes zwischen Arzt und Patientin in der Nachsorge eine hohe Bedeutung zu. Den Blick weg von einem betroffenen Organ zu erweitern auf den gesamten Menschen und zu vermitteln, dass nur eine beschränkte Auswahl an Untersuchungen sinnvoll ist, bedeutet für manche Behandler, die Patientinnen mit ihren Wünschen vor den Kopf zu stoßen. Oftmals fordern sie bildgebende Verfahren wie Kernspin-Tomographie oder Ultraschalluntersuchungen, die aber gemäß evidenzbasierter Medizin lediglich bei Verdacht eines Rezidivs oder von Metastasen als sinnvoll angesehen werden. Hingegen erleben Frauen die Fragen des Arztes nach dem Befinden, nach Schwierigkeiten, aber auch nach Ressourcen anfangs häufig als „keine richtige ärztliche Behandlung". Lässt der Behandler sich stattdessen auf zusätzliche körperliche Untersuchungen ein, heißt dies nicht automatisch, dass damit der Patientin mehr Stabilität vermittelt werden kann (s. Kap. 4.4.6). Wesentlich in der Nachsorge ist es letztlich zu vermitteln, dass nun Lebensqualität, psychische Stabilität und Wiedergewinnung eines erfüllten, aber geregelten Alltags an erster Stelle stehen, und es die Aufgabe des Vertragsarztes ist, auch diesen wichtigen Schritt mit zu begleiten und zu fördern (s. Kap. 12.6.3).

Im Folgenden soll ein Überblick über relevante Themen der Nachsorgegespräche gegeben werden. Einzelheiten dazu finden sich in den jeweiligen Kapiteln.

4.4.1 Brustrekonstruktion

Patientinnen nach Mastektomie sollten spätestens in der Nachsorge über die Möglichkeiten eines Brustaufbaus informiert werden (vgl. Kap. 4.3.3). Jetzt ist für viele Frauen die Zeit gekommen, in der sie sich insgesamt „wiederhergestellt" fühlen: Die Haare wachsen wieder, der Alltag ist nicht von Terminen der Primärtherapie geprägt, die Anschlussheilbehandlung (AHB) ist vielleicht schon abgeschlossen, sodass sich die Frau endlich ihrem Erscheinungsbild zuwenden kann. Die Rekonstruktion kann eine Maßnahme dabei sein.

4.4.2 Chronische Müdigkeit bei Krebs/Fatigue

Viele Patientinnen erleben im Behandlungsverlauf eine extreme Erschöpfung und Müdigkeit, die unbeeinflussbar scheint: selbst durch Schlaf oder andere Erholungsstrategien lässt sich keine Besserung erfahren. Dies beeinträchtigt die Lebensqualität von

4.4 Nachsorge

Patientinnen oftmals deutlich. Wichtig für Behandler und Patientin ist dabei zu wissen, dass dies ein häufiges Erleben im Rahmen von Krebsleiden und chronischen Erkrankungen im Allgemeinen ist. Dass Fatigue (französisch: Müdigkeit, Erschöpfung) eine häufige Begleiterscheinung ist, bedeutet aber nicht, dass sie nicht behandelbar wäre. Die Deutsche Krebshilfe hat zum Erschöpfungssyndrom bei Krebserkrankungen einen Ratgeber (so genannte *Blaue Ratgeber*, s. Kap. 14.1) herausgegeben. Darin werden die möglichen Ursachen sowie Therapieoptionen anschaulich dargestellt. Auch die Gründung der Deutschen Fatigue Gesellschaft e.V. (DFaG) 2002 belegt, dass das Thema inzwischen ernst genommen wird. Die Gesellschaft geht davon aus, dass ca. 80% aller Krebspatienten während der Therapie an diesem Erschöpfungssyndrom leiden, dass aber auch noch bis zu 40% Jahre nach Therapieende beeinträchtigt sind. Die offizielle Definition von Fatigue lautet: „Unter Tumorerschöpfung wird ein krankheitswertiges, unüberwindliches, anhaltendes und ganzkörperliches Gefühl einer emotionalen, mentalen und physischen Erschöpfung verstanden, das gekennzeichnet ist durch verminderte Kapazität für körperliche und geistige Betätigungen. Es besteht ein Missverhältnis zwischen der (unmittelbar) vorausgegangenen Belastung und dem Erschöpfungsgefühl, das sich durch Schlaf nicht aufheben lässt" [Deutsche Fatigue Gesellschaft e.V.]. Fatigue entsteht oft im Rahmen von Krebstherapien und hat vielschichtige Ursachen. Daher sollten im Einzelfall die Symptome, unter der eine Krebspatientin leidet, sorgfältig erfasst werden, um eine adäquate Ursachenzuschreibung und Behandlung zu ermöglichen.

Symptome, die die Betroffenen beschreiben, sind Müdigkeit, Lustlosigkeit, Schwäche, Verlust der körperlichen Belastbarkeit, Desinteresse und Motivationsverlust. Hinzu kommen Schlafstörungen, Traurigkeit und Reizbarkeit, seelische Erschöpfung, Konzentrationsstörungen, Gefühle von Depressivität und Hoffnungslosigkeit. Häufig verlieren die Betroffenen das Interesse am Leben, entfremden sich von Freunden und Familie, haben Angst, nicht wieder gesund zu werden, wobei gleichzeitig der Wunsch zu sterben bestehen kann.

Ursachen für die genannten Symptome sind vielfältig, wobei auch mehrere Faktoren die Erschöpfung bedingen können (multifaktorielle Entstehung). Sowohl der Tumor selbst als auch die Folgen einer Tumorbehandlung – Operation, Strahlentherapie, Chemotherapie – können Fatigue mit verursachen. Ein Hormonmangel, z.B. durch eine Schilddrüsenfunktionsstörung, eine Störung der Nebennierenrinde oder der Geschlechtshormone, kann ein weiterer Auslöser sein. Zusätzlich sollte die Patientin hinsichtlich psychischer Symptome und Störungen befragt und diagnostiziert werden, insbesondere hinsichtlich Depressivität, Schlafstörungen und Ängsten. Andere Begleiterkrankungen, Infekte und Mangelernährung können ebenfalls zu Fatigue beitragen, ebenso ein Mangel an körperlichem Training. Als wesentlicher Verursachungsfaktor wird eine mangelnde Blutbildung infolge der Krebstherapie angenommen. Die Patientinnen sind anämisch, haben also einen andauernden Sauerstoffmangel, der den Organismus belastet, und müssen dementsprechend behandelt werden. Eine Möglichkeit ist die Gabe von Erythropoeitin, um die körpereigene Produktion von Erythrozyten (rote Blutkörperchen) wieder anzuregen.

Um die Entstehungsbedingungen bestimmen zu können, sollten mögliche Ursachen mit der Patientin offen besprochen werden. Letztlich hängt es bei diesem diffusen, schwer abgrenzbaren Syndrom auch davon ab, was die Patientin selbst als Erklärung (insbesondere bei der Klärung psychischer Ursachen) für sich benennen kann.

Zum Therapiekonzept gehören die Behandlung körperlicher Ursachen, psychologisch-psychotherapeutische Interventionen, ggf. eine antidepressive Medikation und körperliches Training. Die Fatigue Gesellschaft hat hierzu einen Ratgeber mit praktischen Anleitungen herausgegeben. Der Ratgeber *Fitness trotz Fatigue* inkl. einer DVD kann bei der Gesellschaft bestellt werden (s. Kap. 14.1).

4.4.3 Vorzeitige Menopause

Einige prämenpausale Frauen erleben durch die chemotherapeutische Behandlung eine vorzeitige Menopause, da durch die Zytostatika eine dauerhafte Blockade der Östrogenproduktion erfolgt. Ob Frauen unter Chemotherapie weiterhin menstruieren, hängt von den verwendeten Substanzen und vom Alter der Patientin ab. Ältere Frauen kommen häufiger vorzeitig in die Wechseljahre als jüngere Frauen. Auch gibt es unterschiedliche Verläufe: Manche Frauen haben direkt nach der Chemotherapie Klimakteriums-Erscheinungen, langfristig aber wieder einen regelmäßigen Zyklus. Andere kommen erst später in die vorzeitigen Wechseljahre [Petrek et al. 2006].

Ist der Rezeptorstatus positiv, schließt sich nach der Chemotherapie zusätzlich eine antihormonelle Behandlung mit z.B. Tamoxifen (vgl. Kap. 4.3.6) an, was ebenfalls für die Zeit der Behandlung das Klimakterium auslösen kann. Nebenwirkungen wie Hitzewallungen, Schlafstörungen, Trockenheit der Scheide, Stimmungsschwankungen u.a. können auftreten, sodass in der Nachsorge Fragen zu wirksamen und risikofreien Behandlungsoptionen sowie zu Möglichkeiten der Osteoporose-Prophylaxe aufkommen werden – eine herkömmliche Hormonersatztherapie (HRT) ist wegen des Risikos der wachstumsfördernden Wirkung auf Krebszellen (vgl. Kap. 4.3.6) kontraindiziert [Hickey, Saunders, Stuckey 2005]. Eine wirksame Alternative kann im Einzelfall auch ein Antidepressivum sein [Carroll 2006], die Behandlung mit pflanzlichen Präparaten ist hingegen nicht unumstritten.

Fruchtbarkeit/Kinderwunsch

Unfruchtbarkeit und Kinderwunsch werden für den Großteil der Brustkrebspatientinnen keine relevanten Themen sein, doch durch die steigende Zahl von Brustkrebspatientinnen insgesamt steigt inzwischen auch die Zahl der Frauen im gebärfähigen Alter, deren Familienplanung eventuell noch nicht abgeschlossen ist. Diesen jungen Patien-

4.4 Nachsorge

tinnen widmen wir ein eigenes Kapitel (s. Kap. 6), wollen dennoch an dieser Stelle schon auf die biologischen Veränderungen und deren mögliche Beeinflussung vor und während der Chemotherapie eingehen.

30–70% der Frauen, die eine chemotherapeutische Behandlung erhalten, sind – je nach eingesetzten Zytostatika – in der Folge unfruchtbar, was durch eine Schädigung der Follikel (Hohlräume, in denen die Eizellen heranreifen) und die Blockade der Östrogenproduktion in den Eierstöcken verursacht wird. Inzwischen gibt es Präparate (so genannte GnRH-Agonisten, vgl. Kap. 4.3.6), die während der Chemotherapie eingesetzt werden und einen gewissen Schutz für die Eierstöcke darstellen. Die Gabe während bzw. vor Beginn der Chemotherapie führt zu einer Blockade der Östrogenproduktion, sodass keine Follikel heranreifen. Damit wird ein vorzeitiger Abbau der Eizellproduktion oder Schädigung der natürlich begrenzten Vorräte an Follikeln begrenzt. Für die Zeit der Behandlung mit GnRH-Agonisten befindet sich die Frau in vorläufigen Wechseljahren, deren Symptome und Auswirkungen aber nach Abschluss der Therapie wieder verschwinden. Trotz aller Maßnahmen kann es nach Abschluss der Therapie zu einer andauernden Menopause und Unfruchtbarkeit (Infertilität) kommen. Frauen trauen sich oft nicht, dieses Thema selbst zur Sprache zu bringen, fürchten sie doch Reaktionen wie „Seien Sie froh, dass Sie überhaupt noch leben, wie können Sie da über eine mögliche Schwangerschaft nachdenken?!" Daher ist es besonders wichtig, die Konsequenzen der Behandlung auch für den Bereich des erlebten hormonellen (Un-) Gleichgewichts der Patientin zu erfragen und ggf. die Bedeutung des Verlustes der Fertilität zu besprechen.

4.4.4 Sexualität

Über sexuelle Lust und Befriedigung sowie über möglicherweise aufgetretene Veränderungen infolge der Krebserkrankung zu sprechen, ist für Frauen nicht immer einfach. Umso wichtiger ist es, dass das Thema von ärztlicher Seite sensibel, aber offen angesprochen wird. Mögliche Veränderungen und ihre Auslöser sind vielfältig: So wird der Verlust der Brust oft als ein Verlust an Weiblichkeit erlebt, sodass erkrankte Frauen sich weniger attraktiv erleben. Außerdem stellt die Brust eine Quelle sexueller Lustempfindungen dar, die Frauen nach der Operation nicht mehr oder eingeschränkt zur Verfügung steht. Der Wunsch nach sexueller Intimität ist während der Primärtherapie wegen der körperlichen und psychischen Belastung und der möglichen Nebenwirkungen wie Übelkeit, Brechreiz, Erschöpfung und Müdigkeit häufig reduziert. Auch die vorzeitigen Wechseljahre in Folge der Chemo- oder Antihormontherapie können zu Schwierigkeiten im Sexualleben führen, da eine Trockenheit und verminderte Elastizität der Scheide das Lusterleben negativ beeinflussen. Wird zusätzlich eine Cortison- oder antibiotische Behandlung notwendig, können in der Folge Pilzinfektionen in der Scheide entstehen, die Unwohlsein und Schmerzen beim Geschlechtsverkehr verursachen können. Auch andere Medikamente, die ihm Rahmen einer Brustkrebserkrankung z.T. notwendig sind, können Einfluss auf die Sexualität haben, z.b. entzündungshemmende Präparate, magenschützende Medikamente, Psychopharmaka und Opiate. Berichtet eine Patientin von sexuellen Problemen, kann dies also verschiedene Ursachen haben. Ist die Ursache ein nur vorübergehend eingesetztes Medikament, kann das die Patientin entlasten, denn häufig vermuten Brustkrebspatientinnen die Ursache ihrer Schwierigkeiten bei sich selbst. Häufig sind aber auch partnerschaftliche Probleme die Ursache für sexuelle Unzufriedenheit, wenn z.b. der Partner wegen der veränderten Brust Berührungsängste entwickelt. Bestehen die sexuellen Probleme dauerhaft, sind psychoedukative und psychotherapeutische Methoden hilfreich, die ausführlich in Kapitel 12.2.4 besprochen werden.

4.4.5 Schwangerschaftsverhütung

Zytostatika haben eine stark teratogene Wirkung, d.h. schädigenden Einfluss auf ein sich entwickelndes ungeborenes Kind (s. Kap. 6). Daher werden Frauen im gebärfähigen Alter zu einer sicheren Empfängnisverhütung während der Chemotherapie bis ca. 2 Jahre nach Abschluss der Therapie angehalten. Dies wird auch dann empfohlen, wenn sie in den vorzeitigen Wechseljahren sind, da es im Einzelfall doch zu einer Schwangerschaft kommen kann und dann eine Schädigung des Kindes möglich ist. Die optimale Methode zur Empfängnisverhütung sollte in einem fachärztlichen Gespräch besprochen werden.

4.4.6 Tumormarker

Vor einer Operation können die Tumormarker CEA und CA 15-3 im Blut bestimmt werden. Tumormarker sind körpereigene Stoffe, die im Zusammenhang mit bösartigen Erkrankungen vermehrt im Blut auftreten. Ein erneuter Anstieg dieser Tumormarker nach der Operation kann ein Wiederauftreten des Tumors ankündigen. Allerdings ist die Aussagekraft von Tumormarkern in der Nachsorge bei Brustkrebs noch nicht ausreichend untersucht. Es gibt Hinweise, dass in 40–50% der Fälle ein Rezidiv oder eine Metastasenentwicklung bis zu einem halben Jahr vor einem Nachweis durch bildgebende Verfahren durch den Anstieg der Tumormarker vorhergesagt werden können. Die Leitlinien sehen bislang jedoch keine Erhebung in der Nachsorge vor, lediglich im Rahmen der Erfolgskontrolle bei Behandlung einer nachgewiesenen Metastasierung. Man sollte bedenken, dass man Frauen mit einem stabilen Tumormarker-Wert nicht guten Gewissens beruhigen kann, andererseits Frauen mit einem Anstieg der CEA- und CA 15-3- Werte in mindestens der Hälfte der Fälle fälschlicherweise beunruhigen würde.

4.5 Rezidiv

Ca. 75% der Brustkrebspatientinnen gelten nach 5 Jahren als geheilt. Das Wiederauftreten eines Tumors nach dieser Zeitspanne ist relativ selten, wenn in der Zwischenzeit kein erneuter Krebs aufgetreten ist. Kommt es zu einem erneuten Ausbruch der Erkrankung, bezeichnet man dies als Rezidiv. Es kann sowohl an der gleichen Stelle (Lokalrezidiv) als auch als regionales Rezidiv (z.B. in den Lymphknoten) vorkommen. Das Auftreten eines Rezidivs ist für die Patientin und ihre Familie immer ein Schock, auch wenn es in ca. einem Drittel der Fälle zu einer kompletten Heilung kommen kann, wenn sich keine Fernmetastasen entwickelt haben. Dann ist eine erneute Operation und anschließende Bestrahlung die Methode der Wahl. Sind Fernmetastasen festgestellt worden, steht die palliative Therapie mit Chemotherapie und Hormontherapie im Vordergrund. Dies bedeutet, dass eine Heilung unwahrscheinlich ist. Aber zum Erhalt der Lebensqualität und zur Verlängerung der Lebenszeit wird eine Behandlung vorgenommen, um damit das Tumorwachstum zumindest einzudämmen. Dabei muss mit der Patientin offen diskutiert werden, welche Einschränkung der Lebensqualität eine aggressive Chemotherapie bedeuten würde und welcher mittelfristige prognostizierte Gewinn an Lebensqualität und längerer Überlebenszeit dem gegenübersteht. Letztlich muss die Patientin anhand der gegebenen Informationen für sich entscheiden, welches Vorgehen für sie das Stimmigste ist.

4.6 Abschied von der kurativen Therapie

Es gibt Frauen mit einem Krankheitsverlauf, in dem es immer wieder zum Ausbruch der Erkrankung kommt, oftmals innerhalb weniger Jahre. Ihre Zeit ist geprägt und überschattet von einer Vielzahl von Operationen, vielen Zyklen Chemotherapie, Antihormontherapie, Antikörperbehandlungen u.a. Therapien. Irgendwann stellt sich für diese Frauen die **Frage, wie lange und in welcher Intensität** sie diese Behandlungen noch fortsetzen wollen. Nicht immer werden sie ergebnisoffen von den behandelnden Ärzten beraten. Als Folge der erlebten Hilflosigkeit und des Unvermögens der Medizin, dem Krebs Einhalt bieten zu können, erhalten diese Patientinnen immer wieder neue Therapievorschläge. Aber auch die umgekehrte Variante lässt sich beobachten: Behandelnde Ärzte versuchen behutsam, der Patientin ein Ende der Behandlung nahe zu bringen, um die verbleibende Lebenszeit nicht noch unnötig – weil mit wenig Nutzen verbunden – durch eine nebenwirkungsreiche Therapie zu belasten; die Patientin will aber nichts davon hören. Denn sie sucht immer noch nach heilenden Maßnahmen, nicht selten auch in der alternativen Medizin. Es ist eine schwierige Situation für beide Partner. Aus der Perspektive der Ärzte ist es hilfreich, sich auf ein Gespräch dieser Art besonders vorzubereiten. Es gilt die Kunst, das bereits Erreichte zu würdigen, aber deutlich zu sagen, dass eine weitere nebenwirkungsreiche Behandlung der betroffenen Frau mehr schaden als nutzen würde. Wichtig ist dabei, nicht zu vermitteln, dass „man nichts mehr tun" könne, denn die Angst, im Sterben letztlich auch von den Ärzten verlassen zu werden, ist groß. Gerade die palliative Versorgung von Patientinnen verlangt besondere Sorgfalt und Aufmerksamkeit, und sowohl mit einer optimalen Schmerzmedikation sowie menschlicher Zuwendung ist eine Menge für die Patientin getan.

4.7 Palliativsituation

Hat der Krebs sich so weit im Körper ausgebreitet, dass eine Heilung unwahrscheinlich ist, wird von einer palliativen Situation gesprochen. Kommt es dazu, haben sich Metastasen häufig in der Leber, den Knochen oder im Gehirn gebildet. Ziel ist es dann, Behandlungen zur Verbesserung oder zum Erhalt der Lebensqualität der Patientin einzuleiten. Die Krankheitsverläufe sind allerdings individuell sehr unterschiedlich und u.a. abhängig von der Ausdehnung der Metastasierung, davon, wie schnell der Tumor wächst und vom Gesamtzustand der Patientin. Manche Patientin möchte dann gerne von ihrem behandelnden Arzt erfahren, wie viel Lebenszeit ihr noch verbleibt. Doch sind Angaben von Zahlen nur als eine allgemeine Statistik möglich, die für den Einzelfall keine Aussage beinhalten kann.

Schützend wie ein Mantel (lat. pallium) soll sich die Medizin in diesem Stadium um die Patientin legen, um dieser das Ende des Lebens so leicht wie möglich zu machen. Die Palliativmedizin, die in den letzten Jahren ein vermehrtes Interesse und auch Förderung hinsichtlich Forschung und Versorgung erfahren hat, umfasst ein **Gesamtkonzept in der Versorgung** terminal kranker und sterbender Patienten. Dazu gehören die Behandlung körperlicher Symptome als auch die Berücksichtigung und Therapie psychischer, spiritueller und sozialer Probleme. Ein besonderes Augenmerk wird hier auf die Betreuung von Angehörigen der Patientin gerichtet.

In den Vordergrund bei der Betreuung der Patientin rückt in einem fortgeschrittenen Stadium die Schmerztherapie dann, wenn z.B. Knochenmetastasen oder andere Tochtergeschwülste Schmerzen verursachen. Inzwischen hat sich das Wissen um eine wirksame und verträgliche Schmerztherapie bei den behandelnden Ärzten durchgesetzt. Wenn mit den herkömmlichen Maßnahmen keine ausreichende Schmerzfreiheit für die Patientin erreicht werden kann, kann ein **Schmerzspezialist** hinzugezogen werden. Eine weitere Maßnahme ist die Bestrahlung des Skeletts, um das Risiko von Frakturen und Lähmungen zu vermindern.

In der Palliativsituation treten oftmals medizinische Maßnahmen in den Hintergrund. Wesentlich für diese Phase ist dann die Beziehung zwischen Arzt und Patientin. Es ist eine besondere Aufgabe für den Behandler, trotz fehlender Aussicht auf dauerhafte Besserung im Kontakt zur Patientin zu bleiben und vermehrt die Angehörigen in die Interaktion mit einzubeziehen (s. Kap. 12.6.4). Hinweise auf Palliativstationen und weitere Informationen dazu finden sich im Kapitel 14.2.

5 Brustkrebs als Trauma

Ein Thema, das in den letzten Jahren auf wissenschaftlichen Veranstaltungen und im klinischen Kontext in den Fokus gerückt ist, ist die Traumatisierung von Krebspatienten durch Diagnose und Behandlung. Es scheint nahe liegend, Menschen, die eine Krebsdiagnose mitgeteilt bekommen und daraufhin einen Schock erleben bis hin zu einer akuten Belastungsreaktion, als traumatisiert zu beschreiben. Doch für wie viele Krebspatienten ist die Diagnose einer Posttraumatischen Belastungsstörung (PTBS) zutreffend?

5.1 Kriterien der PTBS

Für die Diagnose von Belastungsreaktionen im Allgemeinen sind im Gegensatz zu anderen psychischen Störungen **äußere Stressoren** im Sinne eines ätiologischen Faktors eine zwingende Voraussetzung. Auslöser können gemäß DSM-IV (Diagnostische Kriterien des Diagnostischen und Statistischen Manuals Psychischer Störungen) [American Psychiatric Association 1996] Erlebnisse wie z.b. Folter, Vergewaltigung, Naturkatastrophen, Terroranschläge, aber auch lebensbedrohliche Erkrankungen sein. Zentral für das Traumakriterium ist, dass der Betroffene entweder selbst körperlich verletzt wurde oder dies bei einem anderen Menschen beobachtet hat und dabei Angst um das Leben hatte. Zusätzlich müssen Gefühle von Hilflosigkeit, starker Angst, Furcht oder Entsetzen bestanden haben. In der Folge können Symptome aus den folgenden Clustern auftreten:
- **Wiedererleben des traumatischen Ereignisses/Intrusion**: z.B. wiederkehrende belastende Erinnerungen oder Träume; Handeln und Fühlen, als ob das traumatische Erlebnis wiederkehrt
- **Vermeidung** von Reizen, die mit dem Trauma verbunden sind, oder allgemeine **emotionale Betäubung**: z.b. bewusstes Vermeiden von Gedanken, Gefühlen oder Gesprächen, die mit dem Trauma in Verbindung stehen; Gefühl der Losgelöstheit und Entfremdung; Unfähigkeit, sich an wichtige Details des Traumas zu erinnern
- **Hyperarousal**: Ein- und Durchschlafstörungen, Konzentrationsschwierigkeiten, Reizbarkeit, übertriebene Schreckreaktionen, Hypervigilanz.

Je nach Dauer der Symptomatik ist gemäß DSM-IV zwischen der akuten Belastungsstörung und der PTBS zu unterscheiden. Die **akute Belastungsstörung** ist v.a. charakterisiert durch das Auftreten von dissoziativen Symptomen wie z.b. der Amnesie für wichtige Ereignisse des Traumas oder der emotionalen Betäubung. Die Dauer der Störung beträgt mindestens 2 Tage und beginnt unmittelbar nach dem Ereignis, dauert aber nicht länger als 4 Wochen und tritt innerhalb von vier Wochen nach dem traumatischen Ereignis auf. Die **Posttraumatische Belastungsreaktion** beginnt i.d.R. erst Wochen oder gar Monate nach dem traumatischen Ereignis. Erfolgt keine Behandlung, kann bei wenigen Betroffenen ein chronischer Verlauf entstehen, der in eine andauernde Persönlichkeitsänderung übergehen kann.

5.2 Brustkrebs und Traumabegriff

Mit der Erweiterung des DSM-IV [American Psychiatric Association 1996] des Traumakriteriums um lebensbedrohliche Krankheiten als möglichen Stressor stieg die Anzahl der Posttraumatischen Belastungsstörungen infolge einer Krebserkrankung bei einzelnen Forschungsarbeiten bis auf 35% an [Mehnert 2005]. Dies ließ einige Traumaspezialisten fordern, spezifische traumatherapeutische Interventionen als Standard in die psychoonkologische Versorgung von Krebspatienten zu integrieren. Doch bevor jeder 3. Krebspatient als „traumatisiert" klassifiziert und damit auch pathologisiert wird, ist eine genaue Betrachtung der Hintergründe und der aktuellen Forschung unerlässlich [Kangas, Henry, Bryant 2002; Smith et al. 1999].

Konzept der PTBS bei Krebserkrankungen

Beim Vergleich anderer potenzieller Traumatisierungsauslöser mit den Besonderheiten einer Krebserkrankung sind folgende Unterschiede ersichtlich: Eine Krebserkrankung ist im Gegensatz zu einer einmaligen Vergewaltigung oder einer erlebten Naturkatastrophe eine chronische Bedrohung, die auf die Zukunft gerichtet ist. Krebspatienten haben nicht das Gefühl einer direkten Todesbedrohung im Diagnosegespräch, sondern haben Angst, in naher oder ferner Zukunft an der Krankheit zu sterben. Eine weitere Schwierigkeit in der Übertragung des Konzeptes liegt darin, dass es keinen eindeutig definierten Stressor gibt. Manche Forschungsuntersuchungen beschränken sich auf die Diagnose als Stressor, andere beziehen Behandlungen, Phasen von Schmerz u.a. Faktoren mit ein. Damit stellt sich die Frage nach dem Erhebungszeitpunkt, will man eine valide Prävalenzschätzung durchführen. Ein Kernsymptom ist die Vermeidung von Reizen, die an das Trauma erinnern. Dem Körper als Stressor kann ein Patient aber nicht ausweichen. Er ist ständig gezwungen, z.B. durch Untersuchungen, sich mit der Erkrankung auseinander zu setzen.

5.2 Brustkrebs und Traumabegriff

Diese Unterschiede machen deutlich, dass nicht selbstverständlich von Krebs als Trauma ausgegangen werden kann, sondern dass diese Fragen bei einer Forschungskonzeption berücksichtigt und beantwortet werden müssen. Dass Frauen aber durchaus Symptome, die dem Komplex PTSD zuzuordnen sind (insbesondere in Form von Intrusionen und Flashbacks bezogen auf das Diagnosegespräch), erleben, zeigt, dass die Thematik weiterhin Gegenstand klinischer wie wissenschaftlicher Beobachtung sein sollte. Aspekte des Erlebens werden im Kapitel 12.3.7 dargestellt. Die derzeitige Forschung jedoch weist deutliche Defizite auf, die im Folgenden näher beleuchtet wird.

Diagnoseinstrumente

In wissenschaftlichen Studien mit größeren Stichproben wird nicht immer der Goldstandard – nämlich ein klinisches Interview wie etwa das SKID [Wittchen, Zaudig, Fydrich 1997] – zur Diagnostik verwandt. Stattdessen kommen Selbstbeurteilungsbögen zum Einsatz, die nicht selten die Inzidenz einer Störung überschätzen. So auch bei der Schätzung der posttraumatischen Störungen bei Krebspatienten. Häufig verwendetes Inventar ist z.b. die Impact of Event Scale (**IES-R**; in der deutschen Übersetzung von Maercker und Kollegen [Maercker, Schützwohl 1998]), mit dem allerdings eine Diagnosestellung nicht möglich ist, sondern lediglich eine Schätzung von posttraumatischen Symptomen vorgenommen werden kann. Auch andere Inventare wie die Posttraumatic Stress Disorder Checklist-Civilian Version (**PCL-C**) haben ähnliche Schwächen. Im Deutschen steht erst neuerdings ein Selbstbeurteilungsinventar zur Verfügung, das durch seine konsequente Ausrichtung an den DSM-IV Kriterien eine adäquate Schätzung der Prävalenz zulässt [Tagay et al. 2006].

Stichproben

Publikationen zu PTBS bei Krebs weisen häufig eine nur geringe Stichprobe auf [Mehnert 2005]; laut Mehnert finden sich bislang lediglich Studien mit einer Stichprobe von etwa n = 27 bis n = 180. Erst neuerdings werden auch umfangreichere Stichproben genommen. Zu den am häufigsten untersuchten Krebspatienten gehören Brustkrebspatientinnen. Im Rahmen der GENICA-Studie (Interdisciplinary Study Group on Gene Environment Interaction and Breast Cancer in Germany) in Bonn wird derzeit im Rahmen einer epidemiologischen Studie zu den Entstehungsbedingungen des sporadischen Mamma-Karzinoms [Pesch et al. 2005] eine Untersuchung an einer großen Stichprobe von Patientinnen hinsichtlich dem posttraumatischen Erleben nach Brustkrebs durchgeführt.

Zusammenfassend muss gesagt werden, dass aufgrund der oben genannten Schwierigkeiten und Einschränkungen bislang keine fundierten Aussagen zu Posttraumatischen Belastungsstörungen bei Brustkrebs gemacht werden können. Dass Schätzungen der PTBS heterogen sind und von 0–35% reichen, verwundert daher nicht. Die in

Deutschland bislang größte und umfassende Studie dazu aus Hamburg durch Mehnert und Kollegen macht deutlich, dass in Abhängigkeit vom eingesetzten Diagnoseinstrument unterschiedliche Prävalenzschätzungen von etwa 2,4% (SKID) bis hin zu 18,5% (Selbstbeurteilungsfragebögen PCL-C und IES-R) entstehen.

Insgesamt wird deutlich: Aussagen zu Posttraumatischen Belastungsstörungen infolge einer Krebserkrankung basieren bislang auf nur unzureichenden wissenschaftlichen Daten. Weiterer Forschungsbedarf ist hier dringend notwendig. Für eine standardmäßige Implementierung traumaspezifischer Interventionen in die psychoonkologische Versorgung ist es beim derzeitigen Stand des Wissens zu früh. Dennoch ist es notwendig, traumatisches Erleben und Symptome, die dem Komplex PTBS zuzuordnen sind, bei Brustkrebspatientinnen zu erfragen und ggf. spezifisch zu behandeln.

6 Die junge Brustkrebspatientin

Frauen, die an Brustkrebs erkranken, sind im Mittel zwar im 63. Lebensjahr, jedoch sind 15% der Frauen mit Brustkrebs jünger als 40 Jahre. Eine Krebserkrankung ist die zweithäufigste Todesursache für Menschen im reproduktiven Alter. In einigen Aspekten müssen diese Frauen differenziert von den älteren Brustkrebspatientinnen betrachtet werden.

6.1 Die junge Brustkrebspatientin und ihre Familie

Durch den Trend, die Elternzeit in ein immer höheres Alter zu verschieben, nimmt die Anzahl der erkrankten Frauen zu, die Kinder im Kindes- oder Jugendalter haben. Für diese Frauen entstehen dadurch zusätzliche psychische und andere Belastungen, die im Folgenden näher beschrieben werden sollen.

6.1.1 Wie sage ich es meinem Kind?

Einige Mütter gehen von Anfang an recht offen mit der Brustkrebsthematik gegenüber ihren jüngeren oder jugendlichen Kindern um. Aber es gibt auch Verunsicherungen darüber, was Kindern von solch einer Erkrankung erzählt werden soll und wie diese Gespräche altersgerecht gestaltet werden können. Dabei steht nicht selten der Wunsch im Vordergrund, die Kinder schonen und ihnen Schweres ersparen zu wollen. Informationen zurückzuhalten oder Gefühle nicht zu zeigen, kann sich jedoch viel schwerwiegender auf Kinder auswirken, als die Diagnose an sich. Gerade in der Zeit nach der Diagnose, wenn die betroffene Mutter und auch ihr Partner Gefühle wie Unsicherheit, Schock, Verzweiflung, Angst und Traurigkeit erleben, ist das Gespräch mit den Kindern wichtig und notwendig – auch wenn dies zunächst schwer fallen mag. Kinder spüren, wenn etwas nicht in Ordnung ist: Sie haben feine Antennen für Störungen und machen sich ihre eigenen Gedanken, was der Grund für diese Veränderungen sein könnte. Bezieht man die Kinder nicht mit ein, entstehen in ihrer Phantasie oft Bilder, die ihnen weitaus mehr Angst und Unsicherheit bereiten können, als die Realität es getan hätte. Hinzu kommt, dass sie sich gerade dann auch nicht mehr trauen, die Eltern nach den Veränderungen zu fragen und ihnen zu erzählen, welche schlimmen Szenarien sie sich vorstellen. So bleiben die Kinder allein mit ihrer Angst, was das Gegenteil von dem ist, was die Eltern mit der Strategie erreichen wollten.

> **Fallbeispiel**
> Frau L. ist 42 Jahre alt, als sie von ihrer Brustkrebsdiagnose erfährt. Sie ist verheiratet und hat 2 Mädchen im Alter von 8 und 11 Jahren. Ihr Ehemann ist dafür, die Krankheit vor den Kindern „nicht so sehr in den Mittelpunkt zu stellen". Frau L. ist sich sehr unsicher und vermeidet das Wort „Krebs" ganz bewusst in der Familie. Während der Chemotherapie fällt ihr bei der jüngeren Tochter auf, dass sich diese immer häufiger in schwarz kleidet und bunte Sachen bald komplett ablehnt. Auch hat Frau L. den Eindruck, dass die Tochter immer weniger isst. Durch die psychoonkologischen Gespräche ermutigt, die Tochter direkt auf ihr Verhalten anzusprechen, antwortet diese, dass sie mit der Mutter sterben möchte und überlegt, wie sie den Todeszeitpunkt selber bestimmen kann (ein Thema, das auch die Mutter zwischenzeitlich beschäftigte). Daraufhin beginnt Frau L., sehr offen mit ihren Töchtern über die Krebserkrankung und ihre eigene Prognose zu reden. Das wirkt sich sichtbar Angst reduzierend auf die Kinder aus, die nun viele Fragen stellen. Auch die Lehrerinnen der Töchter werden über diese familiären Aspekte informiert.

Die Autorin Sylvia Broeckmann hat in ihrem Ratgeber *Und plötzlich ist alles ganz anders – wenn Eltern an Krebs erkranken* [Broeckmann 2002] eine hilfreiche Sammlung von Aspekten in der Kommunikation und den Umgang mit Kindern bei einer Krebserkrankung zusammengestellt – spezifiziert nach den Bedürfnissen in verschiedenen Altersstufen und nach dem Verlauf der Krankheit des Elternteils (Ersterkrankung, Rezidiv, palliative Situation, Tod und Sterben). Außerdem gibt es Tipps für Patchwork-Familien und Alleinerziehende, die mit einer Krebserkrankung konfrontiert werden. Einige dieser Empfehlungen sollen kurz dargestellt werden.

Die **Verpflichtung zur Wahrheit** – wie oben beschrieben – bedeutet nicht, dass Eltern immer alles den Kindern über die Krankheit erzählen sollten. Aber Kinder sollten immer über wichtige Veränderungen informiert werden und v.a. das Wissen und Vertrauen haben können, *dass* sie informiert werden. Gerade in der Zeit, in der die Familie das Gefühl hat, „nichts ist mehr wie es war, nichts ist verlässlich", geben stabile und offene Beziehungen zueinander Sicherheit.

6.1.2 Umgang mit Unsicherheit

Unsicherheit ist ein häufiges Gefühl während einer Krebserkrankung und ist für Kinder schwer auszuhalten. Trotzdem hilft es nicht, Kindern Versprechungen zu machen, wann z.B. die Mutter wieder nach Hause kommt oder wann es wieder „alles so sein wird wie früher", wenn diese Versprechen kaum erfüllt werden können. Die Enttäuschung darüber, dass es dann doch anders kommt als versprochen, ist gerade bei Kindern groß und kann dazu führen, dass ihre Unsicherheit noch zunimmt und sie das Gefühl haben, sich auf Aussagen der Eltern nicht verlassen zu können.

Man kann Kindern vermitteln, dass man hofft, dass es der Mutter z.B. 2–3 Wochen nach der Operation wieder gut gehen wird. Auch dass man sich nicht sicher sein kann, weswegen man die Zeit nach der Operation geduldig abwarten und gemeinsam die Mutter so gut wie möglich unterstützen sollte.

6.1.3 Hoffnung vermitteln und gleichzeitig die Wahrheit sagen

Dies ist gerade dann wichtig, wenn die Prognose der erkrankten Frau begrenzt ist. Die Hoffnung auf Heilung ist natürlich die beste Stütze für ein Kind, doch wenn dies unwahrscheinlich ist, sollte ein Kind darauf vorbereitet werden. Eltern sollten nur „die Hoffnung vermitteln, die sie selbst haben" [Broeckmann 2002, S. 27], und dies kann eben auch die Hoffnung auf eine liebevolle und gute gemeinsame Zeit sein.

Ein weiterer Aspekt könnte als **respektvoller Umgang mit Gefühlen** bezeichnet werden. Fragen der Kinder beschäftigen sich mit der kranken Mutter und damit, ob sie auch wieder gesund werden wird, aber auch mit ihnen selbst. „Wird sich mein Leben ändern, und wenn ja wie?" „Wer wird nun für mich sorgen?" Diese Fragen kommen Erwachsenen manchmal egoistisch vor, sind für Kinder aber essenziell und daher immer ernst zu nehmen. Ein planbarer Alltag gibt den Kindern Halt, Möglichkeiten zu Spiel und Unterhaltung sind wertvolle Kraftquellen und sollte deshalb unterstützt werden.

Manchmal wollen Kinder nicht über ihr Erleben im Zusammenhang mit der Krebserkrankung der Mutter sprechen. Dies ist ihr gutes Recht und ist auch kein Grund zur Sorge. Solange Kinder keine Auffälligkeiten zeigen, die vorher nicht bestanden haben wie erhöhte Aggressivität, deutlicher Rückzug und Leistungseinbußen in der Schule, sollte man die Grenzen des Kindes respektieren. Unaufdringliche Gesprächsangebote ermöglichen es, zu einem späteren Zeitpunkt auf das Erlebte zu sprechen kommen.

6.1.4 Veränderung des Alltags

Das Leben in einer Familie mit Kindern im Kindes- oder Jugendalter bedeutet immer viel Organisation: Von der Rundum-Versorgung eines Säuglings bis hin zur Begleitung von Schulaufgaben und Freizeitangeboten eines Jugendlichen bestehen viele Aufgaben, die bei einer Krebserkrankung der Mutter – die meistens für die Koordination dieser Aufgaben zuständig ist – neu geregelt werden müssen. Dabei müssen Frauen zumeist ermutigt werden, die **Hilfsangebote aus ihrer Umgebung** anzunehmen, andere Hilfe (z.B.

eine Haushaltshilfe o.Ä.) sogar einzufordern. Fragt man Angehörige, Freunde und Nachbarn von Krebspatientinnen, wollen diese immer „etwas tun", würden gerne helfen, wissen oftmals aber nicht wie. Angebote, die Kinder mal nach der Schule zu versorgen, Einkäufe zu erledigen oder die Patientin selbst mal zur Chemotherapie zu fahren, sollten von der Patientin aufgenommen werden und auch mit den Kindern besprochen werden. Diese sollen sich ja mit der fremden Hilfe wohl fühlen und manchmal haben sie auch ganz andere Ideen, um die organisatorischen Herausforderungen zu lösen.

Erkrankte Mütter haben in dieser Zeit oftmals das Gefühl, ihren Kindern keine gute Mutter zu sein. Sie können sich während der Behandlung müde fühlen oder gereizter auf die normalen Belastungen des Alltags einer Familie reagieren. Dies geschieht v.a., wenn ihre physischen und auch psychischen Reserven voll und ganz durch die medizinische Behandlung beansprucht werden. Gefühle von Traurigkeit, Resignation und Ärger auf den eigenen Körper und sich selbst können Folgen sein. „Gewissensbisse" können entstehen, wenn sie sich in dieser Zeit stärker auf sich selbst konzentrieren und sich weniger um die Belange aller Familienmitglieder kümmern können. Hinzu können Gedanken kommen, Schuld an den Reaktionen der Familie auf die eigene Erkrankung zu sein. Nicht selten geschieht es, dass Kinder in dieser Zeit Leistungseinbrüche in der Schule zeigen. Dies ist nicht Folge der verminderten Zeit, die Mütter nun darauf verwenden, mit ihren Kindern schulisches Wissen zu vertiefen. Die Sorgen der Kinder angesichts der Erkrankung der Mutter – deren Schwere sie selbst noch weniger einschätzen können als die Erwachsenen – können zu einem Leistungsabfall führen. Dem ist aber nicht unbedingt durch intensiveres Nacharbeiten zu Hause beizukommen, sondern vielmehr durch die emotionale Zuwendung insbesondere der Mutter und das offene Gespräch. Es sollte den Kindern vermittelt werden, dass sie trotz ihrer vorübergehenden Leistungseinbußen – denn in der Regel können die Kinder sich wieder stabilisieren – keine zusätzliche Belastung für die Eltern darstellen. Der Gedanke an die schlechten Noten könnte Schuldgefühle bei den Kindern auslösen, was möglicherweise zu einem Rückzug von den Eltern und zu einer weiteren Verschlechterung der schulischen Leistungen führt. Stattdessen sollte den Kindern vermittelt werden, dass Ängste, Sorgen und auch in der Folge Unaufmerksamkeit eine normale Reaktion auf die außergewöhnlichen Belastungen der Familie darstellen und sie deswegen kein schlechtes Gewissen zu haben brauchen. Das Verhalten des Kindes zu entpathologisieren, nimmt den Druck heraus und ermöglicht die Konzentration auf die Bewältigung des Alltags und Herstellung des Gleichgewichts bei Eltern und Kindern.

6.1.5 Schwangerschaft nach Krebs

Mit einer Verlagerung der Elternzeit in ein höheres Alter und einer Zunahme der Brustkrebsinzidenz auch unter jungen Frauen sehen sich Gynäkologen in Zukunft vermehrt

6.1 Die junge Brustkrebspatientin und ihre Familie

der Frage ausgesetzt, ob und wann zu einer Schwangerschaft nach abgeschlossener Primärtherapie geraten werden kann. In einem gut informierten, für Betroffene konzipierten Forum aus den USA (www.breastcancer.org) werden Frauen mit Kinderwunsch nach Brustkrebs angehalten, folgende Fragen zu bedenken und mit ihrem Partner und dem behandelnden Arzt zu besprechen:

- „Fühle ich mich gesund und stark genug, um eine Schwangerschaft und Entbindung zu bewältigen?"
- „Wie lange sollte ich nach Beendigung einer Behandlung warten, bevor ich versuche, schwanger zu werden?"
- „Wie wahrscheinlich ist es, dass ich schwanger werde, wenn man mein Alter und die Behandlungsformen berücksichtigt?"
- „Gibt es Therapien, die ich vorher abgeschlossen haben sollte?"
- „Welche Risiken sind mit einem Therapiestopp verbunden?"
- „Kann (sollte) ich nach der Entbindung die Behandlung fortsetzen?"
- „Wenn ich nicht auf ‚normalem Wege' schwanger werden kann, welche Infertilitätsbehandlungen kann ich ohne Risiko für meine Gesundheit in Anspruch nehmen?"
- Frage nach der Möglichkeit zur Kryo-Konservierung von Eierstockgewebe (experimentell!)

Wie auch bei dem Thema Brustkrebs in der Schwangerschaft ist es bei dieser Problematik aus der Sicht des Behandlers nicht immer einfach, medizinische Argumente und den eigenen ethischen Standpunkt getrennt zu betrachten: Ist eine Langzeitbehandlung mit Antihormonen (z.B. Tamoxifen) oder Antikörpern (z.B. Tastruzumab) indiziert, stehen bislang nur wenige Daten darüber zu Verfügung, inwieweit sich diese Substanzen schädigend auf das Kind auswirken könnten [Woo, Yu, Hurd 2003]. Daher eine Schwangerschaft erst nach Abschluss dieser Therapien anzuraten, ist allerdings nicht folgerichtig. Im Sinne des „shared decision making" ist es notwendig, die Patientin über das Risiko einer teratogenen Schädigung aufzuklären, ihr es aber selbst zu überlassen, bei einer geplanten oder schon eingetretenen Schwangerschaft die adjuvante Therapie fortzusetzen oder abzubrechen – mit den bereits genannten möglichen Konsequenzen für die Gesundheit der Mutter oder des Kindes. Eine Beratung kann zusätzlich auch durch das Pharmakovigilanz- und Beratungszentrum für Embryonaltoxikologie Berlin erfolgen (s. Kap. 6.2.1). Bei der Frage nach der Prognose gilt von medizinischer Seite die Empfehlung, etwa 2 Jahre nach Ende der Behandlung mit der Familienplanung zu warten, da nach dieser Zeitspanne ein Rezidiv weniger häufig auftritt [National Cancer Institute 2004]. Jedoch sollte dies nur als Empfehlung aufgefasst werden, da letztlich die Patientin selbst entscheidet, wann sie für Schwangerschaft und Elternzeit bereit ist. Individuell können Gründe dafür sprechen, ein Kind zu bekommen, auch wenn der Arzt die Frau noch nicht „außer Gefahr" sieht, bspw. wenn diese Sorge hat, dass bei längerem Abwarten ihre Fruchtbarkeit nicht mehr gegeben sein könnte. Letztlich sollte es immer darum gehen, die individuellen Motive kennen zu lernen und zu respektieren, um die Patientin verstehen und auf ihrem Weg begleiten zu können.

Fruchtbarkeit und Kinderwunsch sind nach beendeter Brustkrebsbehandlung ein nicht ganz unproblematisches Thema, u.a. wegen der möglichen Auswirkungen von Antiöstrogenen und anderen Medikamenten auf die Fertilität (vgl. Kap. 4.4.3). Für einige Frauen besteht nach einer Behandlung nicht mehr die Möglichkeit einer Schwangerschaft, für andere ist es zwar möglich, doch nicht auf natürlichem Wege. Die Möglichkeiten zur assistierten Reproduktion für Brustkrebspatientinnen sind derzeit ein Thema der wissenschaftlichen Diskussion. Bislang gibt es auf diesem Gebiet vergleichsweise wenig gesammelte und publizierte Erfahrung [Seli, Tangir 2005], sodass diese Behandlungen nur in großen Zentren für Reproduktionsmedizin durchgeführt werden können und bislang eher experimentellen Charakter haben [Falcone, Bedaiwy 2005; Schmidt et al. 2005]. Insbesondere die Rückverpflanzung von konserviertem Ovarialgewebe nach beendeter Krebstherapie hat bislang nur einmal zu einer Schwangerschaft geführt [Schmidt et al. 2005].

Trotzdem gehört es zur Aufklärungspflicht eines Arztes, Patientinnen sowohl über die Risiken einer dauerhaften Infertilität nach Behandlung als auch über mögliche Maßnahmen zur Sicherstellung der Fertilität aufzuklären. Eine australische Studie [Thewes et al. 2005] konnte zeigen, dass fast zwei Drittel der 228 befragten Frauen im Alter unter 40 Jahren zu Beginn einer Brustkrebstherapie mit einem Spezialisten über den Einfluss der Behandlung auf ihre Fruchtbarkeit diskutierten, dass sie aber in vielen Fällen sich nicht ausreichend beraten fühlten.

Auch hier könnte der Behandler kritisch nachfragen wollen: „Ist das nicht alles ein bisschen zu viel für meine Patientin: erst eine Brustkrebstherapie, dann auch noch eine Kinderwunschbehandlung?" Es ist richtig, dass eine reproduktionsmedizinische Behandlung eine psychische Belastung für eine Frau darstellen kann. Auch ist es richtig, eine Brustkrebspatientin auf diese Belastung hinzuweisen. Doch ist es auch hier nicht die Aufgabe des Arztes, darüber zu entscheiden, ob eine Frau diese Bürde auf sich nehmen sollte oder nicht, sondern einzig die Entscheidung der Patientin. Einer Frau sollte zumindest die Möglichkeit einer späteren Schwangerschaft erhalten bleiben, selbst wenn sie nach Abschluss der Krebstherapie sich dagegen entscheidet.

Sollte eine Frau eine reproduktionsmedizinische Behandlung nach Abschluss der Therapie in Erwägung ziehen, müssen Maßnahmen dazu schon vor Beginn der Therapie ergriffen werden. Dies bedeutet aber unter Umständen, dass der Beginn einer Chemotherapie zugunsten z.B. einer Eizellentnahme nur verzögert stattfinden kann. Dass dies zu Ungunsten der Gesundheit der Patientin ausfallen kann, wurde im vorherigen Kapitel bereits dargestellt. Aber auch in dieser Situation gilt es, der Patientin genügend Zeit für eine ausführliche psychosomatische Beratung und eine eigene sichere Entscheidung einzuräumen.

6.2 Brustkrebs in der Schwangerschaft

6.2.1 Medizinischer Hintergrund

Brustkrebs in der Schwangerschaft ist bislang ein seltenes Ereignis. Allerdings steigt ab dem Alter von 25 Jahren die Inzidenz von Brustkrebs exponentiell über das Lebensalter an. 15% der Frauen mit Brustkrebs sind jünger als 40 Jahre, und Krebs ist die zweithäufigste Todesursache für Menschen im reproduktiven Alter.

Derzeit wird mit einer Häufigkeit von einem Fall auf 1000 bis zu 10.000 Schwangerschaften zeitgleich ein Mamma-Karzinom diagnostiziert [Kahlert et al. 2004; Oduncu et al. 2003]. Bei einer steigenden Zahl von Brustkrebserkrankungen in den letzten Jahren – auch bei jüngeren Frauen – und der Tendenz in unserer westlichen Gesellschaft, Schwangerschaft und Elternzeit immer mehr in ein höheres Alter zu verschieben, ist ein Anstieg der Fälle in Zukunft möglich.

Inzwischen gehört es zur gynäkologischen Vorsorge, Frauen, bei denen eine Schwangerschaft festgestellt wurde, routinemäßig auf Veränderungen der Brust, der Ovarien oder des Gebärmutterhalses zu untersuchen. Allerdings wird die Diagnostik der Brust durch die Veränderung des Brustgewebes schon früh in der Schwangerschaft erschwert: Das Gewebe wird dicht und lässt sich schwer mammographisch deuten. Eine höhere Sensitivität lässt sich durch Ultraschalluntersuchungen (Sonographie) erreichen. Trotzdem entdecken fast alle Frauen die Brustveränderung auch in der Schwangerschaft selbst. Die erschwerte Deutung der Brustveränderungen bei der schwangeren Frau führt dazu, dass es im Durchschnitt etwa 5–7 Monate später zu einer Diagnose kommt als bei Frauen, die nicht schwanger sind. Häufiger ist dann schon ein Befall der Lymphknoten festzustellen. Dadurch verschlechtert sich die Prognose für diese Frauen insgesamt [Middleton et al. 2003].

Lange Zeit wurde vermutet, dass die ungünstigen tumorbiologischen Eigenschaften durch die in der Schwangerschaft vollzogenen hormonellen Veränderungen hervorgerufen werden. Das ist jedoch nicht der Fall. Die Veränderungen in der Schwangerschaft haben keinen Einfluss auf das Tumorwachstum. Damit ist die Brustkrebserkrankung einer Schwangeren grundsätzlich vergleichbar mit der einer nicht schwangeren Frau gleichen Alters. Es gibt bislang keine Studien, die eine Verbesserung der Prognose durch einen Schwangerschaftsabbruch nachweisen konnten. Zunächst gelten gleiche Leitlinien für die Therapie des Mamma-Karzinoms [Weisz, Schiff, Lishner 2001]. Die multimodale Therapie stellt die betroffene Frau, ihr Umfeld und das Behandlungsteam aber vor einige schwierige Entscheidungen.

Medizinisch gilt es als indiziert, Bestrahlung, endokrine Therapie (eingeschränkt auch schon im 2. Trimenon möglich) und ggf. eine Behandlung mit Trastuzumab auf die Zeit nach der Entbindung zu verschieben. Die Toxizität für das ungeborene Kind ist hoch, gleichzeitig ist eine Verschiebung nicht zum Nachteil der mütterlichen Gesundung.

Eine Chemotherapie ist aufgrund des häufigen Befalls der Lymphknoten aber oft indiziert: Eine neoadjuvante Chemotherapie vor der Operation wird zur Verkleinerung und besseren Umgrenzung des Tumors vorgenommen, damit dieser in der Operation „in sano", also ohne Tumorzellen zurückzulassen, entfernt werden kann. Alternativ wird zunächst der Knoten entfernt, was grundsätzlich keine besondere Gefahr in der Schwangerschaft darstellt, und eine Chemotherapie schließt sich an.

Die verwendeten Zytostatika haben nicht nur eine toxische Wirkung auf sich schnell teilende Zellen der Mutter, sondern können auch das heranreifende Kind belasten. Arbeiten hierzu haben ein generelles Risiko für eine Schädigung des Kindes von etwa 13–16% ermittelt, wenn die Chemotherapie schon im ersten Drittel der Schwangerschaft angewandt wird [Woo, Yu, Hurd 2003]. Allerdings ist dies abhängig von den verwendeten Substanzen, die mit einem unterschiedlichen Risiko verbunden sind. Das generelle Risiko von Fehlbildungen im zweiten bzw. dritten Trimenon liegt bei ca. 1–4%.

Angaben in der Literatur über die Langzeitauswirkung einer intrauterinen Zytostatika-Exposition fehlen zurzeit. Eine abschließende Beurteilung zum Einsatz von Zytostatika in der Schwangerschaft ist daher nur begrenzt möglich. Die Literatur empfiehlt in jedem Falle eine individuell abgestimmte Therapie, die mit der Patientin gemeinsam zu besprechen ist. Eine Beratung dahingehend kann durch das Pharmakovigilanz- und Beratungszentrum für Embryonaltoxikologie Berlin erfolgen (www.embryotox.de). Ausführliche Informationen zu Arzneimitteln in der Schwangerschaft finden sich auch in dem Buch von Schaefer und Kollegen [Schaefer, Spielmann, Vetter 2001].

Doch was bedeutet dies alles für die betroffene Frau?

6.2.2 Entscheidungskonflikt

Die Diagnose Mamma-Karzinom löst bei den meisten betroffenen Frauen einen Schock aus. Die besonderen Belastungen in dieser Ausnahmesituation wurden und werden noch ausführlich dargestellt (s. Kap. 4.1 und 12.1). Der Gedanke an Tod und Sterben drängt sich diesen Frauen unweigerlich auf. Wenn sie diese Nachricht zeitgleich mit einer Schwangerschaft erreicht, ist es nur schwer vorstellbar, was diese Frauen erleben.

Leslie Schover, eine der wenigen Forscher, die sich mit den psychologischen Aspekten einer schwangerschaftsassoziierten Krebserkrankung beschäftigen, hat sehr treffend bemerkt: „Die Diagnose Krebs unterbricht den normalen Prozess der emotionalen und kognitiven Anpassung an die Schwangerschaft. Schwangerschaft ist eine Zeit der Balance zwischen dem Sorgen für sich selbst und der Ernährung des heranwachsenden Lebewesens im Mutterleib. Die normale emotionale Ambivalenz in der Schwangerschaft wird noch einmal deutlich vergrößert, wenn eine Frau mit einer ernsten Erkrankung zu kämpfen hat, vielleicht sogar auf Kosten ihres Kindes" [Schover 2000, S. 699].

6.2 Brustkrebs in der Schwangerschaft

Eine Frau ist in dieser Situation zwangsläufig in einem Entscheidungskonflikt. Zwar gibt es keine medizinische Indikation, die einen Schwangerschaftsabbruch notwendig machen würde, allerdings kann aus der Perspektive der Frau die Frage erhoben werden, ob bei der akuten Bedrohung des Lebens ein Kind überhaupt einen Platz in ihrer antizipierten Zukunft und ihres Partners haben kann. Ist es ein Wunschkind? Gibt es schon Kinder in der Familie? Was bedeutet der Mutter dieses Kind? Könnte in Zukunft eine weitere Schwangerschaft möglich sein? Wie belastbar ist der Partner? Wird er, wenn die Mutter verstirbt, auch noch für dieses Kind sorgen wollen und können? So vielfältig wie die Fragen sind, so unterschiedlich können darauf die Antworten ausfallen. Erschwerend kommt fast immer hinzu, dass Frauen unter einem enormen Zeitdruck stehen. Der oftmals bei jungen Frauen schnell wachsende, aggressive Tumor und die oft späte Diagnose veranlassen behandelnde Ärzte möglicherweise dazu, Frauen zu einer schnellen Entscheidung zu bewegen. Auch die Patientinnen selbst wünschen sich, möglichst schnell Klarheit über das weitere Vorgehen herstellen zu können, denn Unsicherheit ist nur schwer auszuhalten. Wenn sich die betroffene Frau für das Kind entschieden hat, muss eine weitere schwerwiegende Entscheidung getroffen werden: Wann soll mit der chemotherapeutischen Behandlung begonnen werden? Diese Frage kann für Mutter und Kind existenziell werden. Das Behandlungsteam sieht sich in einer schwierigen ethischen Lage. Der hippokratische Eid schreibt dem behandelnden Arzt vor, allen Schaden vom Patienten abzuwenden. Doch wer ist in dieser Situation der Patient? Ist es nur die Mutter, so müsste der Arzt eine radikale Behandlung ohne Rücksicht auf das werdende Leben durchführen. Geht man aber von einem Gesundheitsbegriff aus, der auch das psychische Gleichgewicht berücksichtigt, so könnte trotz Erhalt der körperlichen Gesundheit der Mutter durch die Schädigung des Kindes eine dauerhafte psychische Belastung ggf. sogar psychische Störung die Folge sein. Sieht man Mutter und Kind als gleichberechtigte Patienten an und den Arzt als Advokaten auch des ungeborenen Lebens, so führt jede Entscheidung zu einer Verletzung seines Eides: Eine sofortige chemotherapeutische Behandlung der Mutter führt möglicherweise zu einer Schädigung des Fetus, eventuell sogar zu einer Fehlgeburt; ein verzögerter Beginn der Chemotherapie sichert dem Kind ein Heranreifen ohne Schädigung, verschlechtert aber möglicherweise die Prognose der Mutter (s. Abb. 6.1).

Sofortiger Therapiebeginn

⇨ Risiko der Schädigung des Kindes durch Chemotherapie
⇨ Schädigung des Kindes durch Abbruch

Verzögerter Beginn der Chemo

⇨ Risiko für erkrankte Frau einer zu späten Chemotherapie

Gesundheit der Mutter — *Gesundheit des Kindes*

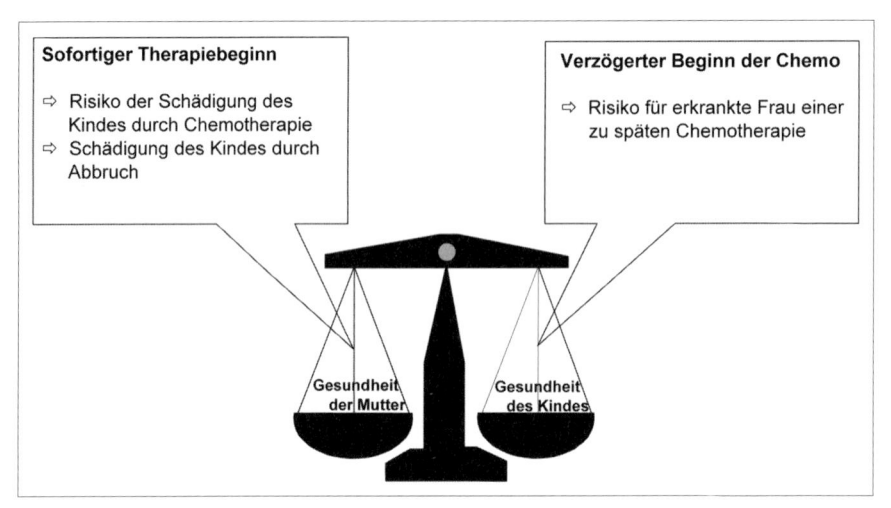

Abb. 6.1: Entscheidungskonflikt Zeitpunkt der Chemotherapie

In dieser Situation, die für alle Beteiligten eine maximale Belastung darstellt, ist es für die betroffene Frau nicht immer einfach, die eigenen Wünsche und Motive zu erkennen. Nicht selten verstehen es die behandelnden Ärzte als ihre Pflicht, für die Patientin zu entscheiden und sie in eine Richtung zu beraten, ggf. Behandlungen entgegen ihrer Überzeugung abzulehnen.

> **Fallbeispiel**
> Frau K. ist 35 Jahre alt, als die Diagnose inflammatorischer (schnell wachsender) Brustkrebs gestellt wird. Der routinemäßig durchgeführte Schwangerschaftstest ist positiv. Frau P. hat bereits eine 4-jährige Tochter und schon lange auf das 2. Kind gewartet. 4 Monate zuvor hatte sie eine Fehlgeburt in der 8. Schwangerschaftswoche (SSW) erlitten und danach eine leichte depressive Symptomatik entwickelt. Beim inflammatorischen Mamma-Karzinom sollte die onkologische Therapie unmittelbar begonnen werden; eine Schädigung des Ungeborenen kann jedoch im ersten Trimenon nicht ausgeschlossen werden. Ein Schwangerschaftsabbruch kam für Frau P. aus religiösen und persönlichen Gründen (*„Wir haben uns dieses Kind doch so sehr gewünscht"* und *„Ich bin schon mit der Fehlgeburt kaum fertig geworden"*) nicht in Frage. Trotzdem überkamen sie starke Todesängste und auch die Angst, ihre 4-jährige Tochter und ihren Mann allein zu hinterlassen. Schließlich entschied sich das Paar für einen möglichst frühen Beginn der Therapie, sobald die Organbildung des Ungeborenen abgeschlossen ist. Die Chemotherapie setzte in der 13. SSW ein. In der 37. SSW wurde die Brustamputation durchgeführt. In der 38. SSW wurde die Geburt eingeleitet und ein gesunder Junge geboren. Direkt im Anschluss

begann die Strahlentherapie. Frau P. sieht in ihrem gesunden Kind die Bestätigung ihrer Entscheidungen, obwohl ihr bewusst ist, dass mehrere Lymphknoten bei ihr befallen sind und ihre Prognose dadurch eventuell verschlechtert wurde.
Die Patientin hatte für sich entschieden, lieber das Risiko einer Fehlgeburt oder eines geschädigtes Kindes in Kauf zu nehmen, als dem Kind von vornherein durch einen Abbruch gar keine Chance zu geben.

Ein weiteres Beispiel zeigt, dass die individuelle Situation auch anders aussehen kann.

Fallbeispiel
Frau L., 29 Jahre, verheiratet, 4 Kinder im Alter von 8, 7 und 3 Jahren sowie 10 Monaten. Der 3-jährige Sohn ist körperlich und geistig behindert. Der Kontakt zu unserer Abteilung kam nach dem Schwangerschaftsabbruch in der Frühschwangerschaft zustande, nachdem die Patientin eine akute Schockreaktion nach dem Abbruch erlitten hatte. 4 Tage vor dem Abbruch war bei einer Routineuntersuchung mittels Ultraschall ein ausgedehntes Mamma-Karzinom entdeckt worden. Es stellte sich heraus, dass die Patientin den Knoten bereits in der vorhergehenden Schwangerschaft selbst getastet hatte (ist der Tumor zu tasten, ist er schon nicht mehr im Anfangsstadium). Dies wurde aber vom behandelnden Gynäkologen nicht weiterverfolgt, sondern als durch das Stillen aufgetretene Veränderung erklärt.
Frau L. hatte sich diese 5. Schwangerschaft sehr gewünscht, das Kind habe *„schon vor der Schwangerschaft einen Platz in der Familie gehabt"*. In der Schocksituation nach der Diagnose hat die Patientin sich schnell für ein radikales Vorgehen entschieden. Sie willigte in den Schwangerschaftsabbruch ein, um möglichst schnell die neoadjuvante Chemotherapie mit 12 Zyklen beginnen zu können. Danach sollte die Operation durchgeführt werden, anschließend die Bestrahlung. Frau L. hatte das Gefühl, keine Wahl gehabt zu haben: *„Der Tumor war schon zu groß. Ich wollte, dass schnell etwas mit dem Tumor passiert."* Ein gewichtiges Argument für den sofortigen Beginn war auch, für die anderen 4 Kinder in Zukunft da sein zu können. Nachfolgend wurde sie bei uns während der somatischen Behandlung psychosomatisch betreut. Dabei stand nach der ersten Auseinandersetzung mit der Krebsdiagnose die Trauer um den Schwangerschaftsabbruch im Vordergrund. *„Dass ich auf das Kind verzichten musste, stimmt mich immer noch sehr traurig."* Auch erlebte sie deutliche Trauer, in Zukunft keine Kinder mehr bekommen zu können, da sie eine bleibende Menopause aufgrund der Chemotherapie und Langzeiteinnahme von Tamoxifen befürchtete (gleichwohl gemäß der Einschätzung der Gynäkologen dieses Risiko nicht besteht).

Nicht immer gelingt es dem Behandlungsteam, der Patientin eine neutrale Beratung zu gewährleisten, da die *eigenen* Normen und Wertvorstellungen berührt werden. Um der Patientin genügend Raum für das Erfassen ihrer Wünsche zu Verfügung zu stellen, ist eine **standardmäßige Beratung durch psychologisch-psychosomatisches Fachpersonal** wünschenswert. In jedem Fall sollte die Beratung durch jemanden geleistet werden, der nicht direkt in die Behandlung involviert ist. Dies kann auch ein psychosomatisch geschulter Gynäkologe sein, der in dieser Situation hinzugezogen wird.

In einer solchen Beratung ist es entscheidend, die jeweiligen **Entscheidungen gedanklich mit allen Konsequenzen für das weitere Leben** der Patientin gemeinsam durchzuspielen. Hilfreich ist für die Patientin, wenn der Berater mögliche Gefühle und Gedanken vorschlägt (z.B. *„Ich könnte mir vorstellen, dass Sie sich Sorgen machen, dass Sie diese Entscheidung nicht vor Ihrem Partner rechtfertigen können."*). Dies erleichtert die offene Kommunikation und erzeugt ein Gefühl des Verstandenwerdens. Eine häufige Sorge der Patientin ist – so wie man dies oft im Rahmen von Pränataldiagnostik findet –, dass die Chemotherapie ihr Kind derart verunstalten könnte, sodass regelrechte „Monsterphantasien" entstehen. Dies offen anzusprechen und gemeinsam mit den Gynäkologen und Kinderärzten zu besprechen, was die Sorgen in der Regel relativieren wird, ist wichtig.

Schließlich sollte dafür Sorge getragen werden, dass die Patientin trotz des von allen Beteiligten erlebten Zeitdrucks ausreichend Zeit für eine sichere Entscheidung zur Verfügung hat. Eine vorschnelle Entscheidung, die die Patientin möglicherweise später bereut, kann sich zu einer dauerhaften emotionalen Belastung entwickeln.

Zu berücksichtigen ist auch, dass unter Umständen die Patientin unter dem Eindruck des akuten Schocks (im Sinne einer akuten Belastungsreaktion, s. Kap. 12.3.7) gar nicht in der Lage ist, die Tragweite der Entscheidung abzusehen. Im psychischen Ausnahmezustand kann auch die Einwilligungsfähigkeit beeinträchtigt sein.

6.2.3 Krise als Chance zur persönlichen Reifung

Nicht immer hat eine Krebserkrankung ausschließlich negative Konsequenzen zur Folge. Im erstgenannten Beispiel von Frau K. wurde in den Kontakten nach der gelungenen Entbindung und während der Chemotherapie sichtbar, wie das Durchleben einer existenziellen Bedrohung langfristig zu einer psychischen Stabilisierung, sogar zu einem inneren Wachstum führen kann. Dies wurde auch bei anderen Krebspatientinnen beobachtet, aber auch bei Menschen, die andere lebensbedrohliche Erfahrungen machen mussten. Wir sind diesem Phänomen bei Frau K. und in der Literatur weiter nachgegangen [vgl. Wollenschein et al. 2006].

6.2 Brustkrebs in der Schwangerschaft

> **Fallbeispiel**
> 6 Wochen nach Beendigung der onkologischen Akut-Therapie beginnt Frau K. eine Psychotherapie. Sie möchte für sich die vergangenen Monate mit allen Geschehnissen und Entscheidungen aufarbeiten und verstehen lernen, warum es ihr nach dieser Krebserkrankung psychisch so viel besser geht als zuvor. Sie habe schon immer unter leichter Niedergeschlagenheit gelitten, ihr Leben teils als sinnlos und leer erlebt. Seit der Erkrankung wisse sie, wofür sie sich einsetze und hänge mehr denn je an ihrem Leben. Sie habe sich getraut, das Thema Tod und Sterben ganz nah an sich herankommen zu lassen, was vorher undenkbar gewesen sei. Plötzlich habe sie keine Ängste mehr, fühle sich ausgeglichen und erlebe eine große innere Ruhe.

Psychologische Forschung insbesondere im Kontext lebensbedrohlicher Erkrankungen beschäftigt sich zunehmend mit diesem Phänomen. Unter dem Begriff Personal oder Posttraumatic growth haben Calhoun und Tedeschi [1998] Prozesse beschrieben, die auf verschiedenen Modellen der Stressforschung, kognitiver und existenzieller Psychologie beruhen. Das folgende Schema (s. Abb. 6.2) zeigt den Prozess, der im Deutschen am besten mit dem Begriff „persönliche Reifung" beschrieben wird [Maercker, Langner 2001].

Krise als Chance
Modell der persönlichen Reifung (Posttraumatic / Personal Growth)

Trauma → Erschütterung des inneren Gleichgewichts → Aktivierung interner Bewältigungsprozesse

- Bewertung der Situation
- Bewertung der eigenen Ressourcen
→ Herausforderung oder Überforderung?
Herausforderung!

Bewertung des Ergebnisses ← Handlung / Entscheidung

Erfolg!
- Bestätigung der Handlungskompetenz
- Gefühl der Selbstwirksamkeit
- ↑ Selbstvertrauen
- Inneres Gleichgewicht

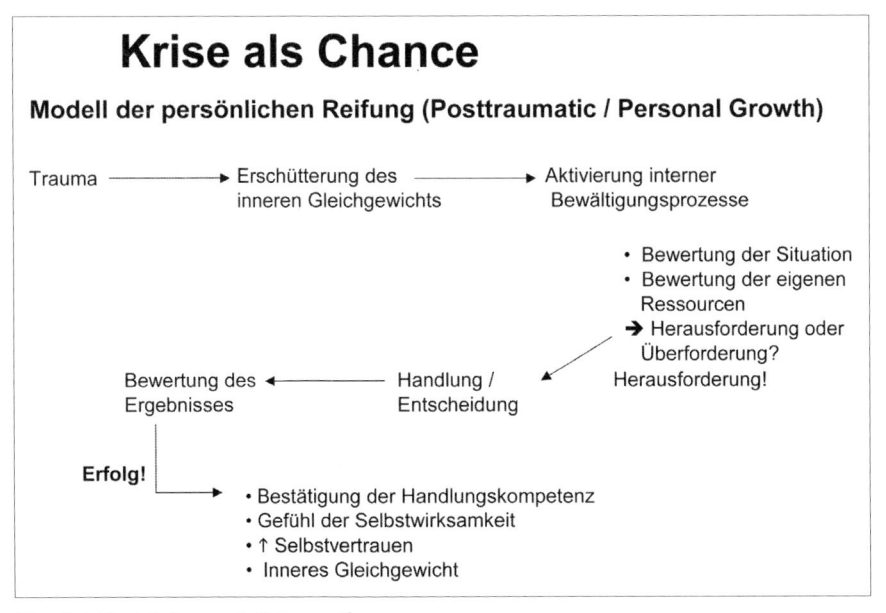

Abb. 6.2: Modell der persönlichen Reifung

Erlebt ein Mensch ein Trauma, wird sein inneres Gleichgewicht gestört. Als Reaktion darauf werden zur Wiederherstellung der Balance **Bewältigungsprozesse** aktiviert, innerhalb derer gemäß der Stresstheorie nach Lazarus [Lazarus, Folkman 1984] ein Vergleich angestellt wird zwischen dem Ausmaß der Bedrohung der Situation und dem Umfang der zur Verfügung stehenden Ressourcen der Person. Werden die eigenen Kräfte als der Situation entsprechend oder sogar überlegen eingeschätzt, wird die Situation als Herausforderung angenommen, und es kommt zu einer Handlung oder Entscheidung. Nach Eintritt der Handlung und seiner Konsequenzen wird das Ergebnis des Handelns überprüft: Ist die Bewertung erfolgreich, d.h., hat man richtig gehandelt und würde in einer ähnlichen Situation genauso entscheiden (dies kann auch bei ungünstigem Ausgang der Fall sein), wird die eigene Handlungskompetenz bestätigt. Dies erzeugt ein Gefühl der Selbstwirksamkeit, stärkt das Selbstwertgefühl und stellt das innere Gleichgewicht wieder her.

Mit einem größeren Selbstvertrauen und der Wahrnehmung der eigenen Stärken und Schwächen geht häufig eine neue Wertschätzung des eigenen Lebens einher. Das Leben wird als bedeutungsvoller erlebt, die Freude über vermeintliche Kleinigkeiten erhöht die Lebensqualität und Lebenszufriedenheit. Auch das Potenzial, zukünftige Krisen zu meistern, wird hoch eingeschätzt. Somit hat eine innere Reifung stattgefunden, die durch eine gelungene Bewältigung der Krise ermöglicht wurde.

6.2.4 Störungen des Bewältigungsprozesses

Gelingt die Bewältigung der Krise nicht, kann dies zu psychischen Störungen, etwa Depressionen, Angststörungen, sogar posttraumatischen Belastungsstörungen oder somatoformen Störungen führen. Dies kann an 2 verschiedenen Punkten des Bewältigungsprozesses geschehen (s. Abb. 6.3):

6.2 Brustkrebs in der Schwangerschaft

Krise als Überforderung

Nicht gelungene Bewältigung

Trauma → Erschütterung des inneren Gleichgewichts → Aktivierung interner Bewältigungsprozesse
- Bewertung der Situation
- Bewertung der eigenen Ressourcen
→ Herausforderung oder Überforderung?

Bewertung des Ergebnisses ← Handlung / Entscheidung ← **Überforderung!**

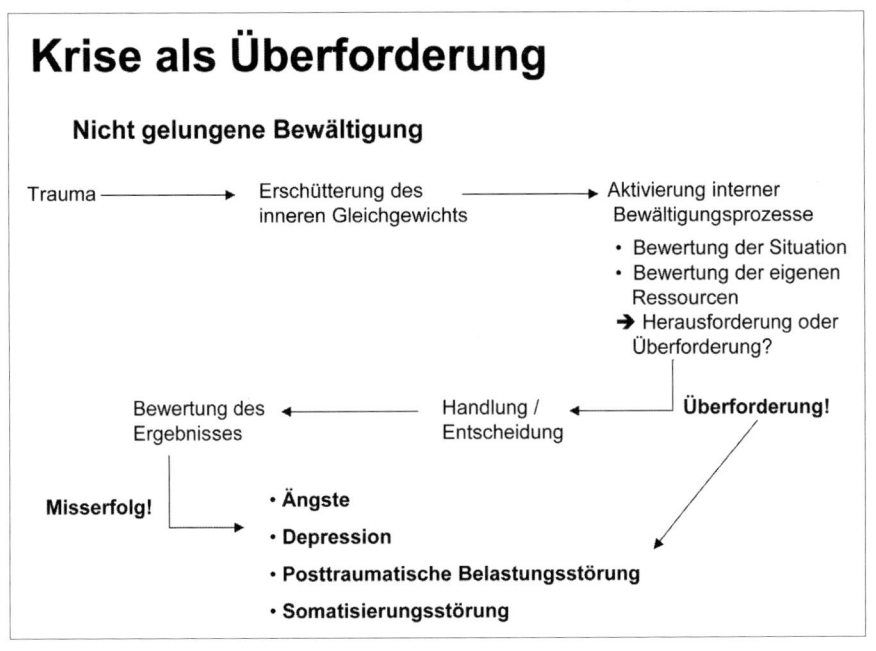

Misserfolg!
- **Ängste**
- **Depression**
- **Posttraumatische Belastungsstörung**
- **Somatisierungsstörung**

Abb. 6.3: Modell einer nicht gelungenen Anpassung

1.) Die Situation wird als den eigenen Ressourcen überlegen bewertet, sodass Gefühle der Überforderung entstehen. Im Rahmen unserer Fragestellung bedeutet dies: Eine Frau mit Brustkrebs in der Schwangerschaft erleidet nach Diagnosestellung einen psychischen Zusammenbruch und kann sich auch mittelfristig nicht ausreichend stabilisieren, um eine eigene reflektierte Entscheidung zu fällen. Diese Patientin benötigt verantwortungsvolle ärztliche Führung und psychologische Unterstützung zur Stärkung ihrer Ressourcen, damit sie die Belastungen der Behandlung und die Konsequenzen der Entscheidung tragen können wird.

2.) Die Bewertung der eigenen Entscheidung erfolgt negativ: Die Patientin hat das Gefühl, eine falsche Entscheidung getroffen zu haben, war sich ihres Handelns nicht sicher genug. Dies kann dann geschehen, wenn dem Entscheidungsprozess nicht genügend Raum gegeben wird oder äußere Bedingungen es verhindern, dass die Patientin eine Entscheidung entsprechend ihrer Werte und Motive realisieren kann. Im Kontext Schwangerschaft und Brustkrebs bedeutet dies beispielsweise: Eine Patientin fühlt sich aufgrund äußerer Bedingungen zu einem Abbruch gedrängt und lässt diesen auch durchführen, obwohl sich nach genauer Exploration herausgestellt hätte, dass sie einen Abbruch mit ihren religiösen Werten nicht vereinbaren kann. Möglicherweise wird diese Patientin langfristig mit dieser Entscheidung nicht gut leben können; es besteht das Risiko für die Entwicklung einer psychischen Störung. Umgekehrt kann eine Patientin, die sich für die Fortführung der Schwangerschaft entscheidet und aus diesem Grund den Therapiebeginn verzögert, z.B. bei Entwicklung eines Rezidivs, ihre Entscheidung nachträglich in Frage stellen. Hier besteht ebenfalls das Risiko für die Entwicklung einer psychischen Störung.

6.2.5 Die ärztliche Perspektive

Auch das Behandlungsteam kommt beim schwangerschaftsassoziierten Brustkrebs mit den existenziellen Entscheidungskonflikten der Patientin in Berührung. Um die Patientin optimal zu unterstützen, bedarf es einer **Einschätzung der Entscheidungsfähigkeit und des Entscheidungswillens** (Autonomiestreben) der Patientin. Basierend auf dieser Einschätzung sollte optimalerweise jede Patientin das Maß an Autonomie oder ärztlicher Führung erhalten, das sie für eine „gute Entscheidung" braucht. Gelingt mit ärztlicher Hilfe eine Entscheidung, die die Patientin vollkommen für sich akzeptieren kann, ist auf dieser Basis sogar eine persönliche Reifung durch diese Krise möglich. Patientenzentrierte Beratung kann aber u.U. für den Behandler bedeuten, dass die eigenen Werte und Normen mit denen der Patientin kollidieren. Dies kann dazu führen, dass der Kontakt zur Patientin belastet wird, und sich sowohl der Behandler als auch die Patientin in der Kommunikation miteinander unwohl fühlen. In Extremsituationen kann dies dazu führen, dass beide Seiten keine Basis mehr für eine weitere Betreuung sehen. Um die Entscheidung der Patientin akzeptieren zu können – auch dann, wenn man sich selbst anders entscheiden würde –, sind ein kollegiales Gespräch, eine Balintgruppe oder Supervision hilfreich und schaffen Entlastung. Sie sind ein wichtiger Bestandteil der „Psychohygiene" des Behandlers.

6.2.6 Die Situation der Kinder

Kinder, die unter einer Chemotherapie im Mutterleib heranwachsen, sind natürlich auf ihre Gesundheit hin untersucht worden. Es wurde oftmals festgestellt, dass das Geburtsgewicht der Kinder tendenziell etwas geringer ist, auch dann, wenn man berücksichtigt, dass diese Kinder häufig früher zur Welt kommen – entweder als spontane Frühgeburt oder als Kaiserschnitt. Langfristige Auswirkungen etwa auf die motorische oder kognitive Entwicklung im Kindesalter sind bislang nicht systematisch erhoben worden. Auch Auswirkungen auf die psychische Entwicklung des Kindes – möglicherweise muss es ja später mit dem Gefühl leben, am vorzeitigen Tod der Mutter „mit Schuld" zu sein, oder mit den Schwierigkeiten zurecht kommen, die eine chronisch kranke Mutter bedeuten – sind naturgemäß nicht auszuschließen, aber hinsichtlich Art und Ausmaß kaum objektiv zu erfassen. Es ist zu hoffen, dass hierzu in Zukunft mehr Beobachtungen gesammelt und ausgewertet werden, um Frauen im Entscheidungskonflikt diese Informationen zur Verfügung stellen zu können.

7 Frauen in der Perimenopause

Als Klimakterium wird die Übergangsphase von der vollen Geschlechtsreife bis zum Senium der Frau bezeichnet. Die Menopause (Zeitpunkt der letzten Menstruation) unterteilt das Klimakterium in einen prämenopausalen und einen postmenopausalen Abschnitt; die gesamte Zeit wird als Perimenopause bezeichnet. Das durchschnittliche Menopausenalter liegt bei 52 Jahren, die Dauer des Klimakteriums ist unterschiedlich und dauert etwa 10 Jahre. Etwa ein Drittel aller Frauen durchlebt das Klimakterium ohne subjektive Symptome, ein weiteres Drittel berichtet über vegetative Beschwerden, und die Frauen des restlichen Drittels erleben stärkere Beschwerden, die auch Krankheitswert erreichen können.

Bereits in der Prämenopause zeigt sich das allmähliche Nachlassen der Ovarialfunktion durch Zyklusunregelmäßigkeiten, erste leichte vegetative Symptome treten auf. In der Postmenopause kommt es bedingt durch die Stoffwechselveränderungen zu weit reichenden organischen Veränderungen. Zu nennen sind hier die atrophischen Veränderungen von Haut und Schleimhaut, insbesondere im Urogenitalbereich, Haarausfall, Gewichtszunahme und Osteoporose. Zu den typischen vegetativen Symptomen gehören Schweißausbrüche, Herzrasen und Schlafstörungen. Darüber hinaus tritt oft eine Vielzahl psychischer Symptome auf, wie etwa Reizbarkeit, depressive Verstimmung, Ängstlichkeit, Insuffizienzgefühle etc. Kommt nun noch die Diagnose einer onkologischen Erkrankung hinzu, führt dies in der Regel zu einer erheblichen psychischen Destabilisierung der betroffenen Frau. Vor allem dann, wenn die Patientin wegen der klimakterischen Beschwerden möglicherweise schon über einen längeren Zeitraum eine Hormonersatztherapie erhalten hat. Vor dem Hintergrund der WHI-Studie kam es vor einigen Jahren quasi zu einem Paradigmenwechsel in der Gynäkologie im Hinblick auf Hormonsubstitution. (WHI-Studie: Womens' Health Initiative Study, eine longitudinale Studie aus den USA, mit der Langzeiteffekte einer Hormonersatztherapie erfasst wurden, s. auch [Rossouw].) Weil unter Hormonersatztherapie eine erhöhte Rate von Brustkrebserkrankungen festgestellt wurde, führte das zu einem sehr viel restriktiveren Einsatz von Hormonpräparaten [Heitmann, Greiser, Doren 2005]. Für manche betroffene Frauen stellt sich nun die Frage, ob sie möglicherweise durch die jahrelange Einnahme von Hormonpräparaten (einschließlich der Pille) selbst dazu beigetragen haben, dass der Brustkrebs aufgetreten ist. Diese Frage wird im Einzelfall kaum zu beantworten sein, da die bösartige Entartung von Zellen ein Prozess sein kann, der schon vor vielen Jahren begonnen hat. Des Weiteren wird trotz der aktuellen Studienergebnisse insbesondere von Kritikern dieser WHI-Studie und anderer ähnlicher Untersuchungen immer wieder deutlich gemacht, dass die Entstehung einer Brustkrebserkrankung ein multifaktorielles Geschehen ist und dass eine Vielzahl von Einflussfaktoren infrage kommt (z.B. Übergewicht, Rauchen).

Ein anderes Problem in diesem Zusammenhang stellt sich dadurch, dass Frauen mit östrogensensitivem Tumor auch bei ausgeprägten klimakterischen Beschwerden keine Hormone einnehmen dürfen. Pflanzliche Präparate (wie etwa Soja, Ginseng, Traubensilberkerze, Nachtkerzenöl) werden in diesen Fällen eingesetzt, die Wirksamkeit ist aber meist begrenzt [Carroll 2006]. Zudem führen die oft erforderlichen Antiöstrogene (z.b. Tamoxifen) oder auch die Chemotherapie zusätzlich zu entsprechenden Beschwerden. Insbesondere wenn depressive Symptome auftreten, nicht selten verbunden mit Antriebsstörungen, Hoffnungslosigkeit und zunehmenden Insuffizienzgefühlen, kann eine medikamentöse **antidepressive Therapie** erforderlich werden. Die Wahl des Antidepressivums sollte in diesen Fällen nach der im Vordergrund stehenden Zielsymptomatik erfolgen. Stehen Schlafstörungen im Vordergrund, bietet sich bspw. eine Behandlung mit Mirtazapin, einem v.a. in niedriger Dosierung (z.B. 7,5 mg) gut Schlaf anstoßenden und Angst lösenden Medikament, an. Sind Depressivität und Antriebslosigkeit die Zielsymptomatik, dann bietet sich eher der Einsatz eines SSRI (selektiver Serotinrückaufnahme-Inhibitor) oder eines anderen serotonerg wirksamen Medikamentes an. In diesem Zusammenhang ist von besonderem Interesse, dass es mittlerweile einige kleinere kontrollierte Studien gibt, in denen die Wirksamkeit verschiedener serotonerg wirkender Antidepressiva (Venlafaxin, Paroxetin, Fluoxetin) auf die vegetativen klimakterischen Beschwerden belegt werden konnte [Evans et al. 2005; Haimov-Kochman, Hochner-Celnikier 2005; Loprinzi, Stearns, Barton 2005; Stearns 2006]. Diese Präparate werden auf dem Hintergrund der kritischeren Betrachtung einer Hormonsubstitution zunehmend häufiger auch beim bloßen Vorhandensein klimakterischer Beschwerden ohne Begleitdepression eingesetzt.

Eine besondere Anpassungsleistung müssen Frauen erbringen, die erst durch die Therapie der Brustkrebserkrankung ganz abrupt in die Wechseljahre kommen. Anders als beim natürlichen Eintritt des Klimakteriums gehen die körperlichen Veränderungen nicht schrittweise und langsam vor sich, da auch lange vor dem endgültigen Ausbleiben der Regel schon Auswirkungen der abnehmenden Hormonproduktion auftreten können. Bei jüngeren Frauen kommt außerdem manchmal der Verlust der Fruchtbarkeit hinzu und die Unsicherheit darüber, ob dieser Verlust nur vorübergehend oder irreversibel ist (vgl. Kap. 6).

Die begleitende Gabe eines Antidepressivums oder, falls erforderlich, auch eines Tranquilizers hat keine Auswirkungen auf die Durchführung der BSKP-ONK. Allenfalls könnten die zugrunde liegenden Beschwerden an entsprechender Stelle zum Thema werden.

Teil II: Das Manual der Bonner Semistrukturierten Kurzzeit-Psychotherapie (BSKP-ONK)

8   Einleitung und Rahmenbedingungen
9   Evaluation des Behandlungskonzeptes
10 Betreuungsbedarf aus Sicht der Patientinnen
11 Psychotherapeutische Behandlungsgrundlagen
12 Bausteine der BSKP-ONK: Überblick

8 Einleitung und Rahmenbedingungen

Das vorliegende Therapiekonzept wurde von der eigenen Arbeitsgruppe aufgrund klinischer Erfahrungen mit onkologischen Patientinnen seit 1997 in der *Gynäkologischen Psychosomatik* der Universitätsfrauenklinik in Bonn sowie unter Berücksichtigung der in der Literatur beschriebenen Aspekte, die für Krankheitsbewältigung und Lebensqualität von onkologischen Patienten positive Bedeutung haben, entwickelt [Dorn, Rohde 2004]. Durch den engen Kontakt mit Patientinnen in der Klinik zeigte sich ein Gesprächs- und Betreuungsbedarf unabhängig von langfristigen Psychotherapien. Gesprächsangebote wurden von Frauen angenommen, die psychopathologisch eher unauffällig waren, sich aber eine Unterstützung zur besseren Krankheitsverarbeitung wünschten. Schnell stellte sich heraus, dass immer wieder gleiche Themenkomplexe zur Sprache kamen. Durch eine Vorstrukturierung sollten auch die Frauen einen Zugang zu Gesprächen finden, die sonst vor der „Komplexität" solcher Gespräche oder aufgrund eigener Erwartungsängste eher zurückhaltend sind. Solche Ängste halten viele Frauen davon ab, Gruppenangebote wahrzunehmen, die in Form von Selbsthilfegruppen oder Therapiegruppen bestehen. Auch die Angst in Gruppen mit den Schicksalen der anderen konfrontiert zu werden und vor anderen sich öffnen zu müssen, führt zur Ablehnung. Einzelgespräche sind aber bislang hauptsächlich bei niedergelassenen Psychotherapeuten zu erhalten, die lange Wartezeiten und meist ein eher starres organisatorisches Vorgehen (mindestens 25 wöchentliche Sitzungen) mit sich bringen. Mit dem Angebot einer überschaubaren Anzahl von Terminen sollte ein leicht zugängliches und auch kostengünstiges Therapieverfahren geschaffen werden. In der Therapiebezeichnung sollten die wichtigsten Eigenschaften dieses Angebots zu erkennen sein. Die Therapie kommt aus Bonn, sie ist semistrukturiert, es handelt sich um eine Kurzzeittherapie und sie ist speziell für onkologische Patientinnen konzipiert. Daraus ergab sich der Name Bonner Semistrukturierte Kurzzeit-Psychotherapie für onkologische Patientinnen, kurz BSKP-ONK.

Sowohl in der eigenen Arbeit wie auch in wissenschaftlichen Veröffentlichungen wird deutlich, dass die Krankheitsverarbeitung einer von Brustkrebs betroffenen Frau von einer Vielzahl von Faktoren abhängt wie etwa von ihrer Persönlichkeit und den individuellen Bewältigungsmechanismen. Aber auch biographische Erfahrungen, die aktuelle Lebens- und Beziehungssituation und vorhandene soziale Unterstützung tragen dazu bei (s. Tab. 8.1). Von der Verarbeitung hängt u.a. ab, ob sich sekundäre psy-

Tab. 8.1: Einflussfaktoren auf die Verarbeitung einer Brustkrebsdiagnose

Einflussfaktoren auf die Verarbeitung einer Brustkrebsdiagnose	
Psychische Stabilität	• Psychische Vorgeschichte, z.B. depressive oder sonstige psychische Störung, die mit der Gefahr der psychischen Dekompensation einhergeht. • Neigung zu Alkohol- oder Medikamentenkonsum als Problemlösung
Persönlichkeit/ individuelle Bewältigungsmechanismen	• Fähigkeit, sich auf die neue Situation einzustellen • Aktive Bewältigungsmechanismen (z.B. Informationssuche, Lebensalternativen suchen) versus passive (z.B. Rückzug, Grübeln) • Optimistische versus pessimistische Grundhaltung • Verleugnung oder Verdrängung versus aktive Auseinandersetzung mit einem Problem
Relevanz für aktuelle Lebenssituation	• Notwendigkeit, die Lebensplanung zu ändern (z.B. berufliche Neuorientierung, plötzliche Erwerbsunfähigkeit, Einstellung auf Kinderlosigkeit etc.)
Soziale Unterstützung	• Unterstützung durch Familienangehörige, Freunde, soziale Umgebung • Eigene Fähigkeit, Unterstützung und Anteilnahme anzunehmen
Professionelle Unterstützung	• Verfügbarkeit psychologischer/psychotherapeutischer/psychiatrischer Unterstützung und Behandlung in der Akutsituation und im Verlauf der Erkrankung
Langfristige Prognose der Erkrankung	• Bleibende Einschränkungen/Behinderung als Krankheitsfolge • Zu erwartende Überlebenszeit bei potenziell todbringender Erkrankung, evtl. nur wenige Monate bis Jahre • Wissen um Rezidivgefahr
Behandlungsmöglichkeiten	• Verfügbarkeit von Behandlungsmöglichkeiten (z.B. Möglichkeit der operativen Behandlung, medikamentöse Behandlung, alternative Therapiemethoden) • Erfolgsaussichten der Therapie (kurativ versus palliativ)
Traumatisierung durch Behandlung	• Belastungen durch die Behandlung (z.B. Erfahrungen auf der Intensivstation, wiederholte diagnostische und operative Eingriffe, Schmerzen, Nebenwirkungen der Therapie) • Verlust der Autonomie durch Erkrankung (angewiesen auf Pflege, Versorgung durch andere etc.) • Plötzliche/gravierende Veränderung der Lebensqualität
Beteiligung des ZNS	• Z.B. cerebrale Metastasen • Nebenwirkungen der Therapie (z.B. kognitive Störungen bei manchen Chemotherapieformen)
Nebenwirkung von Medikamenten	• Z.B. Auftreten substanzinduzierter depressiver und körperlicher Symptome (Antibiotika, Cortison, Interferon, Chemotherapeutika, etc.) • Wechseljahrsbeschwerden durch Antiöstrogene • Beeinträchtigung des Allgemeinbefindens als Nebenwirkung (Müdigkeit, Schwindel etc.)

chische Probleme entwickeln wie etwa eine reaktive Depression oder Angstsymptomatik. Die Kenntnis der individuellen Problemkonstellation einer Patientin ist wichtig für die Diagnostik und Therapieplanung.

Für das Therapiekonzept der BSKP-ONK wurden die relevanten Faktoren zur Krankheitsverarbeitung in 6 Themenblöcke aufgeteilt, die in 8–10 Einzelgesprächen bearbeitet werden. Die Gespräche können von den Patientinnen in Kombination mit ihrer ambulanten Chemotherapie oder anderen ambulanten bzw. stationären Terminen wahrgenommen werden. Die Anzahl der Kontakte ist vergleichbar mit dem Therapieumfang bereits evaluierter einzeltherapeutischer Programme, die 4–10 Sitzungen umfassen [Andersen 1992; Tschuschke 2002b].

Die 6 Themenblöcke (s. Tab. 12.1) können in ihrer Reihenfolge variiert werden. Zu jedem Thema erhält die Patientin im Vorhinein ein doppelseitiges Arbeitsblatt – einen Vorbereitungsbogen – mit Informationen, Fragen zu Gedanken und Gefühlen, die mit der entsprechenden Thematik verbunden sein können sowie Reflexionsanregungen, mit dem sie sich auf das folgende Gespräch vorbereiten kann. Durch diese Vorbereitung ist die sehr konzentrierte und problemfokussierte Behandlung in der kurzen Zeit möglich. Die Strukturierung nimmt vielen Patientinnen die Unsicherheit „Was soll ich überhaupt erzählen?" Auch wird somit die kontinuierliche Auseinandersetzung mit der Erkrankung gefördert. Die Vorbereitungsbögen sollten nacheinander, jeweils nur zur Vorbereitung auf das nächste Thema mitgegeben werden. Kommt die Patientin zum Gespräch, kann dieser Bogen zur Einleitung oder aber „zur Abrundung" der Therapiestunde dienen. Aktuelle Sorgen und Probleme sollten immer angesprochen werden, können aber auch mit dem vorbereiteten Thema in Verbindung gebracht werden. Nicht immer sind alle Fragen und nicht alle Schwerpunkte eines Bausteines für die Patientin relevant. Die individuelle Abstimmung ist unerlässlich. Aus diesem Grund war es uns wichtig, dass das Behandlungskonzept eine semistrukturierte und nicht durchstrukturierte Form hat. Die Gespräche umfassen ca. 45 Minuten pro Sitzung. In der Regel finden die Gespräche in einem 3- bis 4-Wochenrhythmus statt, um einen längeren Zeitabschnitt mit begleiten zu können und die Integration der Gesprächsinhalte und Anregungen in den Alltag zu ermöglichen. Idealerweise sollte eine der Sitzungen mit dem Partner und/oder der Familie stattfinden. In den Abschlussgesprächen sollen die Therapieziele überprüft und ein eventuell weiter bestehender Betreuungs- bzw. Behandlungsbedarf geklärt werden. Im Anschluss an die Therapiestunden erfolgt eine strukturierte Dokumentation durch die Therapeutin bzw. den Therapeuten.

9 Evaluation des Behandlungskonzeptes

Das einzeltherapeutische Begleitprogramm wurde den onkologischen Patientinnen der Universitätsfrauenklinik Bonn im Rahmen einer klinischen Studie (teilweise gefördert vom Land NRW im Rahmen des Netzwerks Frauenforschung) angeboten. Das Therapieangebot erfolgte nach klinischen Aspekten (Erkrankungsstadium, psychische Gesamtsituation, Therapiebedürfnis). Eine eventuell begleitende antidepressive medikamentöse Behandlung stellt in der Durchführung kein Hindernis dar. Es wurden 37 Therapien im Rahmen dieser Evaluation nach dem oben beschriebenen Konzept abgeschlossen und ausgewertet. Eine Studie der Effektivität der BSKP-ONK mit kontrollierten Bedingungen (z.b. mit randomisierter Zuweisung der Patientinnen in Therapie- und Kontrollgruppe) konnte bisher aus strukturellen Gründen nicht erfolgen, befindet sich aber in der Planung.

Die Patientinnen, die an der BSKP-ONK teilnahmen, waren im Durchschnitt 48,6 Jahre alt (min. 33 Jahre, max. 62 Jahre). Die Antworten der Patientinnen auf die Fragen der Vorbereitungsblätter wurden inhaltsanalytisch ausgewertet [Wollenschein 2006] und werden in den folgenden Kapiteln zu den einzelnen Bausteinen ausführlich dargestellt.

Die Auswertung des Brief Symptom Inventory (BSI) [Franke 2000] zeigte insgesamt eine Belastung im oberen Bereich des Durchschnitts oder darüber. Im Vergleich zwischen Beginn und Abschluss der BSKP-ONK ergaben sich hoch **signifikante Verbesserungen** auf den Skalen Unsicherheit im Sozialkontakt, Depressivität (Traurigkeit bis Depression) und Psychotizismus (Gefühl der Isolierung und Entfremdung). Signifikante Verbesserungen zeigten sich auch auf der Skala Ängstlichkeit (Nervosität bis deutliche Angst) und den Globalkennwerten GSI (Global Severity Index; misst die grundsätzliche psychische Belastung), PSDI (Positive Symptom Distress Index; misst die Intensität der Antworten) und PST (Positive Symptom Total; gibt die Anzahl der Symptome an, bei denen eine Belastung vorliegt).

Zusammengefasst bedeuten diese Ergebnisse, dass auch bei noch durchschnittlicher oder nur leicht erhöhter psychischer Belastung im Zusammenhang mit der Krebsdiagnose durch die BSKP-ONK Verbesserungen der Symptomatik erreicht werden können. Die Reduzierung von Unsicherheit, Depressivität, Ängsten und dem Gefühl der Isolierung deuten auf eine bessere Krankheitsverarbeitung hin. Auch die psychische und allgemeine Lebensqualität wurde signifikant verbessert. Erfasst wurde diese mit einem Instrument der Weltgesundheitsorganisation [WHOQOL-BREF von Angermeyer, Kilian, Matschinger 2000]. Aber v.a. in der subjektiven Bewertung und Rückmeldung der Patientinnen, die das Angebot als hilfreich, unterstützend und effektiv ansahen, liegt die Bestätigung dieser Vorgehensweise und dieser Intervention.

10 Betreuungsbedarf aus Sicht der Patientinnen

Immer wieder begegnet man der Meinung, dass alle Krebspatienten psychologischer Hilfe bedürfen. Die Erfahrung zeigt jedoch, dass der Betreuungsbedarf sehr unterschiedlich ausfallen kann und bei manchen Patientinnen gar nicht vorhanden ist. Um die richtige Hilfe anzubieten, ist es wichtig, die individuellen Belastungen und eventuell vorhandenen psychischen Symptome richtig einzuschätzen und zu diagnostizieren. Nach der **Schwere der Belastung und dem Bedarf nach Hilfe** richtet sich dann das Angebot. Wissenschaftliche Erkenntnisse zu psychosozialen Belastungen und Betreuungsbedarf sind im Kapitel 2.1 ausführlich dargestellt.

Die klinische Praxis zeigt, dass von der BSKP-ONK am ehesten die Patientinnen profitieren, die leichtere psychische Belastungen aufweisen, zu denen auch leichte depressive Episoden oder leichte Angststörungen zählen können. Bei Patientinnen, die an einer ausgeprägten psychischen Störung leiden oder noch andere starke Lebenskonflikte bewältigen müssen, reichen 8–10 Gespräche in der Regel nicht aus. Wenn ein längerfristiger Betreuungs- oder Therapiebedarf besteht, kann die BSKP-ONK jedoch auch ein Bestandteil so einer Maßnahme sein. Nicht selten ermöglicht dieses niedrigschwellige Angebot den Patientinnen erst den Einstieg in eine weiterführende Therapie.

> **Kasuistik: Symptomatik zu komplex für BSKP-ONK**
> Frau E. ist zum Zeitpunkt der Kontaktaufnahme 54 Jahre alt, verheiratet und hat einen erwachsenen Sohn. Sie ist vor einem halben Jahr an Brustkrebs erkrankt und wird durch den behandelnden Nervenarzt überwiesen. In der Vorgeschichte finden sich wiederholt Angstzustände mit Panikattacken. Nach der Krebsdiagnose treten diese v.a. mit nächtlichen Attacken wieder auf. Eine antidepressive Medikation reduziert die akute Symptomatik. Im Erstkontakt berichtet sie, dass sie nun eine „andere Angst" erlebe als früher, jetzt seien es Todesängste, die ihr nächtliche Angstzustände und Panikattacken verursachten. Zusätzlich habe sie Schwierigkeiten in ihrer sexuellen Beziehung. In der Vorgeschichte und aktuell findet sich zudem eine starke Selbstwertproblematik und eine ängstlich-vermeidende Persönlichkeitsstruktur. Nach der zweiten Stunde der BSKP-ONK wird deutlich, dass die vorherrschende Angstsymptomatik und die Selbstunsicherheit durch die Kurzzeittherapie nicht aufgefangen werden kann. Die Patientin erhält die Empfehlung zu einer längerfristigen ambulanten Psychotherapie, was sie auch annehmen und

> umsetzen kann. In den überbrückenden 7 Sitzungen geht es um die Stabilisierung von Frau E. in konkreten Angstsituationen und um einen edukativen Angang der Angstproblematik, mehr oder weniger unabhängig von der Brustkrebsdiagnose.

Der Wunsch nach psychosomatischer/psychologischer Unterstützung bei der Verarbeitung der Krebserkrankung kann aufseiten der Patientin aus unterschiedlichen Gründen entstehen. Die Patientin kann sich selber als stark verändert und belastet wahrnehmen („So kenne ich mich gar nicht." „Schlafstörungen hatte ich noch nie."). Durch vorbestehende Belastungen (z.B. pflegebedürftige Eltern, Konflikte mit dem Partner oder den Kindern, Verlusterfahrungen) kann das Gefühl entstehen, für die Krankheitsverarbeitung keine Energiereserven mehr zur Verfügung zu haben („Das ist jetzt zu viel, das schaffe ich nicht auch noch."). Die Motivation zu einer begleitenden Therapie kann aber auch daraus entstehen, dass Patientinnen eine „optimale" Versorgung wünschen und sie sich von psychologischen Gesprächen bessere körperliche Heilungschancen versprechen. Patientinnen, die bereits vor der Krebserkrankung an psychischen Störungen litten, könnten eine psychosoziale Begleitung als präventive Maßnahme, also als Rückfallprophylaxe wählen. Nicht selten entsteht nach solch einschneidenden Lebensereignissen wie einer Krebserkrankung der Wunsch nach Veränderungen, die sich auf alle Lebensbereiche beziehen können (z.B. Arbeitssituation, Wohnsituation, Partnerschaft, eigene Verhaltensweisen). Da Veränderungen auch zu Unsicherheiten führen können, kann sich daraus ein verstärkter Gesprächsbedarf ergeben. Andere Patientinnen möchten aber auch einfach so bleiben wie sie sind, möchten so weitermachen wie bisher und fragen sich, ob sie „das dürfen" oder ob Krebserkrankungen nur durch grundlegende Veränderungen „zu besiegen sind".

All diesen Gründen, die keinen Anspruch auf Vollständigkeit erheben, liegt sicherlich der entscheidende Faktor der Verunsicherung zugrunde. Wieder mehr Sicherheit zu erlangen, erhoffen sich die meisten Patientinnen durch so eine psychologische Begleitung.

11 Psychotherapeutische Behandlungsgrundlagen

Die BSKP-ONK ist ein verhaltenstherapeutisch orientiertes Programm, das verschiedene Verfahren beinhaltet und dabei individuelle Variabilität zulässt. Der Verhaltenstherapie liegt die Annahme zugrunde, dass Verhalten erlernt und somit veränderbar ist. Die anfänglich postulierten Reiz-Reaktions-Modelle wie auch klassische und operante Konditionierungsmodelle wurden ergänzt durch soziale und kognitive Lerntheorien. Ebenso haben Theorien zur Selbstregulation an Bedeutung gewonnen [Margraf 2000; Revenstorf 2000]. Die Grundlage der BSKP-ONK bilden kognitive Verfahren, Elemente der verhaltenstherapeutischen Beratung, gesprächstherapeutische Elemente und systemische Aspekte sowie imaginative Interventionen. Auch Entspannungsverfahren, Kommunikationstechniken sowie Stärkung sozialer Kompetenzen kommen zum Einsatz. Ansätze aus der euthymen Therapie fließen in die BSKP-ONK ebenfalls mit ein.

Im Folgenden wird ein kurzer Überblick über diese Verfahren gegeben und die Einsatzmöglichkeiten bestimmter Strategien für die BSKP-ONK dargestellt, ohne sie in allen theoretischen wie praktischen Details ausführen zu wollen. Zur Vertiefung einzelner Verfahren sei auf die entsprechenden Lehrbücher verwiesen [z.B. Margraf 2000; von Schlippe, Schweitzer 2003; Wilken 2003]. Diese Ausführungen zu den Behandlungsgrundlagen sind v.a. für ärztliche und psychologische Psychotherapeuten gedacht, die sich einen Eindruck von den zugrunde liegenden Therapieverfahren verschaffen möchten. Psychosomatisch orientierte Onkologen und Gynäkologen profitieren sicherlich mehr von den praktischen Beispielen und den aufgezeigten Interventionen, die den einzelnen Bausteinen zugeordnet sind. Gleichzeitig soll an dieser Stelle nochmals darauf hingewiesen werden, dass auch eine Kurzzeit-Therapie eine komplexe Therapie ist, die zur Durchführung eine psychotherapeutische Kompetenz verlangt, um alle auftretenden Reaktionen, Emotionen und dynamische Verläufe auffangen und effektiv begleiten zu können. Trotzdem können sich auch nicht speziell psychotherapeutisch geschulte Gynäkologen und Onkologen durch die Beschäftigung mit den relevanten Themenbereichen von Brustkrebspatientinnen eine spezielle Kompetenz in der ärztlichen Gesprächsführung aneignen.

11.1 Kognitive Verfahren

Begriffe wie Denken, Wahrnehmung, Einstellung, Überzeugung, Grundhaltung, Interpretation, Bewertung von Ereignissen, Annahmen, Hypothesen, Antizipation, Erwartung, Lebensphilosophie, Lebensregel, innerer Monolog und Selbstverbalisation werden mit dem Begriff der „Kognition" umfasst [Wilken 2003]. Der kognitive Therapieansatz nimmt die Beeinflussbarkeit und Veränderbarkeit dieser Dinge an. Um diese theoretische Grundlage und das zugrunde liegende Menschenbild der kognitiven Verfahren zu verdeutlichen, wird in vielen Lehrbüchern der römische Stoiker Epiktet (50–138 n.Chr.) zitiert: „Nicht die Dinge selbst beunruhigen die Menschen, sondern ihre Vorstellungen von den Dingen" [Epiktet 1984, S. 24]. Der Mensch hat damit auch die Möglichkeit seine „Vorstellungen" zu beeinflussen und zu verändern und ist nicht passiv den aktuellen Ereignissen oder seinen vergangenen Erfahrungen ausgeliefert [Wilken 2003]. So fokussieren kognitive Therapieverfahren die Art der Informationsverarbeitung und die Aufmerksamkeitsrichtung. Angstpatienten richten z.B. ihre Aufmerksamkeit stärker auf bedrohliche Informationen und interpretieren mehrdeutige Informationen häufiger als bedrohlich. Depressive Patienten scheinen dafür ein besseres Gedächtnis für negative Informationen zu besitzen [Tuschen, Fiegenbaum 2000].

So geht es in der kognitiven Therapie nach Beck darum, „irrationale" und „logische" Denkfehler der Patienten aufzuspüren, die unangemessene Grundannahmen und Einstellungen aufrechterhalten und damit zu psychischen Störungen führen können wie z.B. willkürliche Schlussfolgerungen: „Dass der Arzt mich nicht angeschaut hat bedeutet, dass ich sterbenskrank bin". Aus diesem Therapieansatz wurden weitere kognitive Therapiestrategien und Konzepte entwickelt [De Jong-Meyer 2000].

In der Therapie gilt es herauszufinden, ob sich psychische Probleme aus dysfunktionalen Kognitionen ergeben. Dazu gehören z.B. negative Selbstbewertungen („Ich bin zu dumm, um das zu verstehen."), überzogene Leistungsstandards („Wenn Besuch kommt, muss doch alles ordentlich sein.") oder eine selektive Wahrnehmung („Allen anderen geht es besser als mir."). Aber auch unrealistischen Erwartungen („Alles soll wieder so sein wie früher.") und ungünstige Attributionsmuster („Immer trifft es mich.") führen zu innerpsychischen Konflikten. Neben den dysfunktionalen Kognitionen spielen auch mögliche Verhaltensdefizite eine wichtige Rolle (z.B. mangelnde Durchsetzungsfähigkeit, fehlende soziale Kompetenzen, fehlende Abgrenzungsmöglichkeiten, fehlende Coping-Strategien). Bei Eintreten einer Krebserkrankung können bereits vorhandene dysfunktionale Denkmuster einer guten Bewältigung der Erkrankung entgegenstehen. Auch können durch eine Erkrankung solche ungünstigen Kognitionen ausgelöst werden. Eine Frau, die glaubt „die Krankheit verdient zu haben, weil sie ein schlechter Mensch ist", wird weniger selbstbewusst Therapien und die weitere Gestaltung ihres Lebens angehen als eine Frau, die den Krebs als „Schicksalsschlag" interpretiert und

11.1 Kognitive Verfahren

darüber hinaus eine große Zufriedenheit mit ihrer Lebenssituation zeigt. Weitere negative Kognitionen im Zusammenhang mit Brustkrebs sind beispielsweise:
- „Ohne Brust bin ich keine Frau mehr."
- „Für meinen Partner bin ich nur noch eine Last."
- „Ich darf mich nicht hängen lassen."
- „Neue Kleider kaufen lohnt doch nicht mehr."
- „Keiner kann mich verstehen."

Zielsetzung der kognitiven Therapien ist die Entwicklung neuer Sichtweisen und kognitiv-emotionaler Schemata, wie neue Erwartungen oder Einschätzungen von Personen und Situationen, die Kontrollierbarkeit von Handlungsabläufen und die Selbstwirksamkeit bei der Problembewältigung. Dazu ist der Aufbau neuer Denk-, Erlebnis- und Verhaltensweisen anhand konkreter Erfahrungen notwendig.

Die kognitive Therapie bedient sich dafür verschiedener Strategien wie dem Sophistischen Disput von Glaubenssätzen, dem Sokratischen Dialog, der empirischen Überprüfung verzerrter Wahrnehmungen, Selbstinstruktionen, Umstrukturierung der dysfunktionalen Bewertungen, Selbstbeobachtung, Selbstbewertung, Selbstbelohnung und der assoziativen Kopplung von Vorstellungen an Verhalten [Revenstorf 2000].

Wichtig erscheinen auch die Strategien der **systemimmanenten Gesprächsführung** nach Fiegenbaum [Tuschen, Fiegenbaum 2000]. Der Therapeut muss sich in das Denk- und Wertesystem der Patientin hineinversetzen und dieses bei den therapeutischen Interventionen berücksichtigen. Vermieden wird so eine mögliche Reaktanz (Widerstand/Ablehnung) der Patientin, mit der sie reagieren wird, wenn Interventionen ihrem kognitiven und emotionalen System widersprechen. So kann es einer Patientin mit einer ängstlichen Persönlichkeitsstruktur helfen, wenn zu erwartenden Ängsten nicht entgegen gearbeitet wird („Sie brauchen keine Angst zu haben ..."), sondern diese vorweggenommen werden („In den Wochen vor der ersten Kontrolluntersuchung werden Sie wahrscheinlich wieder viele Ängste und Sorgen verspüren, sie werden wieder viel Grübeln, was könnte Ihnen in dieser Zeit helfen?"), also auch im Sinne einer „Normalisierung" solcher Reaktionen.

Diese Weise der systemimmanenten Gesprächsführung ist in der BSKP-ONK deshalb so wichtig, weil es bei den Patientinnen zur besseren Selbstwahrnehmung und Selbstakzeptanz führt. Nur durch die Beachtung der ganz spezifischen Werte und Eigenschaften ist die Begleitung und Findung eines individuellen Weges bei der Krankheitsverarbeitung möglich.

Das **Selbstinstruktions-Training** von Meichenbaum stellt die Selbstverbalisationen und inneren Monologe der Patienten in den Mittelpunkt. In der Therapie werden günstige Selbstverbalisationen erarbeitet und eingeübt, z.B. zur Bewältigung und zum Aushalten von Belastungssituationen: „Entspanne Dich, Du hältst die Untersuchung aus. Bleib ganz ruhig, konzentriere Dich nur auf das regelmäßige Atmen." Oder zum Umgang mit Angst: „Ja, das Gefühl kenne ich gut, nach kurzer Zeit nimmt die Angst wieder ab. Ich schaffe das." Dieses innere Sprechen hat unmittelbaren Einfluss auf die Wahrnehmung von Angst und Stress. Es kann zudem der Orientierung und Planung dienen („Als nächstes mache ich einen Arzttermin aus.") und der Bewertung und Selbstverstärkung („Diesmal habe ich den Arzt alles gefragt, was ich wissen wollte, das ist mir gut gelungen.") [De Jong-Meyer 2000]. In der BSKP-ONK kann der Einsatz von Selbstverbalisationen sowohl für aktuelle Angst besetzte Situationen genutzt werden (z.b. Nachuntersuchung, Mammographien, der erste Arbeitstag nach langer Krankschreibung), aber auch zur Verbesserung des eigenen Selbstbildes und des evtl. veränderten Körperbildes führen („Ich bin stolz, dass ich so viel aushalten kann." „Ich kann mich angucken und anfassen, ja ich kann mich auch vor meinem Partner zeigen."). Häufig sind diese freundlichen Selbstgespräche die Vorraussetzung für ein positiveres Denken bzw. Handeln.

Die Technik des **Gedankenstopps** kann hilfreich im Umgang mit starkem Grübeln sein, welches ein häufiges Symptom bei onkologischen Patienten darstellt. Die störenden negativen Gedanken können durch ein lautes „Stopp!", auch in Kombination mit einem lauten Geräusch wie Händeklatschen unterbrochen werden. Direkt im Anschluss sollte eine positive Selbstverbalisation eingeübt werden. Die Patienten erkennen dadurch immer besser, wann Grübeln und negative Selbstgespräche bei ihnen vorkommen, und können diese steuern, zunächst durch deutliche, laute Zeichen, später durch leise und verdeckte [Härtl, Schreiner 2002].

11.2 Verhaltenstherapeutische Beratung

Die verhaltenstherapeutische Beratung fokussiert die „Stützung gesundheitsförderlicher Bedingungen durch den Erhalt oder die Verbesserung individueller wie interpersoneller Kompetenzen und Ressourcen [...], zur Vermeidung des Wiederauftretens psychischer Störungen [...] durch gezielte Information und Aufklärung [...]." [Fiedler 2000, S. 587]. Das Ziel ist die präventive und rehabilitative Beratung als Kurzzeitintervention, in die verschiedene Personengruppen mit einbezogen werden können, z.B. Patientinnen und ihre Angehörigen. Auf diese Weise kann in der BSKP-ONK klinisch-psychologisches Wissen im Rahmen von onkologischen Brusterkrankungen vermittelt werden. Diese Beratungselemente können sich auf Krisensituationen (Krisenintervention zur emotionalen Entlastung), die aktuelle Lebensentwicklung, die Veränderungen des Lebenslaufs durch die Erkrankung oder auf Familien- und Angehörigenberatung (z.B. zu Kommunikationsstrategien im Umgang mit der erkrankten Patientin) beziehen.

11.3 Entspannungsverfahren

Da Entspannung sowohl Organfunktionen, Emotionen und Lernprozesse günstig beeinflusst, spielt sie auch im psychoonkologischen Setting eine wichtige Rolle. Es wird exploriert, inwiefern, wodurch und wie gut eine Patientin sich entspannen kann und ob ein Bedarf zu „mehr Entspannung" vorliegt. Die BSKP-ONK mit ihren 10 Gesprächen birgt nicht die Kapazität, einzelne Entspannungsverfahren wie autogenes Training oder progressive Muskelrelaxation einzuüben. Häufig ist zudem aufgrund der aktuellen Belastungen (z.b. durch Chemotherapie, Nachsorgetermine) ein schnelleres „Entspannungsvermögen" gefragt. In der BSKP-ONK werden daher eher imaginative Entspannungsinduktionen eingeführt (siehe folgenden Abschnitt). Die Patientinnen werden weiterhin angeregt, „angeleitete" Entspannungsmöglichkeiten zu Hause auszutesten wie Entspannungsmusik oder Entspannungsgeschichten auf CD. Die Patientinnen erhalten jedoch den Hinweis, zu einem späteren Zeitpunkt Entspannungsverfahren zu erlernen, um langfristig selbst über eine Möglichkeit der Stabilisierung zu verfügen. Kurse werden von Krankenkassen, Psychotherapeuten oder bspw. von Volkshochschulen angeboten.

11.4 Imagination

Krebspatientinnen sind häufig mit Bildern konfrontiert: Bildgebende Verfahren zeigen ihnen z.b. den Tumor in Lage und Größe. Es gibt aber auch die inneren Bilder, z.b. vom Diagnosegespräch oder der ersten Chemotherapie, die sich Frauen im Sinne von Intrusionen immer wieder aufdrängen. In Phasen emotionaler Anspannung und Unsicherheit kann es für Frauen hilfreich sein, positive Bilder oder Bildsequenzen zu entwickeln, die ihnen Ruhe und Sicherheit geben können. Auch ist es möglich, mithilfe von Imagination kreative Prozesse der Problemlösung anzuregen, sodass durch eine Änderung des Blickwinkels eine Lösung erkannt und ausprobiert werden kann. Unsere Erfahrung zeigt, dass Frauen sich besonders gut auf Phantasiereisen einlassen können. Indikationen für imaginative Techniken in der Onkologie sehen Frick und Weber [2002] in folgenden Situationen:

- Ambivalenz bei Therapieentscheidungen
- Angst vor Unberechenbarem
- Belastungen durch Nebenwirkungen und Erwartungsängste
- Antizipierte, d.h. konditionierte Übelkeit im Rahmen der Behandlung
- Belastungen des Immunsystems durch Stresserleben
- Beeinträchtigung der emotionalen Lebensqualität
- Entfremdung vom Körper
- Grenzsituationen wie z.B. in der Sterbebegleitung

Frauen haben in der Regel nicht die Möglichkeit, sich vor Beginn der Krise durch Erlernen eines Entspannungstrainings auf die anstehenden Belastungen vorzubereiten. Allerdings benötigen sie die Hilfe gerade in konkreten Belastungssituationen wie zu Beginn der Chemotherapie. Meistens sind sie trotzdem auch dann in der Lage, unter Anleitung z.B. persönliche Orte der Ruhe und Kraft zu visualisieren. Nach einer Entspannungsinduktion mit Elementen der progressiven Muskelrelaxation (PMR) [Jacobson, Höfler 2002] können Patientinnen dazu angeleitet werden, einen Ort zu imaginieren, an dem sie sich geborgen und sicher fühlen, und der ihnen Kraft spenden kann [Reddemann 2001]. Sie werden anregt, den Ort mit allen Sinnenskanälen zu erfassen, um ein möglichst lebendiges Bild entstehen zu lassen. Damit können sie für den Moment eine Loslösung erzeugen von ihrem derzeitigen Aufenthaltsort, der für Psyche und Körper gleichbedeutend mit Belastung oder Bedrohung ist. Dass ihnen dieser imaginierte Ort auch in Zukunft in der Phantasie zugänglich ist, gibt den Frauen eine zusätzliche Sicherheit. Wichtig ist in einer Stress-Situation allerdings, eine aktive Anregung von außen bereitzustellen, z.B. durch verbale Anleitungen oder musikalische Begleitung. Starkes Grübeln und Konzentrationsstörungen, die häufig in diesen Situationen auftreten, verhindern oftmals die Selbstinduktion, selbst bei entspannungsgeübten Patientinnen. Im Rahmen der onkologischen Kurzzeit-Psychotherapie nutzen wir immer wieder ausgewählte Elemente, z.B. von Beitel [1999] und Reddemann [2001]. Ergänzend dazu bieten wir Patientinnen CDs an, die durch einen Wechsel von Musik und Instruktion beruhigend aber auch anregend wirken. Anbieter hierfür sind z.B. die Techniker-Krankenkasse mit der CD *Atem-Entspannung* oder Martin Buntrock mit der CD *Am Waldrand*. Je nach eigenem Geschmack bietet der Buchhandel eine Fülle von Angeboten. Daher ermuntern wir Patientinnen, selbst einige Tonträger anzuhören und auszuprobieren, was ihnen persönlich liegt. Eine ausführliche Zusammenstellung verschiedener Entspannungsmethoden und Imaginationen für Krebspatienten findet sich bei Steinvorth [2004].

11.5 Kommunikationstechniken

Beim verhaltenstherapeutischen Kommunikationstraining werden sowohl die Sprecherfähigkeiten als auch die Zuhörerfertigkeiten geschult. Viele Frauen meinen gut zuzuhören, aber nur schwer eigene Wünsche und Bedürfnisse äußern zu können. Nicht wenige erwarten, dass der Partner, wenn er sie liebe, diese Bedürfnisse kennen oder spüren müsste. Durch Kommunikationsfehler entstehen Missverständnisse und große Unzufriedenheit. Besonders in krisenhaften Situationen wie einer Krebserkrankung ist es wichtig, Ansichten, Wünsche, Bedürfnisse und Gefühle konkret und eindeutig sowie annehmbar für den anderen äußern zu können. Eingeübt werden Fertigkeiten wie der „Ich-Gebrauch" („Ich habe Angst davor, nicht mehr attraktiv für dich zu sein" statt „Du magst mich nicht mehr") und das Verbleiben in der konkreten Situation, also keine Vorwürfe zu verallgemeinern durch „immer" oder „nie", da diese sofort den Widerspruch des Gegenübers hervorrufen. Auch ist es wichtig, konkretes Verhalten zu beschreiben („Ich bin traurig darüber, dass Du mich nicht in die Klinik gefahren hast" statt „Du lässt mich immer mit meinen Problemen allein" oder „Nie bist Du für mich da"). Wichtig ist ebenfalls die Regel, „beim Thema zu bleiben", um nicht alte Konflikte in die aktuellen Gespräche einzubringen [Kaiser, Hahlweg 2000]. Die Vermittlung von Kommunikationsstrategien nimmt in vielen Fällen einen großen Teil der BSKP-ONK ein. Auch ohne vorliegende Konflikte in Familie, Partnerschaft oder am Arbeitsplatz verändert so eine einschneidende Erkrankung die Kommunikation aller Beteiligten. Sowohl die Patientinnen selber wie auch ihr soziales Umfeld können verunsichert sein, wie über die Krankheit gesprochen werden kann. An dieser Stelle entstehen häufig Spannungsfelder, die sich aus großen Unsicherheiten und auch falschen Interpretationen ergeben („Keiner meldet sich bei mir, ich bin keinem wirklich wichtig."). Je besser eine Patientin ihrem Umfeld vermitteln kann, wie sie auf das Thema der Krankheit angesprochen werden möchte, was ihr hilft und was sie stört, desto besser und offener können andere wieder auf sie zugehen. Auch in der Partnerschaft ergeben sich nicht selten Missverständnisse, v.a. wenn beide über sehr unterschiedliche Bewältigungsmechanismen verfügen. Die Schulung der Kommunikation in diesem speziellen Bereich wird meist als sehr unterstützend wahrgenommen.

Aber auch bei bereits vorbestehenden Konflikten kann in der sensiblen Krankheitsphase eine verbesserte Kommunikation zur Konfliktbewältigung oder Konfliktlösung beitragen.

11.6 Stärkung sozialer Kompetenz

Das Konstrukt „soziale Kompetenz" umfasst Konzepte und Begriffe wie Selbstbehauptung (Assertiveness), Durchsetzungsfähigkeit, Selbstsicherheit, soziale Fertigkeiten und Selbstvertrauen [Pfingsten 2000]. Sie bezeichnet nicht ein stabiles Persönlichkeitskonstrukt, sondern kann in verschiedenen Bereichen (z.B. Partnerschaft versus Arbeitsumfeld) unterschiedlich ausgeprägt sein. Auch sind **Variationen sozialer Strategien** in verschiedenen Situationen notwendig. So sollte sich z.B. jemand anders verhalten, wenn er jemanden kennen lernen möchte oder wenn er vor jemandem seine Interessen vertreten will. Zudem fordern neue Situationen oft neue soziale Kompetenzen. So kann es passieren, dass bisher selbstbewusste Frauen nach Eintritt einer Brustkrebserkrankung nicht wissen, wie sie darüber mit ihrer Familie oder Freunden und Bekannten reden sollen.

Die soziale Kompetenz kann von unterschiedlichen Faktoren gestört oder beeinträchtigt werden [Pfingsten 2000]. **Angst** führt häufig zur Vermeidung von sozialen

Situationen und zu mangelnder Durchsetzungsfähigkeit (affektive Interferenz). Z.B. könnte eine ängstliche Brustkrebspatientin sich nicht trauen, in Arztgesprächen ihr wichtige Informationen zu erfragen oder nach einer OP mitzuteilen, dass es ihr nicht gut geht und dass sie enorme Schmerzen hat. Auch können starke Ängste dazu führen, dass wichtige Kontrolluntersuchungen ausgelassen werden. Um diese Ängste zu reduzieren, wird häufig die Methode der systematischen Desensibilisierung angewandt. **Mangelnde soziale Fähigkeiten** können ebenfalls die Ursache für vermeidendes oder unangemessenes Sozialverhalten sein (Skill-Defizit). Eine Patientin, die nie gelernt hat, Wünsche klar zu äußern, kann ihre Interessen während der Krebsbehandlung kaum vertreten und traut sich eventuell kaum zu widersprechen oder z.B. genügend Schmerzmittel einzufordern. Diese Verhaltensfertigkeiten können erlernt bzw. verbessert werden, wozu ganze Programme angeboten werden wie das Selbstbehauptungstraining nach Ullrich de Muynck und Ullrich [1990]. Aber auch einzelne Übungsteile können daraus entnommen werden und in andere Therapien, hier die BSKP-ONK, integriert werden. Ein weiterer „Störfaktor" liegt in ungünstigen, **dysfunktionalen kognitiven Prozessen** oder Inhalten (kognitive Interferenz). Es besteht eine mangelhafte Wahrnehmung und Interpretation sozialer Situationen. Hinzu kommen irrationale Überzeugungen, negative Selbstverbalisationen und destruktive Attributionsstile (vgl. Kap. 11.1). Neben diesen 3 Faktoren wird zudem die **Interaktion affektiver, motorischer und kognitiver Verursachungsfaktoren** berücksichtigt (multifaktorielles Modell), die durch komplexere Prozessmodelle beschrieben werden kann und sich auf komplexere Problemlösungsvorgänge bezieht. Darauf abgestimmt ist z.B. das soziale Kompetenztraining nach Pfingsten und Hinsch [1998].

11.7 Euthyme Therapiemethoden

Das euthyme Behandlungskonzept ist ein Bestandteil der Verhaltenstherapie. Es basiert auf der Annahme, dass **Gesundheit und Krankheit zwei voneinander unabhängige Faktoren** darstellen. Sie sind sich nicht auf einer Dimension als Gegensätze gegenübergestellt, entweder krank oder gesund, sondern sind 2-dimensional zu betrachten. Jeder Mensch verfügt demnach über gesundes und krankes Verhalten bzw. positives und negatives Empfinden, die unabhängig voneinander auftreten können. Dieses Konzept sieht seelische Gesundheit nicht als immerwährendes Wohlbefinden, sondern durch die Akzeptanz des Wechsels von guten und schlechten Phasen begründet [Lutz 2000]. Stehen schlechte Phasen im Vordergrund des Erlebens, wie z.B. bei einer Krebserkrankung, sollte ein Schwerpunkt der Behandlung auf der Stärkung des Wohlbefindens liegen, um damit ein Gegengewicht „wie auf einer Waage" zu erreichen.

Unter euthymem Erleben und Handeln wird alles gefasst, was der „Seele" gut tut und mit **positiven Emotionen** verknüpft ist – also Verhaltensweisen, die Spaß, Freude,

11.7 Euthyme Therapiemethoden

Entspannung oder Ausgeglichenheit bringen, von kochen über lesen bis zu Sport treiben oder Freunde treffen. Ziel der euthymen Behandlungsstrategien ist es, individuelle Ressourcen zu aktivieren bzw. zu reaktivieren. Patienten sollen lernen, dass sie genießen dürfen, dies aber nicht ständig tun müssen (dosierte Phasen der „Askese"). Zudem sollen sie erleben, wie gut es ist, fürsorglich mit sich (aber auch mit anderen; nicht im aufopfernden Sinne) umzugehen und zu erleben, wie man Wohlbefinden initiieren kann, was Freude bereitet, womit man sich belohnen kann und was Genuss – auch in schweren Zeiten – bedeuten kann. Die euthyme Therapie soll auch dazu führen, dass positive Emotionen wie Freude, Stolz und Genugtuung besser wahrgenommen und ausgedrückt werden können.

Dieser Therapieansatz ist eng verknüpft mit dem Konzept der Salutogenese von Antonovsky [1997], dem Verstärkergedanken der Verhaltenstherapie und auch mit dem Selbstmanagement-Programm von Kanfer [Kanfer, Reinecker, Schmelzer 1996], in dem ein Schwerpunkt in der Erfassung unproblematischen und angenehmen Verhaltens liegt.

Neben dem Aufspüren förderlicher Situationen und Bedingungen in der Gegenwart kann dieses auch auf die Vergangenheit, bezogen auf biographische Erinnerungen, ausgedehnt werden. Nicht selten fokussieren Patientinnen in ihrer Erinnerung die schwer wiegenden Ereignisse ihres Lebens, aber auch Mangel an Unterstützung und fehlende Liebe oder Fürsorge. Diese Aspekte müssen in der Therapie betrachtet werden, um die Patientin in ihrer heutigen Rolle zu verstehen. Die euthyme Strategie bezieht aber ebenso positiv besetzte Erinnerungen mit ein. Es wird beachtet, was zur Ausprägung positiver Eigenschaften beigetragen hat, was zur Stabilisierung und zur Aneignung bestimmter Fähigkeiten.

Lutz und Koppenhöfer haben ein gruppen- und einzeltherapeutisches Konzept zur Vermittlung euthymer Erfahrungen erstellt [Koppenhöfer 2004; Lutz 1999]. Die Genussregeln
- ▲ Genuss braucht Zeit, muss erlaubt sein, geht nicht nebenbei
- ▲ Weniger ist mehr
- ▲ Aussuchen, was Dir gut tut
- ▲ Ohne Erfahrung kein Genuss und Genuss ist alltäglich

werden dabei anhand der 5 Sinne Riechen, Tasten, Schmecken, Hören, Sehen mit vielen „Genussmaterialien" erarbeitet. Nur Einzelteile dieses speziellen Therapieprogramms fließen in die BSKP-ONK im Einzelsetting mit ein. Die BSKP-ONK profitiert hingegen von dem Verständnis der 2-Dimensionalität von Krankheit und Gesundheit und der detaillierten Betrachtung negativer wie positiver Anteile in der Patientin, die sich auf das aktuelle Befinden auswirken. V.a. für die Modifikation von Bewältigungsmechanismen werden euthyme Strategien eingesetzt.

11.8 Gesprächspsychotherapeutische Aspekte

Die Grundhypothese dieser klientenzentrierten Psychotherapie ist, dass jedem Menschen ein Wachstumspotenzial zu Eigen ist, das unter bestimmten Voraussetzungen freigesetzt werden kann [Rogers 1993]. Im therapeutischen Setting bestehen diese Voraussetzungen in einer bestimmten Grundhaltung des Therapeuten. Empathie, bedingungsfreies Akzeptieren und Echtheit/Kongruenz sollten als grundlegende therapeutische Haltung auch in der BSKP-ONK gelten, wobei trotzdem Interventionen wie Konfrontation o.Ä. möglich sind. Der Fokus im therapeutischen Prozess auf das Verbalisieren von Gefühlen und persönlichen Bedeutungsinhalte sowie die Stärkung der Wahrnehmung des eigenen Selbst fließen methodisch mit ein. Dazu gehört auch, dass Patientinnen lernen, eigene Gefühle und Wahrnehmungen genauer zu differenzieren, mögliche Inkongruenz zwischen Erleben und Selbstbild zu benennen und dadurch das Selbstkonzept zu verändern.

11.9 Systemische Aspekte

Verschiedene Systeme können durch eine Krebserkrankung beeinflusst oder gestört werden. Durch Berücksichtigung der Paar- oder Familienbeziehungen können diese stabilisiert bzw. in Entwicklungsprozessen unterstützt werden. Aber auch die Kommunikation und Interaktion im Freundeskreis, mit Angehörigen, im Arbeitsumfeld, mit medizinischem Personal oder Mitpatientinnen kann fokussiert werden.

Systemisch betrachtet werden Beziehungsmuster, Konflikte, emotionale Auseinandersetzungen, Bezugssysteme, Schonungstendenzen, Isolationen, Ressourcen sowie Verhaltensauffälligkeiten [Wibmer, Rechenberg-Winter, Hüther 2002]. Diese systemischen Aspekte können sowohl im therapeutischen Rahmen als auch als Beratungsinhalt vermittelt werden [von Schlippe, Schweitzer 2003].

Angestrebt wird ein adäquater Umgang mit Abwehrmechanismen, individuelles Erleben bezüglich der Erkrankung zu ermöglichen, Kommunikation und Interaktionen zu verbessern, Entwicklungen zuzulassen, Gefühle der Selbstwirksamkeit zu stärken und Konflikte angemessen zu bearbeiten. Gerade dem Partner kommt in einer Erkrankungssituation eine bedeutende Rolle zu. Auch Fragen zum Umgang mit noch kleinen Kindern oder Kindern im Jugendalter im Zusammenhang mit Krebserkrankungen werden wichtig, die in der BSKP-ONK bei Bedarf in den Fokus genommen werden.

12 Bausteine der BSKP-ONK: Überblick

In Tabelle 12.1 werden die 6 Bausteine der BSKP-ONK mit ihren Inhalten im Überblick dargestellt. Es folgt eine ausführliche Beschreibung der einzelnen Themenblöcke in den anschließenden Unterkapiteln. Jeder Baustein wird theoretisch eingeleitet, greift relevante Fragen und mögliche Antworten sowie mögliche Interventionen zu dem Thema auf. Die integrierten Fallbeispiele sollen praxisrelevante Problemstellungen verdeutlichen. Jeder Baustein enthält darüber hinaus Aussagen aus der kategorisierten qualitativen Auswertung der Vorbereitungsbögen der durchgeführten klinischen Studie. Dies alles können Anregungen sein für das eigene Gespräch mit der Patientin. Mögliche Interpretationen und Umgangsweisen mit häufig auftretenden Problemstellungen sollen durch die ausführliche Themendarstellung aufgezeigt werden. Dabei ist nochmals deutlich darauf hinzuweisen, dass nicht jedes Thema für jede Patientin die gleiche Relevanz hat und die Reihenfolge und Vertiefungen variabel gestaltet werden können. Manchmal macht es Sinn, einen Baustein sehr gründlich durchzuarbeiten, andere Themen oder Unterthemen fallspezifisch zu überspringen oder lediglich zu streifen.

Tab. 12.1: Themenblöcke der BSKP-ONK

Themenblöcke der Bonner Semistrukturierten Kurzzeit-Psychotherapie (BSKP-ONK)	
Baustein 1: Verarbeitung der Diagnose	
Diagnosesicherung	• Aushalten von Unsicherheiten, Assoziationen zu „Krebs"
Diagnoseschock	• Traumatisierung?, erste Verarbeitungsstrategien
Subjektive Krankheitstheorien	• Klärung des subjektiven Krankheitsmodells • Theorien der Patientin zur Krankheitsverursachung („eigene Schuld", „falsche Lebensweise", „Schicksal" etc.)
Einfluss auf die Lebenssituation	• Aktuelle und geplante Veränderungen
Lebensbilanz	• Reaktualisierung früherer Lebensthemen, Bewertung der aktuellen Lebensbedingungen
Entscheidungsfindung	• Entscheidungsfragen bzgl. Therapien • Subjektive Vorstellungen zu Therapie und Krankheitsverlauf

Tab. 12.1: Fortsetzung

Baustein 2: Körperliche Veränderungen	
Körperbild	• Akzeptanz des Körpers vor und nach der Erkrankung
Sichtbare körperliche Veränderungen	• Brustentfernung (Ablatio mammae) • Haarausfall/Entstellungen (z.B. durch Narben) • Lymphödem
Weitere körperliche Veränderungen	• Stress-Symptome/Erschöpfung/Schlafstörungen • Bewegungseinschränkungen • Schmerzen/Übelkeit, Appetitlosigkeit
Sexualität	• Sexuelle Identität • Appetenzstörungen • Schmerzen beim Geschlechtsverkehr
Baustein 3: Psychische Veränderungen	
Änderungen in der Gefühlswelt	• Neue/wechselnde Gefühle
Ängste	• Angst vor Operationen/Therapie/Nachsorge • Angst vor Rezidiven/Todesängste • Panikattacken, unbestimmte Ängste
Depressivität/Hoffnungslosigkeit/Suizidalität	• Trauer • Niedergeschlagenheit • Lebensmüde Gedanken
Verunsicherung	• Rückzug aus Kontakten • Abwehr von Zärtlichkeiten und Sexualität
Aggressionen	• Abweisendes Verhalten/Streit • Selbstschädigendes Verhalten
Positive Gefühle	• Intensives Wahrnehmen • Dankbarkeit • Erleben von Zuspruch und Nähe
Anpassungsstörungen	• Akute Belastungsreaktion • Posttraumatische Belastungsstörung • Depressive Reaktion
Baustein 4: Soziales Umfeld	
Partnerschaft	• Kommunikation mit Partner • Eigener Rückzug/Rückzug des Partners • Sexualität • Sorge um Partner

Tab. 12.1: Fortsetzung

Baustein 4: Soziales Umfeld	
Familie	• Umgang in der Familie mit der Erkrankung • Kommunikation mit Kindern • Mangelnde Fürsorge/Vernachlässigung durch andere • Überfürsorge durch andere • Sorge um Hinterbliebene
Freundeskreis und näheres Umfeld	• Möglichkeiten des Austausches/der Unterstützung • Stigmatisierung/Vereinsamung/soziale Isolierung
Medizinisches Personal	• Angst vor Abhängigkeit von anderen Menschen • Umgang mit Ärzten, Pflegepersonal etc.
Arbeitsumfeld	• Umgang mit Arbeitskollegen • Verlust des Arbeitsplatzes
Baustein 5: Bewältigungsmechanismen	
Coping	• Definition von Bewältigung/Umgang mit der Erkrankung • Einfluss von Coping auf Krankheitsverlauf
Bewältigung nach Kübler-Ross	• Phasen der Auseinandersetzung und Verarbeitung der Krebsdiagnose bis zur Annahme des eigenen Todes
Ressourcen	• Vorhandene Ressourcen erkennen • Defizite erkennen und bearbeiten • Individuelle Krankheitsverarbeitung aufzeigen
„Adaptive Bewältigungsstrategien"	• Informationssuche • Entspannung/Sport/Ernährung • Suche nach Halt in der Religion
„Maladaptive Bewältigungsstrategien"	• Komplexe Veränderungen im Leben • Verdrängung/sozialer Rückzug • Alkohol- und Medikamenteneinnahme
Baustein 6: Zukunftsperspektiven	
Zukunftsplanung	• Veränderungen in der Zukunftsplanung • Bewusster Leben/Nutzung verbleibender Zeit
Kurz- und langfristige Ziele	• Abgleichung von früheren mit jetzigen Planungen • Ängste vor der Zukunft
Planungen im Zusammenhang mit der Erkrankung	• Gespräche mit Angehörigen über Prognose etc. • Gespräche mit Ärzten über Prognose etc. • Erwarteter Verlauf • Körperliche und psychische Nachsorge

Tab. 12.1: Fortsetzung

Baustein 6: Zukunftsperspektiven	
Perspektiven in der Palliativsituation	• Ansprache von palliativen Behandlungsmöglichkeiten • Angebot palliativer Einrichtungen • Angst vor Leiden/Sterben/Tod
Wunschträume/Lebensträume	• Benennung von Träumen • Realisierung von Träumen abwägen

12.1 Baustein 1: Verarbeitung der Diagnose

Die Patientinnen erhalten zur Vorbereitung auf diesen Themenblock folgenden Einleitungstext und folgende Fragen zur Reflexion. Alle Vorbereitungsbögen sind auf der beiliegenden CD-Rom gespeichert und können ausgedruckt werden.

Verarbeitung der Diagnose

> **Einleitungstext:**
> Die Mitteilung der Diagnose „Krebs" wird von den meisten Frauen als großer Lebenseinschnitt erlebt. Da diese Erkrankung viele Ängste und Phantasien auslösen kann, sich auch oft Fragen nach dem „warum" und „wie geht es weiter" anschließen, möchten wir über dieses Thema ausführlich mit Ihnen sprechen. Sie werden feststellen, dass wir häufig danach fragen, welche Gedanken Sie hatten oder haben, und welche Gefühle Sie bei sich wahrgenommen haben oder heute wahrnehmen. Gedanken und Gefühle bei sich selbst erkennen und formulieren zu können hilft dabei, sich als eigene Person besser kennen zu lernen. Das ist ein Wunsch, den viele Frauen verspüren, wenn Sie körperlich schwer erkrankt sind. Zudem werden Sie mit der Zeit merken, dass Gedanken und Gefühle eng miteinander verbunden sind und sich gegenseitig beeinflussen.

12.1 Baustein 1: Verarbeitung der Diagnose

Fragen:
1a Wie war für Sie die Zeit vom ersten Verdacht bis zur sicheren Diagnose?
Erinnern Sie sich an Gedanken in dieser Zeit?
Welche Gefühle herrschten in dieser Zeit vor?

1b Wahrscheinlich können Sie sich noch genau daran erinnern, wie es Ihnen erging, als Sie mit der Diagnose „Krebs" konfrontiert wurden.
Beschreiben Sie diesen Moment und die Zeit danach.
Wissen Sie noch, was Ihnen als erstes durch den Kopf ging?
Wie ging es weiter?
An welche Gefühle erinnern Sie sich?

1c Viele Frauen stellen sich nach Feststehen der Diagnose die Frage nach dem „warum" und suchen nach Ursachen für ihre Erkrankung.
Welche Gründe vermuten Sie hinter ihrer Krankheit?
Schreiben Sie alle Gründe auf, die Ihnen durch den Kopf gingen, auch wenn Sie sie im Nachhinein wieder verworfen haben oder sie Ihnen unsinnig erscheinen.

1d Was hat sich durch die Diagnose in Ihrem Leben geändert?

1e Viele Frauen halten, nachdem sie die Diagnose erfahren haben, in der Folgezeit eine gewisse „Rückschau" auf ihr bisheriges Leben. Sie bewerten, was für sie wichtig, was unwichtig, was gut und was schlecht war.
Gibt es Phasen in Ihrem Leben, die Sie seit Ihrer Erkrankung stärker beschäftigen, über die Sie häufig nachdenken müssen?

1f Als große Zeit der Unruhe und Verunsicherung erleben Betroffene oft die Informationssuche bezüglich der richtigen Therapie und evtl. nach alternativen Heilmethoden.
Wie erleben oder erlebten Sie die Entscheidungsfindung zu Ihrer Therapie?
Welche Gedanken spielen oder spielten dabei eine Rolle?
Können Sie Gefühle benennen, die Sie mit diesem Thema verbinden?

Vorbereitungsbogen 12.1: Verarbeitung der Diagnose

12.1.1 Diagnosesicherung
(zu Frage 1a: Wie war für Sie die Zeit vom ersten Verdacht bis zur sicheren Diagnose? Erinnern Sie sich an Gedanken in dieser Zeit? Welche Gefühle herrschten in dieser Zeit vor?)

Bis zum Feststehen der Diagnose erleben die meisten Frauen eine Zeitspanne unerträglicher Unsicherheit. Die Gedanken kreisen um die mögliche Diagnose und die wahrscheinlichen Konsequenzen. Häufig wechseln die Gedanken und Gefühle von der Hoffnung „Es wird schon nichts sein" bis zum fatalistischen Ende „Ich werde bald sterben". Diese Zeit des Wartens wird besonders angespannt und angstbesetzt erlebt. Es können sich viele diagnostische Untersuchungen aneinander reihen und das Gefühl entstehen „selbst gar nichts tun zu können", nur abwarten zu müssen. Manche empfinden eine definitive Sicherheit (selbst wenn die Krebsdiagnose bestätigt wird) als angenehmer, als diese quälende „luftleere" Zeit. Die qualitative Auswertung der BSKP-ONK-Evaluation ergab, dass in dieser Zeit von vielen Frauen starke Ängste und das Gefühl der Überforderung erlebt werden. Auch andere negative Gefühle wurden beschrieben wie Trauer, Leere, Panik, „Hölle", Verunsicherung, Wut, Neid, Aggression, Unruhe, Schuld, Zweifel, Einsamkeit und Ungewissheit. Verzweiflung zeigte sich ebenfalls bei einem Teil der Patientinnen. Ein Großteil der Frauen gab Verdrängungsmechanismen an, wie „Es kann nicht sein", „Ich wollte es lieber gar nicht wissen" oder „Es handelt sich um eine Fehldiagnose". Immerhin ein Drittel der Frauen empfand in dieser Zeit auch Zuversicht („Ich hatte einen Schutzengel", Unbekümmertheit, Hoffnung und Optimismus). Aber auch organisatorische Betriebsamkeit herrschte in dieser Zeit bei einigen vor („Bewältigung des Alltagslebens, um Zeit für die OP zu haben", „vieles regeln").

> **Intervention:**
> Das Ansprechen und Nacherheben dieser Gedanken und Gefühle kann hilfreich sein, um einen ersten Eindruck von der Patientin und ihrem Umgang mit Stress-Situationen zu erhalten. Auch können bereits an dieser Stelle Umgangsformen mit Unsicherheiten erarbeitet werden bzw. das Verstehen eigener (wahrscheinlich sogar angemessener) Reaktionen gefördert werden.

> **Diagnosesicherung: Leugnung der Gefahr**
> Als der Gynäkologe Frau C. wegen eines getasteten Knotens zur Mammographie überweist, ist sie sicher, dass es kein Brustkrebs sein kann. Jedoch regt sich in den Tagen bis zum Mammographie-Termin Unsicherheit, wie sie reagieren soll, wenn sich der Verdacht bestätigt. Sie versucht sich dadurch zu beruhigen, dass noch niemand in ihrer Familie an Krebs gestorben ist, bei ihr bestimmt eher ein Herzinfarkt oder Schlaganfall zum Tod führen wird.

12.1.2 Diagnoseschock

(zu Frage 1b: Wahrscheinlich können Sie sich noch genau daran erinnern, wie es Ihnen erging, als Sie mit der Diagnose „Krebs" konfrontiert wurden. Beschreiben Sie diesen Moment und die Zeit danach. Wissen Sie noch, was Ihnen als erstes durch den Kopf ging? Wie ging es weiter? An welche Gefühle erinnern Sie sich?)

Die Feststellung einer Brustkrebserkrankung wird von vielen Frauen wie ein Schock erlebt (s. Kap. 12.3.7). Manchmal sind dieser Diagnose körperliche Beschwerden oder Veränderungen vorausgegangen, und die Betroffenen haben eine Phase der Diagnostik, des Wartens und der Ungewissheit hinter sich. Einige trifft das endgültige Ergebnis jedoch unerwartet (z.b. nach einer gynäkologischen Routine-Vorsorgeuntersuchung) und widerspricht dem eigenen Gefühl „gesund zu sein". Zunächst erleben nicht wenige die Feststellung der Erkrankung und die unmittelbare Zeit danach wie einen schlechten Traum oder wie „in Watte gepackt". Manche fragen sich, ob sich der Arzt mit den Untersuchungsergebnissen nicht vertan haben könnte. Es können aber auch Wut und Ärger darüber auftreten, dass die Erkrankung erst jetzt erkannt wurde – v.a. Dingen, wenn eigene Tastbefunde und Vermutungen vorher von Ärzten als „harmlos abgetan" wurden. Und nicht zuletzt fragen die betroffenen Frauen sich, was sie selbst oder andere vielleicht falsch gemacht haben. Häufig löst schon die Bezeichnung „Krebs" Todesängste und „Endzeitstimmung" aus, da über die Unterschiede bei Behandlungsmöglichkeiten und Heilungschancen zu diesem Zeitpunkt noch wenig bekannt ist. Nicht selten wird deshalb der Begriff „Krebs" ebenso wie das Wort „bösartig" vermieden, stattdessen ist von „Tumor" oder „Geschwulst" die Rede. Wenn bereits im Verwandten- oder Bekanntenkreis jemand an Krebs erkrankt oder gestorben ist, sind diese Bilder sehr präsent und schwierig zu trennen von der eigenen Erkrankung. Genau in dieser Phase müssen meist viele und schnelle Entscheidungen zur weiteren Vorgehensweise, zu Operationen und zur Therapie getroffen werden. Den meisten Betroffenen gelingt es hierbei „zu funktionieren", ohne etwas zu „empfinden". Erst später findet in der Regel eine stärkere Auseinandersetzung mit der Diagnose statt, und auch Gefühle können manchmal erst sehr viel später gezeigt werden. Auch die Frage „Warum ich?" beschäftigt dann viele. Und in Verbindung mit der Suche nach Antworten auf diese Frage können Gefühle des Haderns, Selbstvorwürfe und Schuldgefühle auftreten. Gerade weil zu der Verursachung von Krebserkrankungen viele Gerüchte kursieren (meist sehr fragwürdige, wie z.B. man habe zu viel Stress gehabt oder zu wenig auf sich selber geachtet), ist diese Suche so belastend. Allerdings gibt es ebenfalls die Erfahrung, dass Betroffene sehr gelassen und/oder pragmatisch reagieren. Es werden nicht selten positive Energien freigesetzt, die es ermöglichen, sich dieser Erkrankung zu stellen. Aber auch eine starke Verdrängung kann dazu führen, dass Patientinnen wenig belastet und optimistisch gestimmt wirken. Eine solche Umgehensweise mit der Akutsituation kann auch einen

Schutzmechanismus darstellen, z.B. vor sonst vielleicht kaum auszuhaltenden Gefühlen, und sollte dann auch nicht durchbrochen werden. Patientinnen mit solchen Abwehrmechanismen können sich in der Regel dann im weiteren Verlauf auf die Auseinandersetzung mit ihren Gefühlen einlassen.

> **Intervention:**
> Alle aufgeführten Reaktionen sind in der Zeit der Diagnosestellung als „normal" und ableitbar zu werten; nur im seltenen Ausnahmefall zeigt sich in dieser Zeit bereits eine pathologische Reaktion bzw. der Beginn einer behandlungsbedürftigen psychischen Störung. Am hilfreichsten ist es für die Patientin, wenn der Behandelnde mit ihren Gefühlsäußerungen souverän umgehen kann, diese aushalten kann und auch Zeit für Gespräche über diese Gefühle hat. Die Technik der „**Normalisierung**" („Ihre Reaktion ist in dieser Situation ganz normal. Ich würde mir eher Sorgen machen, wenn es nicht so wäre ...") kann dabei für die Patientin sehr entlastend sein. Dadurch werden Gefühlsäußerungen der Patientin „entpathologisiert" und der erste Schritt zur Bewältigung geebnet.
>
> Bei Frauen, die nach außen hin gelassen und unbeteiligt wirken, kann ein starker und in der Situation vielleicht schützender Verdrängungsmechanismus der Grund sein. In solchen Fällen kann es sehr hilfreich sein, eine Gesprächsbrücke zum Thema Gefühle zu schlagen und der Patientin so zu ermöglichen, sich über ihre Gefühle zu äußern. Sätze wie „Ich könnte mir vorstellen, dass Sie unter der aktuellen Situation sehr leiden ..." oder „Von anderen Patientinnen weiß ich, dass eine solche Diagnose einen wie eine Keule treffen kann ..." können der Patientin helfen, sich auf das Thema einzulassen, bedrängen sie aber gleichzeitig nicht – sie hat immer noch die Möglichkeit zu sagen, „Nein, das trifft auf mich nicht zu", wenn es ihr in der Situation nicht möglich ist, sich auf das Thema einzulassen. In solchen Fällen kann ein erneutes Gesprächsangebot zu einem späteren Zeitpunkt sinnvoll sein.

Patientinnen mit Rezidiv

Bei der Diagnose eines Rezidivs können alle oben genannten Empfindungen wieder neu aufbrechen. Bei vielen Patientinnen steht jedoch zunächst ein Gefühl der Resignation und Hoffnungslosigkeit im Vordergrund. Gerade Patientinnen, die sich vorher „kämpferisch" gegeben haben, haben den Eindruck „besiegt zu sein" oder „verloren zu haben". Unterschiedliche Bewältigungsstrategien führen wie bereits bei der Erstdiagnose zu verschiedenen Reaktionen, doch macht sich manchmal eine stärkere Erschöpfungssymptomatik bemerkbar mit schneller Ermüdbarkeit, Antriebslosigkeit, Appetitlosigkeit.

Auch bei diesen Patientinnen ist es wichtig, die nachvollziehbaren Reaktionen zu verbalisieren und damit zu entpathologisieren, ohne jedoch ernsthafte psychische Symptome zu übersehen.

12.1 Baustein 1: Verarbeitung der Diagnose

> **Diagnoseschock: Krebs als Todesurteil**
> Frau T. ist mit 53 Jahren an Brustkrebs erkrankt. Nach der Brustamputation erfährt sie, dass die Lymphknoten bereits befallen sind. Diese Nachricht löst bei ihr einen Schock aus und sie empfindet die Diagnose „wie ein Todesurteil". „Mir geht es jetzt so, wie den Gefangenen in den Todeszellen, die wissen, dass sie bald sterben werden, nur nicht genau wann."

> **Diagnoseschock: Krebs mit Lebensende gleichgesetzt**
> Die 59-jährige Frau H. fällt nach der Diagnosestellung „in ein schwarzes Loch", sieht nur noch „Siechtum und Tod" vor sich. Daraufhin organisiert sie alles für ihr „Ausscheiden aus dem Leben". Sie regelt die Beerdigungsmodalitäten, erstellt Adresslisten für die Todesanzeige, sortiert alle Unterlagen und überprüft ihre Versicherungen. Die angeratene Chemotherapie bricht sie nach 2 Zyklen ab, da es ihr körperlich sehr schlecht geht. Unter der Tamoxifen-Therapie verstärken sich die depressiven Gedanken und Symptome, sodass sie schließlich einer antidepressiven medikamentösen Behandlung zustimmt. Der psychische „Zusammenbruch" sei für sie sehr überraschend gekommen, sie habe immer geglaubt, dass sie auch solchen Situationen gewachsen wäre. Sie sei eine starke selbstständige Frau, die immer hart und viel in einem sozialen Beruf gearbeitet habe. Trotz einer engen Bindung zu ihrem Mann und der erwachsenen Tochter sei ihr ihre Unabhängigkeit besonders wichtig gewesen. Die Krebsdiagnose sei wie ein Todesurteil für sie gewesen, aber sie sah darin auch die Möglichkeit, jetzt besonders schnell zu sterben und nicht alt und gebrechlich zu werden, immer weniger leisten zu können und schließlich auf Hilfe anderer angewiesen zu sein. Mit Abklingen der Depression und der Todesphantasien fällt es Frau H. schwer, eine neue Perspektive aufzubauen, sie hatte ja bereits mit allem abgeschlossen.

Die qualitative Auswertung der bisher durchgeführten Therapien bestätigt die oben erwähnten Gefühle und Gedanken bei den Patientinnen. Fast alle Patientinnen empfanden starke Ängste mit unterschiedlichen Inhalten: vor Schmerzen, vor Operationen, vor Metastasen, vor Siechtum, vor dem Tod und auch vor dem Weiterleben. Schockerleben gab über die Hälfte der Frauen an („falscher Film", „großes schwarzes Loch", Fassungslosigkeit, Ohnmacht, Verzweiflung etc.). Aber auch bei dieser Frage wurde neben weiteren negativen Gefühlen von einer positiven Aufnahme der Diagnose gesprochen. Hierbei Erwähnung fand das Vertrauen zu den Ärzten, Wissen um den Rückhalt aus Familie und Freundeskreis und intensive Gefühle wie „Ich will leben!". Einige Frauen fanden in der Diagnose ihre bereits vorher gehegten Befürchtungen bestätigt.

Intervention:
Bei Ängsten ist es immer wichtig, nach den genauen Angstinhalten zu fragen. Viele Patientinnen neigen zu Verdrängungsstrategien wie „Ich denk einfach nicht mehr dran". In manchen Situationen kann dies durchaus als Bewältigungsstrategie ausreichen. Möchte aber eine Frau den Umgang mit ihren Ängsten erlernen, ist das offene Ansprechen und detaillierte Betrachten dieser Ängste sinnvoll.

12.1.3 Subjektive Krankheitstheorien

(zu Frage 1c: Viele Frauen stellen sich nach Feststehen der Diagnose die Frage nach dem „warum" und suchen nach Ursachen für ihre Erkrankung. Welche Gründe vermuten Sie hinter ihrer Krankheit? Schreiben Sie alle Gründe auf, die Ihnen durch den Kopf gingen, auch wenn Sie sie im Nachhinein wieder verworfen haben oder sie Ihnen unsinnig erscheinen.)

Eines der häufigsten und wichtigsten Themen, die Frauen nach der Diagnose Brustkrebs beschäftigen, ist die Frage **„Woher kommt mein Krebs?"**. Nichts verunsichert Menschen mehr als ein Geschehen, dessen Entstehen sie nicht erklären können, dessen Zusammenhänge ihnen verschlossen bleiben. Seit Demokrit, der als einer der ersten eine umfassende Vorstellung von Kausalität im Sinne von Ursache und Wirkung vertrat, beschäftigt sich die Wissenschaft mit der Beschreibung von Ursachen und Bedingungen. Doch während Philosophen wie z.B. Schopenhauer von einer eingeschränkten Willensfreiheit und von einem Determinismus durch Naturgesetze ausgingen, quälen sich viele an Brustkrebs erkrankte Frauen bei der Frage nach der Ätiologie ihrer Krankheit mit einer egozentrischen Sichtweise. Leider glaubt immer noch ein Großteil der Bevölkerung wie auch ein maßgeblicher Teil des medizinischen Personals an eine psychische Mitverursachung von Krebserkrankungen. Verantwortlich gemacht werden **Persönlichkeitsstrukturen** (wie Selbstlosigkeit, Aufopferungsbereitschaft, Introvertiertheit), **Lebensereignisse** (wie psychische Erkrankung eines Angehörigen, Verlusterlebnisse, Trennungserlebnisse, Traumata) und **Verhaltensweisen** („lässt sich immer alles gefallen", „kann eigene Wünsche nicht äußern", „denkt nur an alle anderen, nie an sich", „zu viel Stress"). Dadurch steht die Auseinandersetzung mit der eigenen Schuld oft im Mittelpunkt der Auseinandersetzung. **Wissenschaftlich sind diese Annahmen widerlegt** [Garssen 2004]. Da sie aber für nicht Betroffene eine Schutzfunktion haben („Ich muss mich nur richtig verhalten und mit der richtigen Einstellung durch das Leben gehen, dann erkranke ich nicht."), werden sie weiter aufrechterhalten. Für die Betroffenen sind diese Annahmen meist mit großen Schuldgefühlen verbunden („Wenn ich Krebs habe, muss ich etwas falsch gemacht haben.") und lösen Druck aus, das Leben verändern zu müssen, um gesund zu werden.

Die Suche nach Krankheitsursachen ist normal und menschlich, da diese Frage nach heutigem Erkenntnisstand jedoch noch nicht hinreichend beantwortet werden kann, bleibt die Situation für die Betroffenen unbefriedigend, ja sogar beunruhigend, denn es bedeutet, dass sie keine Chance haben, in das Krankheitsgeschehen modifizierend einzugreifen. Insbesondere in der Zeit nach der Diagnose, d.h. für viele auch zum Zeitpunkt nach der Operation zur Entfernung des Tumorgewebes, kreisen die Gedanken von betroffenen Frauen um die Frage nach dem „**Warum**". Betroffene berichten oftmals über Schlafstörungen: „Wenn ich dann nachts wach liege, kommen die Gedanken und sie drehen sich im Kreis. Warum ich? Was habe ich getan? Was habe ich *falsch* gemacht?" Von vermeintlich wohlwollenden Freunden, Ratgebern und nicht selten auch Ärzten und Psychotherapeuten unterstützt, machen sich diese Frauen auf, ihr Leben zu überprüfen, nach Stress, psychischer Überforderung und unterdrückten Gefühlen zu suchen. „Kein Wunder, dass Du Krebs bekommen hast! So wie du dich immer von deinem Mann hast unterdrücken lassen! Auf den Tisch hättest du hauen sollen, stattdessen hast du immer alles runtergeschluckt und in dich hineingefressen."

Ein Beispiel aus unserer Klinik macht deutlich, welche Konsequenzen das Konzept der Psychogenese für die betroffenen Frauen haben kann: Die Patientin war 15 Jahre zuvor an einem Mamma-Karzinom erkrankt und hatte in diesem Zusammenhang eine Psychotherapie begonnen. Dort arbeitete sie unter Anleitung der Psychotherapeutin an den vermeintlichen Ursachen ihrer Erkrankung, trennte sich von ihrem psychisch kranken Mann, der sie „psychisch gefoltert" habe und änderte ihr Leben in vielerlei Hinsicht.

Bis zum Zeitpunkt der Zweiterkrankung lebte sie glücklich in einer sehr harmonischen und liebevollen Beziehung. Mit dem Rezidiv stellte sie ihr neu gestaltetes Leben komplett in Frage. „Habe ich doch nicht alles für mein körperliches und seelisches Gleichgewicht getan?" Schnell vermutete sie die Ursache für ihre erneute Erkrankung darin, dass ihr Partner einen Sohn habe, der hin und wieder Schwierigkeiten bereite. Noch im Krankenhaus überlegte sie, sich von ihrem Lebensgefährten zu trennen, weil sie *nur darin* eine Chance sah, auch diesen zweiten Krebs zu „besiegen". Im Gespräch wurde deutlich, welche Ressource diese Beziehung für sie bedeutet und dass die erfahrene Unterstützung von ihrem Partner bei weitem das Ausmaß an Belastung übersteigt.

Diese im klassischen Sinn psychosomatische (und meist wenig hilfreiche) Sichtweise auf die Krankheitsentstehung wird durch eine Vielzahl von Ratgebern unterstützt. Prominente und oft verkaufte Beispiele hierfür sind die Ratgeber von LeShan [1999] *Psychotherapie gegen den Krebs* (englischer Originaltitel *You can fight for your life*) und von O.C. Simonton und seiner Frau *Wieder gesund werden*. Ein Zitat: „Wir sind der Meinung, dass die gefühlsmäßige und geistige Verfassung eine wichtige Rolle hinsichtlich der Anfälligkeit für Krankheiten und ihre Genesung spielt. Ebenso sind wir davon überzeugt, dass Krebs oft auf andere, etwa 6–18 Monate vor Ausbruch der Krankheit entstandene Probleme im Leben des Erkrankten schließen lässt, auf Probleme, die sich aus anhaltenden Stresserfahrungen ergeben oder durch sie verschärft werden" [Simonton,

Simonton, Creighton 1987, S. 18f]. Dem „zukünftigen Krebspatienten", wie Simonton diese Menschen beschreibt, stehen in dieser Stress-Situation keine Lösungsstrategien zur Verfügung. Die Betroffenen sehen ihre Situation als unveränderbar, entwickeln in der Folge Gefühle von Hilflosigkeit, empfinden sich als „Opfer" und geben auf. Ähnlich postuliert auch LeShan in einem Interview mit der Zeitschrift *Psychologie Heute* (1992, Heft 6, S. 32): „Der größte psychische Faktor in der Krebsentstehung ist Entfremdung. Und wenn es gelingt, diese Entfremdung in der Therapie aufzuheben, ist eine Heilung möglich." LeShan geht zwar nicht mehr von einer bestimmten „Krebspersönlichkeit" aus, sieht aber als eine Ursache für den Krebs nicht ausgelebten Ärger und Zorn.

Programme, die sich zur psychotherapeutischen Begleitung von Brustkrebspatientinnen aus diesen Annahmen entwickelten, vermitteln den Betroffenen, dass es *nur an ihnen* und ihrer Bereitschaft zur Veränderung liegt, ob sie wieder gesund werden und keine Rezidive erleiden. Kommt es zu einem Rezidiv, sind diese Patientinnen extrem schuldbeladen, das Selbstbewusstsein ist labil, das Gefühl der Selbstwirksamkeit völlig zerstört. Sie werden von dem Gefühl begleitet „**Ich** habe es nicht geschafft". Das ist eine Verdrehung der realen Situation und der Krankheitsverarbeitung nicht dienlich.

> **Intervention:**
> Es ist wichtig, bis heute ungeklärte Ursachen nicht mit vermeintlich psychischen Ursachen zu füllen. Ehrlicher ist, dass wir auf die meisten „Warum ich?"-Fragen noch keine Antwort wissen. Die Suche nach individuellen Antworten kann jedoch sehr konstruktiv genutzt werden, weil sie Aufschluss darüber gibt, wo Unzufriedenheiten mit dem bisherigen Leben, Lebensweisen, Einstellungen oder Verhaltensweisen bestehen. Somit gibt es die Möglichkeit, die Suche nach den subjektiven Krankheitstheorien in realistische Änderungsstrategien zu wandeln. Bei dieser individuellen Wegsuche ist es hilfreich, wenn die Behandler über Hintergrundwissen zu wissenschaftlich fundierten Erkenntnissen bezüglich der bisher bekannten Krankheitsursachen verfügen. Und im Zusammenhang mit Brustkrebs gilt die psychische Verursachung der Erkrankung als widerlegt.

Exkurs: Risikofaktoren für Brustkrebs

Der größte Risikofaktor für das Mamma-Karzinom ist das Lebensalter. Das mittlere Erkrankungsalter liegt in Deutschland bei 63 Jahren. Die Ergebnisse aus populationsbezogenen Feldstudien in Deutschland zeigen, dass im Durchschnitt 79% der Erkrankten älter als 50 Jahre sind (Schulz, Albert 2003). Entgegen häufiger Annahmen ist die erbliche Komponente bei Brustkrebs vergleichsweise klein [Schmutzler et al. 1995]. Nur etwa 5–8% von Brustkrebspatientinnen erkranken am hereditären Mamma-Karzinom und weisen in ca. 50% der Fälle Mutationen des BRCA1 oder BRCA2 auf [Kuhl et al. 2000; Mehnert, Bergelt, Koch 2003]. Für diese Patientinnen ergeben sich aus der genetischen

Schädigung zusätzliche psychische Belastungen, wie z.b. die Frage, ob sie die Information über die Erblichkeit an Geschwister kommunizieren sollten oder ob bei Kindern betroffener Eltern auch ein Test durchgeführt werden sollte etc. Diese zusätzlichen Belastungsfaktoren muss der behandelnde Arzt oder Psychotherapeut zusätzlich im Blick haben, ggf. die Patientin zu einer genetischen Beratung ermutigen. Weiterführende Informationen zum Thema finden sich bei der Deutschen Krebshilfe und den einzelnen Zentren für familiären Brust- und Eierstockkrebs (z.b. im Brustzentrum Köln), Informationen zur psychosozialen Beratung von Patientinnen mit erblichem Brustkrebs bei Mehnert, Bergelt und Koch [2003]. Als weitere Risikofaktoren werden Übergewicht, späte oder keine Schwangerschaften, das frühe Einsetzen der Menarche und eine späte Menopause sowie eine langjährige (länger als 10 Jahre) Hormonersatztherapie benannt. Die Einnahme der „Pille" erhöht nach derzeitigem Wissen allerdings nicht das Risiko. Eine weitere Risikoerhöhung ließ sich beim Vorliegen einer proliferativen Mastopathie mit Zellveränderung, eine zunächst gutartige Vermehrung der Drüsenläppchen und des Bindegewebes, feststellen.

Übereinstimmend ist man der Meinung, dass letztlich die Ätiologie des sporadischen Brustkrebses noch weitgehend ungeklärt ist, sodass Patientinnen die Gründe für ihr Erkranken nicht hinreichend benannt werden können.

Subjektive Krankheitstheorien: Krebs als Ergebnis einer „schlechten Lebensweise"
Die 53-jährige Frau T. führt ihre Erkrankung auf schlechte Ernährung, Alkohol, Eheprobleme und zu wenig Zeit für sich selbst zurück.

Subjektive Krankheitstheorien: Akute psychische Krise bei Rezidiv-Diagnose
Frau D. ist 44 Jahre alt, als sie die Erstdiagnose Mamma-Karzinom erhält. Nach Brust erhaltender Therapie (BET) und Bestrahlungen sucht sie sich psychotherapeutische Unterstützung, um „optimal gegen den Krebs zu kämpfen". Sie habe eine gute Prognose gestellt bekommen und war sicher, stärker als der Krebs zu werden. V.a. ihre vorbekannte Ängstlichkeit verringerte sich unter dieser Maßnahme. 3 Jahre später wird die Diagnose eines Rezidives gestellt, woraufhin sich extreme Ängste aufbauen und Frau D. unter starker Hoffnungslosigkeit leidet. Sie kann sich kaum zu einer dringend angeratenen Chemotherapie entscheiden, sieht alle bisherigen Maßnahmen infrage gestellt. Es kann herausgearbeitet werden, dass Frau D. sich selber für das Rezidiv verantwortlich fühlt, „nicht genug gekämpft" zu haben, ihre Ängste „nicht besiegt zu haben". Diese äußern sich u.a. in sehr negativen Selbstgesprächen. V.a. diese subjektiven Krankheitstheorien von Frau D. stehen im Fokus der ersten Stunde und auch der weiteren Gespräche mit dem Ziel, sie zu entlasten und für sie die wichtigen individuellen, positiv wirkenden Deutungen der Erkrankung zu finden, zerstörerische Theorien zu widerlegen bzw. infrage zu stellen.

Subjektive Krankheitstheorien: „Krebs als Bestrafung"
Die 62-jährige Frau E. möchte ihre Krebserkrankung nutzen, um ihre Einstellungen zum Leben und zum Körper zu überdenken. Sie glaubt, dass der Krebs sie dafür bestrafen soll, dass sie schlecht über andere Menschen gedacht habe. Außerdem habe sie ihrem Mann ernsthaft den Tod gewünscht, als seine 15 Jahre lang existierenden außerehelichen Beziehungen ans Tageslicht kamen. Auch sei sie ihren alten Eltern gegenüber rücksichtslos gewesen. So etwas bliebe sicherlich nicht ungesühnt. In der BSKP-ONK fließt die Partnerschaftsproblematik und die Schuldproblematik in diesem Fall bei jedem Baustein mit ein.

Subjektive Krankheitstheorien: Überwertige Suche nach der Krankheitsursache
Die 42-jährige Frau F. fängt nach der Mitteilung der Brustkrebsdiagnose an, ihr bisheriges Leben zu „zerpflücken" und infrage zu stellen, Schuldige für ihre schlimme Situation und ihren Zustand zu suchen, sodass sie die Gegenwart und die Zukunft ganz aus dem Blick verliert. Sie zeigt sich unversöhnlich und zornig den vermeintlichen Verursachern ihrer Erkrankung gegenüber. Die Ursache meint sie in einer früheren Beziehung gefunden zu haben, in der sie sich klein und unterdrückt gefühlt habe. Auch sich selbst gibt sie die Schuld, damals sich nicht besser gewehrt zu haben oder frühzeitig diese Verbindung gelöst zu haben. Obwohl sie aktuell in einer stabilen Partnerschaft lebt, tritt diese immer weiter in den Hintergrund. Sie meint, die Lösung der Frage nach dem „Warum?" gefunden zu haben, allerdings bringt diese Antwort sie in keiner Weise weiter auf dem Weg der Krankheitsbewältigung. Sie kann in der Folge keine Konsequenz daraus für sich entwickeln, sodass am Ende nur Gefühle von Bitterkeit, Ärger und Resignation zurückblieben. Leider ist die Patientin einer psychoonkologischen Begleitung nicht zugänglich.

Die inhaltsanalytische Auswertung der abgeschlossenen BSKP-ONK-Therapien zeigt, dass zwei Drittel der Frauen davon ausgingen, dass ihre Brustkrebserkrankung durch psychische Faktoren in Form von Stress, belastende Ehe, mangelnder Ausdruck von Gefühlen („alles runtergeschluckt"), Reizbarkeit, Kummer, Angst, Erschöpfung, Egoismus oder Demütigungen mit verursacht wurde. Ein Drittel der Frauen nannte hingegen ihren „schlechten Lebenswandel", wie Rauchen, Gewichtszunahme und Alkohol, als Ursache. Zur Sprache kamen aber auch Umweltbedingungen, Konflikte in der Familie, genetische Disposition und „die Unfähigkeit, auf eigene Bedürfnisse einzugehen". Ein Drittel sah die Erkrankung als „Teil ihres Lebensweges", als Schicksal bzw. deutliches Zeichen für eine notwendige Veränderung. Nur wenige Patientinnen gaben an, die Gründe für die Erkrankung nicht zu kennen und nicht danach zu suchen.

Natürlich ist dies keine repräsentative Aussage dazu, dass Patientinnen mit Mamma-Karzinom in der Mehrzahl davon ausgehen, dass sie durch psychischen Stress erkrankt sind. Es ist jedoch ableitbar, wenn Frauen von einem derartigen Zusammenhang ausgehen, dass sie in der Folge auch bei Psychologen und Psychotherapeuten um Hilfe suchen, um durch Veränderung ihrer Einstellung und ihres Verhaltens eine körperliche Genesung und einen Schutz vor einer erneuten Erkrankung zu bewirken. Aus diesem Grund ist es wichtig, sensibel und aufklärend mit diesem Thema umzugehen, ohne persönliche Deutungen und Bedeutungen zu übersehen.

12.1.4 Einfluss auf die Lebenssituation

(zu Frage 1d: Was hat sich durch die Diagnose in Ihrem Leben geändert?)

In der akuten Krankheitsphase hat die Krebserkrankung bei vielen Patientinnen einen Einfluss auf fast alle Lebensbereiche bzw. die Lebenssituation. Durch längere Krankschreibungen kommt es zu einer Unterbrechung des Arbeitslebens, was durchaus unterschiedlich erlebt wird. Für manche ist es eine willkommene oder vielleicht auch nur als notwendig angesehene Pause. Für viele Frauen fällt damit aber auch ein Bereich der Bestätigung und die Wahrnehmung „etwas bewirken zu können" weg, ganz abgesehen von den finanziellen Einschränkungen, die durch längere Krankheits- und Therapiephasen entstehen. Auch im Familien- und Freundeskreis kann es zu Veränderungen kommen (s. Kap. 12.4). Gerade wenn der betroffenen Frau eine tragende versorgende Rolle in der Familie zukommt, z.B. weil die Kinder noch klein sind oder pflegebedürftige Angehörige betreut werden müssen, können die Einschnitte durch die Erkrankung die ganze Familie und das Umfeld betreffen. Viele Veränderungen werden als Einschränkung der allgemeinen Lebensqualität empfunden. Auf der anderen Seite wird der Einfluss der Erkrankung nicht immer als passives Ereignis wahrgenommen, sondern häufig auch der Wunsch nach aktiver Veränderung durch die Erkrankung ausgelöst. So möchte sich ein großer Teil der Patientinnen mehr auf ihre eigenen Bedürfnisse konzentrieren, mehr Ruhepausen einbauen oder sich mehr gönnen.

> **Intervention:**
> Bei dieser Frage können bei den Patientinnen erste Integrationsmöglichkeiten der Erkrankung in die aktuelle Lebenssituation erkennbar werden, und es kann Hinweise darauf geben, ob die Integration gelingt. Diese sollten sorgfältig beachtet und beobachtet werden.

> **Einfluss auf die Lebenssituation: Krebserkrankung als „willkommene Bremse"**
> Frau G. befindet sich zum Zeitpunkt ihrer Brustkrebserkrankung in einer für sie mehr oder weniger zufrieden stellenden Lebenssituation. Sie ist 56 Jahre alt, geschieden, allein lebend, sie hat einen erwachsenen Sohn und arbeitet als Sachbearbeiterin. Zu Beginn der BSKP-ONK schildert sie eine große Verunsicherung durch ihr in dieser Intensität unbekannte Gefühle und Gedanken. Sie sei bis zur Erkrankung immer extrem aktiv gewesen, habe sich vielleicht auch häufig zuviel zugemutet. Sie habe mehrere Nebenjobs angenommen, um sich ihr liebstes Hobby, Fernreisen zu unternehmen, finanzieren zu können. Sie wolle die Krebserkrankung als „Chance" begreifen, ihr Leben nicht weiter „auf der Überholspur" zu führen. In der BSKP-ONK kann erreicht werden, dass Frau G. sich nicht schuldig an ihrer Erkrankung fühlt, weil sie Stress nicht früher reduziert habe. Trotzdem ist der Krebs für sie das einschneidende Lebensereignis, das sie zum Innehalten und Nachdenken bringt, sie zur Ruhe kommen lässt. Dadurch kann sie neue Prioritäten setzen und erreicht z.B. einen internen Arbeitsplatzwechsel. Durch die neu gesammelten Kräfte kann sie direkt an ihre Anschlussheilbehandlung eine weitere Fernreise anschließen.

In den Vorbereitungsbögen der BSKP-ONK gab über die Hälfte der Frauen an, dass eine starke Veränderung darin besteht, dass sie sich mit ihrem Leben mehr auseinander setzen und mehr darüber reflektieren als zuvor. Ebenfalls gut die Hälfte betonte die neue Konzentration auf eigene Bedürfnisse und knapp ein Drittel gab Veränderungen in Familie und Freundeskreis an. Die Einschränkung ihrer Lebensqualität erlebte gut ein Drittel dieser Frauen. Eine Frau gab an, dass sie das Gefühl hat, unbedingt in ihrem Leben etwas ändern zu müssen, es aber nicht könnte.

12.1.5 Lebensbilanz

(zu Frage 1e: Viele Frauen halten, nachdem sie die Diagnose erfahren haben und in der Folgezeit eine gewisse „Rückschau" auf ihr bisheriges Leben. Sie bewerten, was für sie wichtig, was unwichtig, was gut und was schlecht war. Gibt es Phasen in Ihrem Leben, die Sie jetzt stärker beschäftigen, über die Sie häufig nachdenken müssen?)

Einschneidende Lebensereignisse – nicht nur lebensbedrohliche Erkrankungen, auch Unfälle, Verlustereignisse u.a. – bringen häufig eine Reflexion über das bisherige Leben mit sich. Es wird Bilanz gezogen, ob man die Dinge, die man sich vorgenommen hat, bereits erreicht hat, ob man zufrieden ist oder ob noch Lebenswünsche offen sind. Bei so einer Bilanz können frühere Lebensereignisse oder Konflikte wieder vermehrt in das Bewusstsein treten. Ungelöste Konflikte, z.B. mit den Eltern oder eine aktuelle Partnerschaftsproblematik, verlangen nicht selten nach Bearbeitung und Lösung. Zudem sind viele Ereignisse auf der rein emotionalen Ebene verknüpft, sodass Patientinnen manchmal irritiert sind, warum bestimmte Erinnerungen sie nun gerade jetzt einholen, auch wenn es keinen offensichtlichen thematischen Zusammenhang gibt.

Intervention:
Den Patientinnen sollte vermittelt werden, dass es „normal" ist, in solch einer Situation eine Lebensbilanz zu ziehen, die ja häufig weitere Fragen aufwirft, auch nach gewünschten Veränderungen. Durch das Ansprechen früherer Lebensthemen begibt man sich mit der Patientin in die emotionale Vergangenheit, die aktuelle Gefühle erklärbar machen kann. Je nach der individuellen Geschichte können an dieser Stelle Themen reaktiviert werden, deren Bearbeitung relevant ist, auch für die aktuelle Krankheitsverarbeitung. Manchmal entscheidet sich schon an dieser Frage, ob ein Therapiebedarf auch über die BSKP-ONK hinweg besteht.

Lebensbilanz: Reaktualisierung frühkindlicher seelischer Verletzungen
Frau H. (59 Jahre) leidet seit ihrer Brustkrebsdiagnose unter sich aufdrängenden Erinnerungen an ihre Kinder- und Jugendzeit. Sie habe erst mir 14 Jahren erfahren, dass sie ein Adoptivkind ist, sei damals in ein ähnliches Loch gefallen und habe einen „sehr demonstrativen" Suizidversuch mit Schlaftabletten unternommen. Ihre Adoptivmutter sei häufig krank gewesen, habe sich sehr gehen lassen, wochenlang nur auf dem Sofa gelegen und ihre 3 Adoptivkinder sich selbst überlassen. Sie habe sich schon damals vorgenommen, niemandem jemals so „zur Last fallen zu wollen". In den Gesprächen der BSKP-ONK können die psychisch-emotionalen Zusammenhänge dieser frühen Erfahrungen mit den aktuellen Erlebnissen gut herausgearbeitet werden, sodass Frau H. ihre vorhandenen, erwachsenen Bewältigungsmechanismen aktivieren kann, ohne in die kindliche Regression zu gehen.

Lebensbilanz: Unzufriedenheit mit aktueller Lebenssituation
Frau I. ist 60 Jahre alt, als ihr eigener Verdacht auf Brustkrebs bestätigt wird. Sie ist geschieden und hat keine Kinder. Sie sei seit 4 Jahren arbeitslos und habe vorher 4 Jahre auf einer Stelle gearbeitet, für die sie deutlich überqualifiziert war. Seitdem sei sie auf der Suche nach einer angemessenen Beschäftigung, die sie intellektuell herausfordere. Unter diesem Zustand leide sie sehr. Während der BSKP-ONK wird deutlich, dass Frau I. noch viele Wünsche an ihr Leben hat, die sie jetzt zeitnah umsetzen möchte. Sie möchte einige Reisen machen, sich mehr um ihren Freundeskreis kümmern und mehr Kontakt zu ihren vielen Geschwistern suchen. Sie lässt sich rückwirkend beraten und beginnt mit mehreren Kurzurlauben, soweit

> das die onkologische Behandlung mit Chemotherapie und Bestrahlungen zulässt. Sie ist sicher, dass sie ohne die Erkrankung noch weitere Jahre auf der Suche nach einem sinnvollen Lebensinhalt zugebracht hätte. Langsam kann sie sich vorstellen, nach ihren Reisevorhaben nochmals ehrenamtlich tätig zu werden, um ihr Wissen wieder anwenden und weitervermitteln zu können.
>
> **Lebensbilanz: Reaktualisierung eines sexuellen Missbrauchs**
> Die 45-jährige Frau J. erlebt in der Folge der Diagnosestellung „Brustkrebs" eine extrem starke emotionale Verunsicherung, in die sie ihren ganzen bisherigen Lebensweg mit einbezieht und die Gegenwart, wie Partnerschaft, Verhältnis zu den Kindern, berufliche Tätigkeiten und bisherige Ziele, infrage stellt. Sie ist sehr irritiert, dass sich eine alte Kindheitserinnerung in dieser Zeit aufdrängt, an die sie Jahrzehnte nicht mehr denken musste. Mit 12 Jahren waren sie und ihre jüngere Schwester bei einem Besuch bei Onkel und Tante unter Alkohol gesetzt und sexuell missbraucht worden. Durch die In-Kenntnis-Setzung der Mutter wurde der Kontakt abgebrochen, sodass keine Wiederholungen stattfanden. Frau J. hatte sich jedoch damals vorgenommen, nie wieder daran denken zu wollen und sich als „Erinnerungsersatz" Haare ausgerissen, was sie bis in die Gegenwart, mit vielen Versuchen es zu unterdrücken, weiter ausübte (den Auslöser hatte sie inzwischen vergessen bzw. verdrängt). In der Therapie wird es möglich, den emotionalen Zusammenhang zu diesem Ereignis in der Kindheit herzustellen. Sie hatte sich damals – so wie heute nach der Diagnosemitteilung – extrem hilflos gefühlt und beide Ereignisse als traumatische Lebenseinschnitte erlebt. Interessanterweise kann Frau J. sofort und ohne weitere Mühen das Ausreißen der Haare einstellen. Auch kann sie nun mit mehr Ruhe ihre aktuelle Lebenssituation betrachten.

Die qualitative Auswertung der BSKP-ONK-Evaluation zeigte bei den Patientinnen die Fokussierung der Gedanken auf frühere Lebensphasen wie Ehe/Partnerschaft, Berufsleben, Kindheit und Jungendalter, Krankheitsphasen und Schwangerschaft. Knapp ein Drittel der Frauen berichtete von keiner Lebensbilanz zu diesem Zeitpunkt.

12.1.6 Entscheidungsfindung

(zu Frage 1f: Als große Zeit der Unruhe und Verunsicherung erleben Betroffene oft die Informationssuche bezüglich der richtigen Therapie und evtl. nach alternativen Heilmethoden. Wie erleben oder erlebten Sie die Entscheidungsfindung zu Ihrer Therapie? Welche Gedanken spielen oder spielten dabei eine Rolle? Können Sie Gefühle benennen, die Sie mit diesem Thema verbinden?)

12.1 Baustein 1: Verarbeitung der Diagnose

Am sichersten in der Entscheidungsfindung zur Therapie empfinden sich solche Frauen, die diese aktiv mitgestalten können und das Gefühl haben, genügend Informationen zur Verfügung zu haben. Aber auch Frauen, die den beratenden Ärzten ein großes Vertrauen entgegen bringen und ihnen die Therapieentscheidungen überlassen, fühlen sich in der Regel „auf dem richtigen Weg". Nicht wenige Frauen fühlen sich aber überfordert mit der Informationsflut und sich teils widersprechenden Empfehlungen. So können sich Ängste, etwas falsch zu entscheiden, manifestieren. Auch Gefühle wie Hilflosigkeit, Wut, Enttäuschung, Zweifel und Niedergeschlagenheit können diese Phase begleiten.

> **Intervention:**
> Hilfreich ist an dieser Stelle mit der Patientin zu thematisieren, wie sie in anderen Lebenssituationen zu Entscheidungen gekommen ist. Nicht selten lassen sich kognitive Muster erarbeiten und Entscheidungsprozesse verändern bzw. optimieren. Auch sollte ein Arzt des Vertrauens für die Patientin gefunden werden, der dann als zentraler Ansprechpartner für alle Beteiligten, auch der Fachkollegen, gilt. Dieser kann dann alle Informationen und Meinungen zu der onkologischen Erkrankung sammeln und mit der Patientin erörtern.

> **Entscheidungsfindung: Brustkrebs in der Schwangerschaft – ein Entscheidungskonflikt**
> Frau K. ist 35 Jahre alt, als die Diagnose inflammatorischer (schnell wachsender) Brustkrebs gestellt wird. Der routinemäßig durchgeführte Schwangerschaftstest ist positiv. Frau K. hat bereits eine 4-jährige Tochter und schon lange auf das 2. Kind gewartet. 4 Monate zuvor hatte sie eine Fehlgeburt in der 8. Schwangerschaftswoche (SSW) erlitten und danach eine leichte depressive Symptomatik entwickelt. Beim inflammatorischen Mamma-Karzinom sollte die onkologische Therapie unmittelbar begonnen werden; eine Schädigung des Ungeborenen kann jedoch im ersten Schwangerschaftsdrittel nicht ausgeschlossen werden. Ein Schwangerschaftsabbruch kam für Frau K. aus religiösen und persönlichen Gründen („Wir haben uns dieses Kind doch so sehr gewünscht" und „Ich bin schon mit der Fehlgeburt kaum fertig geworden") nicht in Frage. Trotzdem überkamen sie starke Todesängste und auch die Angst, ihre 4-jährige Tochter und ihren Mann allein zu hinterlassen. Schließlich entschied sich das Paar für einen möglichst frühen Beginn der Therapie, sobald die Organbildung des Ungeborenen abgeschlossen ist. Die Chemotherapie setzte in der 13. SSW ein. In der 37. SSW wurde die Brustamputation durchgeführt. In der 38. SSW wurde die Geburt eingeleitet und ein gesunder Junge geboren. Direkt im Anschluss begann die Strahlentherapie. Frau K. sieht in ihrem gesunden Kind die Bestätigung ihrer Entscheidungen, obwohl ihr bewusst ist, dass mehrere Lymphknoten bei ihr befallen sind und ihre Prognose dadurch eventuell verschlechtert wurde.

> **Entscheidungsfindung: Suche nach alternativen Therapien**
> Bei Frau L. (33 Jahre) wird die Diagnose eines Mamma-Karzinoms 2 Wochen nach Entbindung ihres ersten Kindes gestellt. Sie stillt sofort ab, es wird eine neoadjuvante (präoperative) Chemotherapie durchgeführt, der eine Brustamputation sowie Bestrahlungen folgen. Über den gesamten Therapiezeitraum wird Frau L. mit der BSKP-ONK begleitet. Frau L. ist sehr selbstreflektiert, kann ihre Gefühle gut wahrnehmen und äußern. Es zeigt sich, dass Frau L. für sich eine „rettende Therapie" zusätzlich zur schulmedizinischen Vorgehensweise zu finden versucht. So beginnt sie eine Soja-Diät, die bei strengster Einhaltung Heilung verspricht, obwohl sie keine Soja mag. Auch liest sie verschiedenste heilversprechende Bücher zum Thema Krebs und erkennt bald, dass nur der eigene, individuelle Weg begehbar ist. Sie erlebt, dass „unpassende" Strategien mehr Druck und Stress erzeugen als Erleichterung bringen. Durch die verschiedenen angebotenen Heilversprechen sieht sie, dass es „den optimalen, sicheren Weg" raus aus der Krebserkrankung noch nicht gibt. Erst als sie diese Suche aufgibt, öffnet sich ihr Blick auf ihre individuelle Situation und Konflikte, die bewältigt werden müssen.

Als hilfreich bei den Entscheidungen zur Therapie erlebten zwei Drittel der Frauen, die die BSKP-ONK abgeschlossen haben, ihr großes Vertrauen in die Ärzte und damit in die Behandlung. Ein Drittel gab diese Entscheidung komplett ab. Viele der Frauen empfanden ihre Entscheidungsfindung als eine aktive Phase, andere beschrieben diese als problembehaftet. Einige Patientinnen fühlten sich durch die anstehenden Entscheidungen überfordert, nur einzelne nahmen sich als gleichgültig und resigniert war.

12.2 Baustein 2: Körperliche Veränderungen

Die Patientinnen erhalten zur Vorbereitung auf diesen Themenblock folgenden Einleitungstext und folgende Fragen zur Reflexion.

Körperliche Veränderungen durch die Erkrankung

> **Einleitungstext:**
> Durch Diagnose, Untersuchungen und Therapien rücken die erkrankten Körperteile deutlich in den Vordergrund, und trotzdem betrifft und bedroht der Krebs den gesamten Körper. Allein diese neue Aufmerksamkeit für den Körper, der bisher eigentlich immer „funktioniert" hat oder auf den vielleicht schon vorher besonders aufgepasst wurde, ist für viele befremdlich. Durch Diagnostik und Therapie wird

12.2 Baustein 2: Körperliche Veränderungen

der Körper häufig in starke Mitleidenschaft gezogen. Oft werden Schmerzen, Verstümmlungen und Siechtum befürchtet. Trotz ähnlicher Symptome und Nebenwirkungen bei Therapien erlebt jede Frau die Veränderungen im und an ihrem Körper in sehr unterschiedlicher Weise. Dieses Erleben hat einen Einfluss auf das allgemeine Befinden und Wohlfühlen, weswegen wir mit Ihnen über Ihren Körper ausführlich sprechen möchten.

Fragen:
2a Welches Verhältnis hatten Sie vor der Krebserkrankung zu Ihrem Körper?
Waren Sie mit ihm zufrieden oder lehnten Sie ihn eher ab?
Gab es Körperteile, die sie gerne „ausgetauscht" hätten?
Haben Sie sich gerne im Spiegel angesehen oder dieses eher vermieden?

2b Welche Bedeutung hatten die erkrankten Körperregionen für Sie vor der Krebserkrankung?

2c Welche sichtbaren körperlichen Veränderungen und/oder Beeinträchtigungen fanden bei Ihnen durch den Krebs, die Diagnostik und Therapien bisher statt und welche sind zu erwarten?
Welche Gefühle lösen diese Veränderungen bei Ihnen aus?

2d Welche sichtbaren körperlichen Veränderungen und/oder Beeinträchtigungen fürchten Sie?

2e Welche körperlichen Veränderungen, die nach außen weniger sichtbar sind (z.B. Müdigkeit, Erschöpfung), nehmen Sie wahr?
Welche Gefühle lösen diese Veränderungen bei Ihnen aus?

2f Welche körperlichen Veränderungen, die nach außen weniger sichtbar sind, befürchten Sie?

2g Haben die Erkrankung oder die körperlichen Veränderungen sich auf Ihre Sexualität ausgewirkt, und wenn ja inwiefern?
Welche Gefühle lösen diese Veränderungen bei Ihnen aus?

Vorbereitungsbogen 12.2: Körperliche Veränderungen durch die Erkrankung

12.2.1 Körperbild

(zu Fragen 2a und 2b: Welches Verhältnis hatten Sie vor der Krebserkrankung zu Ihrem Körper? Waren Sie mit ihm zufrieden oder lehnten Sie ihn eher ab? Gab es Körperteile, die sie gerne „ausgetauscht" hätten? Haben Sie sich gerne im Spiegel angesehen oder dieses eher vermieden? Welche Bedeutung hatten die erkrankten Körperregionen für Sie vor der Krebserkrankung?)

In den Gesprächen mit an Brustkrebs erkrankten Frauen wird deutlich, dass die **bisherige Einstellung zum eigenen Körper** und die **Körperakzeptanz** einen Einfluss auf die Bewältigung von operativen Veränderungen haben. Die Erfahrung zeigt, dass Frauen, die ihren Körper mögen, sich schön finden und gut annehmen können, auch ein verändertes Körperbild besser akzeptieren können. Die Veränderungen werden sozusagen in ein gesundes Körperschema integriert. Diese Integration kann gestört werden, z.B. durch Wundheilungsprobleme oder auch durch wiederholte Eingriffe. Gleichzeitig kann die Amputation einer Brust, die als wichtiges Zeichen der Weiblichkeit gilt und vielleicht ein bedeutsamer Bestandteil der Sexualität war, große Verlusterlebnisse und Trauer auslösen.

Viele Frauen berichten darüber hinaus von einer enormen Verunsicherung und einem Vertrauensverlust bezüglich des eigenen Körpers und ihrer körperlichen Warnsignale. Da bei einem Großteil der Frauen die Diagnose ohne vorheriges Krankheitsgefühl, Symptome oder Beschwerden gestellt wird, ist die Gleichung „Beschwerdefreiheit = Gesundheit" infrage gestellt. Diese Veränderungen in der Beziehung zum eigenen Körper spielen auch in der Nachsorge eine wichtige Rolle. Fragen wie „Bei welcher Körpersensation muss ich zum Arzt?" „Kann der Krebs wiederkommen, ohne dass ich irgendetwas merke?" oder „Muss ich dann nicht ständig kontrolliert werden?" tauchen auf.

> **Intervention:**
> Den Trauergefühlen und der Verlustwahrnehmung muss Raum gegeben werden. Sie sollten nicht unterdrückt werden mit Kommentaren wie „besser die Brust verlieren als das Leben" oder „Das müssen Sie positiv sehen, damit ist die Krankheit abgeschnitten", denn eine Frau möchte in der Regel weder die Brust noch ihr Leben lassen.

> **Körperbild: Selbstwertproblematik durch körperliche Veränderungen**
> Die 40-jährige, eher einfach strukturierte Frau M., mit 2 erwachsenen Kindern aus erster und 2 minderjährigen Kindern aus zweiter Ehe, erkrankt an einem familiären Mamma-Karzinom beidseits. Nach beidseitiger Ablatio mit Wiederaufbau folgt die Chemotherapie. Frau M. reagiert mit Niedergeschlagenheit, Gereiztheit und Aggressivität. Sie lehnt ihren Körper wegen den Veränderungen (Narben, Gewichtszunahme und Haarausfall) massiv ab. Auch entwickelt sich eine Paarproblematik

12.2 Baustein 2: Körperliche Veränderungen

durch ihren sexuellen Appetenzverlust und ihre Angst, dadurch ihren Partner zu verlieren, „für ihn nichts mehr wert zu sein". Sie leidet unter massiven Nebenwirkungen der Chemotherapie.
In der BSKP-ONK können ihre sozialen Kompetenzen gestärkt und ihr Kommunikationsverhalten, v.a. in der Partnerschaft, verbessert werden. Ungünstige Kognitionsmuster („So bin ich nichts mehr wert", „Dann kann ich ja gleich gehen") können aufgelöst werden. Die Akzeptanz der körperlichen und psychischen Veränderungen durch die Erkrankung kann gefördert werden. Durch 3 Paargespräche gewinnt Frau M. wieder mehr Vertrauen in die Zuneigung ihres Mannes und kann wieder mehr Nähe in der Beziehung zulassen.

Körperbild: Verarbeitung einer beidseitigen Ablatio
Frau N. (37 Jahre) hatte vor ihrer Brustkrebserkrankung ein gutes Verhältnis zu ihrem Körper. Auch ihre Brüste mochte sie sehr, wenn sie auch die Hohlwarzen schon immer gestört haben. Noch vor der ersten Ablatio bespricht sie einen eventuellen Brustaufbau mit dem plastischen Chirurgen. Da im Anschluss an die Chemotherapie noch eine Bestrahlung der Brust erfolgt, wird ihr von einem direkten Aufbau abgeraten. Aufgrund des multizentrischen Mamma-Karzinoms entscheidet sich Frau N. nach der abgeschlossenen onkologischen Therapie für die vorsorgliche Amputation der noch verbliebenen Brust und einem anschließenden Aufbau beider Brüste. Sie habe ihren Busen immer gemocht, jetzt freue sie sich jedoch auf die „Korrektur" der Hohlwarzen bei den geplanten Brüsten.

In der klinischen Evaluationsstudie zeigte gut die Hälfte der Frauen eine große Zufriedenheit mit ihrem Körper vor den Eingriffen. Knapp ein Drittel gab Gewichtsprobleme an, nur wenige Unzufriedenheiten mit der Brust, je ein Fünftel sprach von einer „Akzeptanz des Körpers", von der Brust als ästhetisches Merkmal. Für ein weiteres Fünftel spielte die Brust eine große Bedeutung im Sexualleben.

12.2.2 Sichtbare körperliche Veränderungen

(zu Fragen 2c und 2d): Welche sichtbaren körperlichen Veränderungen und/oder Beeinträchtigungen fanden bei Ihnen durch den Krebs, die Diagnostik und Therapien bisher statt und welche sind zu erwarten? Welche Gefühle lösen diese Veränderungen bei Ihnen aus? Welche sichtbaren körperlichen Veränderungen und/oder Beeinträchtigungen fürchten Sie?)

Die maligne Erkrankung und die folgende Operation der Brust führen in der Regel zu sichtbaren körperlichen Veränderungen. Zu den Änderungen an der Brust durch Ablatio (Brustamputation) oder BET (Brust erhaltende Therapie) kommt es unter den nachfolgenden oder vorausgehenden Therapien (Chemotherapie, Bestrahlung) zu weiteren sichtbaren Zeichen der Erkrankung. Es ist unterschiedlich, wie gut diese teils nur vorübergehenden Änderungen akzeptiert werden können. Frauen brauchen unterschiedlich viel Zeit, um sich an ihren Körper neu zu gewöhnen. Dies kann dazu führen, dass eine Frau sich nicht mehr nackt vor dem Partner zeigen möchte, Berührungen vermeidet, nicht mehr ins Schwimmbad oder an den Strand geht oder sich sogar selber nicht ansehen oder anfassen mag. Es gibt aber auch Frauen, die sich die fehlende Brust oder operierte Brust schlimmer vorgestellt haben, als es sich hinterher für sie anfühlt und ansieht.

Hilfreich **vor einer Brustamputation** kann für die Betroffene ein Gespräch mit einem plastischen Chirurgen sein, der über die Möglichkeiten eines Brustaufbaus informiert (vgl. Kap. 4.3.3). Wissenschaftliche Untersuchungen zeigen, dass Frauen, die sich zu einem sofortigen Brustaufbau entscheiden, d.h. im gleichen Operationsschritt mit der Ablatio, sehr zufrieden sind. Diese Option stellt sich aber aus medizinischen Gründen nicht allen Patientinnen. Bei vielen spricht einiges dafür, sich mit dieser Entscheidung Zeit zu lassen. Zum einen ist es wichtig, die onkologische Therapie abgeschlossen zu haben, um einer frisch aufgebauten Brust nicht durch z.B. Bestrahlungen zu schaden. Zum anderen liegt in dem Wunsch nach sofortigem Brustaufbau nicht selten der Wunsch, den Brustkrebs „zu vergessen" bzw. „ungeschehen" und „ungesehen" zu machen. Der rasche Wiederaufbau könnte dazu dienen, die Trauer um die verlorene Brust zu mildern. Jedoch ersetzt das eine das andere nicht. Wir erleben Frauen, die sich für die Krankheitsverarbeitung Zeit lassen und deren Körper die Möglichkeit hat, sich zu erholen und zu heilen, als überlegter und entschiedener, wenn es um einen weiteren Eingriff wie den Brustaufbau geht. Immer wieder gibt es Frauen, die sich ihren Körper vor der Ablatio ohne Brustaufbau nicht vorstellen konnten, nach dem Abschluss aller Therapien sich aber bewusst gegen einen Aufbau entscheiden. Trotzdem kann im Einzelfall der sofortige Aufbau eine richtige Entscheidung sein. Wichtig ist die individuelle Betrachtung dieses Problems.

> **Sichtbare körperliche Veränderungen: Sofortiger Brustaufbau mit Latissimuslappen**
> Die 30-jährige Frau O. hat erst wenige Monate vor ihrer Brustkrebserkrankung ihren Freund kennen gelernt. Auch wegen dieser jungen Beziehung will sie gerne einen sofortigen Brustaufbau nach Ablatio. Aus dem Latissimus-Lappen wird die Brust rekonstruiert. Frau O. bereut diesen Eingriff nicht, obwohl sie noch monatelang unter Bewegungseinschränkungen ihres Armes bzw. der Schulter leidet.

12.2 Baustein 2: Körperliche Veränderungen

> **Sichtbare körperliche Veränderungen: Entscheidung gegen Brustaufbau**
> Die 37-jährige Frau Y. hat sich umfassend zu einem Brustaufbau beraten lassen. Dieser hätte unmittelbar nach der Ablatio folgen können, da keine Bestrahlungen in der Therapie vorgesehen waren. Frau Y. will sich jedoch Zeit lassen für die Entscheidung und die „Wunden heilen lassen". Ein Jahr nach Ablatio entscheidet sie sich gegen eine Rekonstruktion. Sie will einen weiteren operativen Eingriff in ihren Körper vermeiden. Zudem fühlt sie sich mit ihrer Brustprothese inzwischen sehr sicher und hat auch keine Scheu, sich ihrem Partner nackt zu zeigen. Auch zu einer guten sexuellen Beziehung hat das Paar zurückgefunden.

Als sehr einschneidend wird häufig der **Haarausfall** unter Chemotherapie empfunden. Für die Frauen ist es das erste „für alle erkennbare" und nicht ganz leicht zu kaschierende Merkmal ihrer Krebserkrankung. Was jedoch noch schwerer wiegt, ist das Gefühl „sich selbst nicht wieder zu erkennen" bzw. „sich fremd zu sein". Jeder Blick in den Spiegel irritiert und auch das Tragen einer Perücke oder eines Kopftuches wirkt befremdlich.

Intervention:

Da die Belastungen durch die körperlichen Veränderungen von den Betroffenen sehr unterschiedlich bewertet werden, ist ein sehr individuelles Eingehen auf die Thematik gefragt. Bei einigen Patientinnen ist ein sehr eingehendes Arbeiten mit dem veränderten Körperbild nötig, während andere diese Veränderungen weniger beschäftigen. Es kommt nicht selten vor, dass eine Patientin die **amputierte Brust** bzw. Narbe der Therapeutin zeigen möchte. Diesem Wunsch kann man, in Abhängigkeit von eigenen Grenzen, durchaus nachgeben. Es geht häufig darum, die „Annehmbarkeit" der äußeren Erscheinung zu testen. Beim Haarausfall hilft es den Betroffenen nur wenig, ihnen zu versichern, dass es sich lediglich um „Nebenwirkungen" handelt und die Haare bestimmt wieder nachwachsen werden. Wichtig ist zu wissen, dass der Haarausfall nicht von jeder Frau als gleich belastend empfunden wird, aber dennoch von vielen. Nur das Ernstnehmen dieses Problems kann etwas Entlastung bringen, auf keinen Fall aber das Runterspielen der Symptome. Hier unterscheidet sich deutlich die Patientinnen- von der ärztlichen Sicht. Das Symptom ist weder dauerhaft noch gesundheitsschädigend und trotzdem extrem einschneidend.

> **Sichtbare körperliche Veränderungen: Haarausfall als unerträglich erlebt**
> Die 55-jährige Frau Q. gibt an, unter den ausgefallenen Haaren mehr zu leiden als unter der Brustkrebsdiagnose. Sie komme sich vor wie ein Sträfling mit diesem kahlen Kopf. Ihr weibliches Äußeres sei damit mehr zunichte gemacht als durch die Brustamputation. Mit Perücke fühle sie sich ebenfalls stark entstellt. Es falle ihr sehr schwer daran nicht zu verzweifeln, sie könne sich selber dadurch so wenig leiden. Auch gäbe es für sie durch die „Glatze" keine Möglichkeit, die Krankheit mal für einige Zeit zu vergessen und an etwas anderes zu denken.

Eine weitere deutlich beeinträchtigende Komplikation ist das **Lymphödem**, das sowohl sichtbar ist, als auch Schmerzen, Unbeweglichkeit und zeitaufwändige Therapien nach sich zieht. Nicht wenige Frauen leiden infolge der Therapien unter **Gewichtsveränderungen** (Zunahme oder Abnahme). Neben **Narben** durch die Operationen können **Veränderungen der Haut** durch die weiteren Therapien auftreten.

Durch die Beiträge der Frauen in der klinischen Studie der BSKP-ONK wurden verschiedene Umgangsweisen mit den körperlichen Veränderungen deutlich. Es gab **positive Bewältigungsstrategien**, wie sie von einem Drittel der Frauen genannt wurden (Erleichterung, dass der Krebs entfernt ist; Dankbarkeit, die erste Hürde genommen zu haben; gute Akzeptanz von Prothese und Perücke; Hoffnung, dadurch den Krebs überwunden zu haben etc.). Ein Drittel der Frauen berichtet jedoch von **Minderwertigkeitsgefühlen** wegen ihrer körperlichen Unvollkommenheit (Stigmatisierung; Belastung; ständige Konfrontation mit der Erkrankung; „wie ein Krüppel"; Angst, sich selber anzusehen oder zu berühren; kein Gefühl der Vollwertigkeit als Frau; Makel; wie verwundet, hässlich, entstellt, behindert; Schamgefühle). Für zwei Drittel der Frauen sind mit diesem Thema **negative Gefühle** verbunden, wie Angst, Traurigkeit, Wut, Hilflosigkeit, Neid, Verletzlichkeit, Unzufriedenheit und Unsicherheit. Probleme im zwischenmenschlichen Bereich erwähnte nur ein kleiner Teil der Frauen (Unsicherheit im Sexualleben; Angst, nicht mehr zu gefallen; Befürchtung, Freunde könnten sich abwenden und Vermeidung von „tratschenden Weibern").

12.2.3 Weitere körperliche Veränderungen

(zu Fragen 2e und 2f: Welche körperlichen Veränderungen, die nach außen weniger sichtbar sind (z.B. Müdigkeit, Erschöpfung), nehmen Sie wahr? Welche Gefühle lösen diese Veränderungen bei Ihnen aus? Welche körperlichen Veränderungen, die nach außen weniger sichtbar sind, befürchten Sie?)

12.2 Baustein 2: Körperliche Veränderungen

Neben den sichtbaren und für einige Frauen stigmatisierenden Veränderungen bleiben Erschöpfungszustände oder Stress-Symptome eher unsichtbar. Diese sind jedoch nicht weniger belastend. Die bisher mit der BSKP-ONK behandelten Frauen nannten eine Vielzahl solcher nach außen wenig wahrnehmbaren Symptome: Am weitaus häufigsten genannt wurden **Müdigkeit und Erschöpfung**. Dazu gehören auch Schwäche, Überforderung, Lustlosigkeit, Leistungsunfähigkeit, Konzentrationsschwierigkeiten, Ruhebedürfnis, Antriebslosigkeit und Mutlosigkeit. Eine gewisse **Nervosität** wurde geäußert mit Labilität, Schlafproblemen, Ruhelosigkeit und Aggressivität. **Körperliche Symptome** zeigten sich in Schwindel, Verspannungen, Kreislaufproblemen, Herzrasen, Muskelzuckungen, trockener und „entzündeter" Mund, Übelkeit, Blasen- und Verdauungsstörungen. **Schmerzen** wurden v.a. als Bauch- und Gliederschmerzen empfunden. Unter **vorzeitiger Wechseljahrssymptomatik** leiden viele Frauen durch die Hormontherapien, wie Hitzewallungen, Gewichtszunahme, Hypertrophie (Austrocknung von Schleimhäuten), Stimmungsschwankungen und Schlafstörungen.

Vor weiteren, eventuell nicht therapierbaren Schmerzen im Krankheitsverlauf werden immer wieder viele Ängste genannt. Neben vorübergehenden Wund- und Narbenschmerzen kommt es bei vielen Frauen auch zu dauerhafter Taubheit oder Überempfindlichkeit von Hautbezirken an der operierten Brust, an der Innenseite des Oberarms bis zum Rücken. Selten kommen **Phantomschmerzen** der entfernten Brust hinzu [Zettl, Hartlapp 1996]. Auch kann es in der Folge zu Bewegungseinschränkungen kommen, wenn die eigentliche Verschiebbarkeit der Haut durch Verklebungen auf dem Untergewebe nicht mehr gewährleistet ist.

Intervention:
Oftmals wiegen für viele Frauen diese „weniger sichtbaren" Symptome schwerer oder sind schwieriger zu integrieren als die „sichtbaren". Umso wichtiger ist es, genau diese in den Gesprächen zu fokussieren und auch bei dem Thema „Bewältigungsmechanismen" nochmals auf diese speziellen belastenden Faktoren zurückzukommen.

Weitere körperliche Veränderungen: Übelkeit
Die 57-jährige Frau R. empfindet die Chemotherapie wie eine „Giftspritze, die Todeskandidaten vor Hinrichtungen" verabreicht wird. Sie leidet unter extremer Übelkeit während der Chemotherapie. Wegen der Übelkeit kann sie sich nicht so intensiv um ihren im Heim lebenden schwer geistig behinderten Sohn kümmern, was ein schlechtes Gewissen und Schuldgefühle bei ihr auslöst.

> **Weitere körperliche Veränderungen: Hitzewallungen**
> Die 45-jährige Frau B. leidet sehr unter den Hitzewallungen, die unter der Hormontherapie auftreten, die sie in die vorzeitigen Wechseljahre versetzt. Zum einen beruhigen sie diese Auswirkungen, weil sie ein Zeichen für sie sind, dass die „Therapie greift" und die eigene Hormonproduktion ausgeschaltet ist. Zum anderen hat sie das Gefühl, dadurch vorzeitig gealtert zu sein. Jetzt würden auch noch die „letzten weiblichen Funktionen abgestellt".

Anders als bei den sichtbaren Veränderungen wurden in der klinischen Studie zur BSKP-ONK zu den weiteren körperlichen Veränderungen nur noch von einem Siebtel anstatt von einem Drittel der Frauen positive Bewältigungsstrategien genannt. Dafür standen Ängste und weitere **negative Gefühle im Vordergrund**. Genannt wurden Trauer, Depression, Beunruhigung, Scham, Mutlosigkeit, Hilflosigkeit, Ärger, Unzufriedenheit, Niedergeschlagenheit, Weinerlichkeit, Ärger, Wut und Unsicherheit. Auch die Befürchtung vor weiteren Beschwerden in diesem Bereich war stärker ausgeprägt als bei den sichtbaren Veränderungen.

12.2.4 Sexualität

(zu Frage 2g: Haben die Erkrankung oder die körperlichen Veränderungen sich auf Ihre Sexualität ausgewirkt, wenn ja: inwiefern? Welche Gefühle lösen diese Veränderungen bei Ihnen aus?)

Für die meisten Menschen, die erkranken oder schwer erkranken, tritt die Sexualität zunächst einmal **in den Hintergrund**. Bei einer Krebserkrankung muss sich der Körper erst wieder von den Operationen und den nachfolgenden Therapien, die in der Regel mit körperlichen Beeinträchtigungen einhergehen, erholen. Diese Beeinträchtigungen finden sich in Narben der Brust, ob nach Ablatio oder nach BET. Der Heilungsprozess kann länger dauern oder es finden sich Sensibilitätsstörungen, die die Empfindungen stören. Durch die Chemotherapie kommt es weiterhin zur Austrocknung der Schleimhäute, die ebenfalls die Scheide betreffen können. Auch die anschließenden medikamentösen Therapien, die Wechseljahresbeschwerden auslösen können, führen nicht selten zu einer Austrocknung der Scheide und in der Folge u.a. auch zu vermehrten Pilzinfektionen oder anderen Entzündungen. Schmerzen beim Geschlechtsverkehr können in der Regel auf diese körperlichen Ursachen zurückgeführt werden. Nicht zuletzt fühlen sich Frauen in dieser Zeit häufig „nicht wohl in ihrer Haut", was ebenfalls zur Reduzierung von Lust auf körperliche Berührung und Intimitäten führen kann. Es braucht Zeit, um Gefühle wie Lust, Verlangen und das Bedürfnis nach körperlicher Nähe wieder zu erlangen. Aber spätestens bei der Rückkehr in den Alltag rückt für viele dieses Thema

12.2 Baustein 2: Körperliche Veränderungen

wieder näher. Gerade die Brust gilt in unserem Kulturkreis als starkes Symbol der Weiblichkeit. Die Amputation und selbst Brust erhaltende Therapien „reduzieren" oder „zerstören" dieses Symbol. Häufig ist auch das weibliche Selbstbewusstsein von diesen äußerlichen Attributen bestimmt [Zettl 1997]. Nicht selten führen die Erkrankung und die Veränderung des Körperbildes selbst bei guter Prognose oder gutem Operationsergebnis zu einer Veränderung des Selbstwertgefühls und sekundär auch zu einer Veränderung der Partnerschaft. Neben Gesprächen über die Erkrankung und die damit verbundenen Ängste, was gerade am Anfang für beide Partner oft schwierig ist und vielleicht sogar vermieden wird, haben körperliche Nähe und Sexualität eine wichtige Funktion im Hinblick auf eine Stabilität der Partnerschaft. Eine stabile und als zufrieden erlebte Partnerschaft ist wiederum eine tragende Säule bei der Krankheitsbewältigung. Treten Probleme mit der Sexualität auf, kann dies zu einer Distanzierung zwischen den Partnern und einer insgesamt schlechteren Kommunikation führen; Folgen sind möglicherweise Verlustängste der Patientin und Kommunikationsprobleme bis hin zur Sprachlosigkeit. Dabei kann sowohl die Patientin selbst als auch der Partner bedingt durch die jeweiligen Ängste und Vorbehalte zum veränderten Umgang mit der Sexualität beitragen. Frauen nach einer Brustoperation können zunächst Probleme haben, sich auf engen Körperkontakt einzulassen und sich ihrem Partner nackt zu zeigen. Immer wieder klagen aber auch Patientinnen darüber, dass ihr Partner sie seit der Operation „gar nicht mehr anfassen" wolle und sogar eine Kontaktaufnahme ihrerseits abwehre.

> **Intervention:**
> Bei dem Thema Sexualität zeigt sich, dass die Patientinnen immer aktiv auf diese Thematik angesprochen werden müssen. Nur in wenigen Fällen tragen sie Fragen oder Probleme in diesem Bereich selbstständig vor. Enttabuisieren kann man dieses Themenfeld, wenn man ein Gesprächsangebot macht, wie „Nicht wenige Frauen leiden nach einer Brustoperation unter dem Gefühl, sich nicht unbekleidet zeigen oder sich nicht anfassen lassen zu wollen. Kennen Sie das auch?" Oder auch „Wir wissen von vielen Frauen, dass es nach dieser Erkrankung, nach den Operationen und Therapien nicht einfach ist, wieder zu einer befriedigenden Sexualität zurückzufinden. Kennen Sie das auch?"
> Insbesondere wenn durch die Behandlung hormonelle Veränderungen und daraus resultierende zusätzliche Probleme bei der Sexualität zu erwarten sind, kann es wichtig sein, mögliche Strategien zu besprechen. Hierzu zählen z.B. Gespräche mit dem Partner, aber auch die Ermutigung, mit dem Gynäkologen zu sprechen über z.B. eine lokale Östrogenanwendung oder die Verwendung von Gleitcremes etc. Über diese körperlichen bzw. medizinisch bedingten Ursachen von Problemen mit der Sexualität sind nicht alle Frauen gleich gut aufgeklärt, was dazu führen kann, dass die Patientin sich schnell schuldig und selbst verantwortlich fühlt, wenn sie nicht mehr „so funktioniert" wie zuvor.

Sexualität: Attraktivitätsverlust

Die 53-jährige Frau T. berichtet, ihr Mann habe seit ihrer kosmetischen Brustverkleinerung vor 5 Jahren, die eine starke Vernarbung mit sich brachte, nicht mehr mit ihr geschlafen. Nach der jetzigen Brustamputation habe sie diesbezüglich nun gar keine Hoffnung mehr. Der Ehemann hat selber starke gesundheitliche Probleme und hat sich die letzten Jahre von seiner Frau versorgen lassen. Durch ein starkes Lymphödem kann Frau T. die Familie – es gibt noch einen psychisch kranken Sohn und eine Tochter – nicht mehr so versorgen wie zuvor. Durch den notwendigen Rollenwechsel gewinnt der Ehemann wieder eine aktive Rolle in der Partnerschaft. Mit therapeutischer Unterstützung gelingt es Frau T., eine offenere Kommunikation anzuregen sowie ihre Bedürfnisse und Wünsche konkreter zu äußern. Sie erhält das Gefühl, bei ihrem Mann wieder etwas bewirken und auslösen zu können. Die Partnerschaft stabilisiert sich, wobei der körperliche und sexuelle Kontakt noch nicht wieder aufgenommen wurde.

Sexualität: Fehlgedeutete Zurückhaltung

Die 37-jährige Frau Y. mag ihre amputierte Brust ihrem Mann zunächst nicht zeigen. Sie befürchtet, dass sie ihm nicht mehr gefalle und dass dieses starke Auswirkungen auf ihre Sexualität haben könnte. Auch gingen ihr immer wieder Gedanken durch den Kopf, dass der Partner sich doch nun ganz leicht eine attraktivere Partnerin suchen könne. Und attraktiver seien ja zurzeit fast alle, zumindest die mit 2 Brüsten. Er habe von sich aus auch noch keinen Versuch unternommen, sie an der Brust zu streicheln oder sie anzuschauen. Da Frau Y. ansonsten über eine gute und stabile Ehe berichtet, wird sie ermutigt, ihre Ängste dem Partner offen gegenüber zu äußern. Es zeigt sich, dass der Ehemann ihre Zurückhaltung als „gewollte Schonzeit" interpretiert und „nicht aufdringlich" wirken will. Sehr sensibel kann er ihr daraufhin sein eigentliches Interesse an der operierten Brust und seine große Zuneigung und Lust ihr gegenüber vermitteln. In der Folge kann Frau Y. sich auch ihren kleinen Kindern gegenüber offener mit der ungleichen Brustsituation zeigen.

Wenn bei Patientinnen deutlich wird, dass die körperlichen Veränderungen ein besonders belastender Bereich in der Krankheitsverarbeitung darstellt, können **weiterführende therapeutische Maßnahmen** sinnvoll sein. Solche vertiefende Verfahren sind auch in dem Kapitel 13.2 beschrieben. In Einzelfällen kann auch eine Sexualtherapie indiziert sein.

12.3 Baustein 3: Psychische Veränderungen

Die Patientinnen erhalten zur Vorbereitung auf diesen Themenblock folgenden Einleitungstext und folgende Fragen zur Reflexion.

Psychische Folgen der Erkrankung

> **Einleitungstext:**
> Krebs ist eine Erkrankung, die während ihres Verlaufs die unterschiedlichsten Gefühle auslösen kann. Auch wenn die meisten Menschen Gefühle wie Angst, Niedergeschlagenheit und Ärger bei sich kennen, verunsichert viele doch die plötzliche Heftigkeit der Gefühle und die Schwankungen, denen das seelische Befinden durch eine Krebserkrankung unterliegen kann. Die Zeiten der Ungewissheit, ungeklärte Fragen, Entscheidungen, ständige Arztbesuche, Klinikaufenthalte etc. erleben viele Frauen unter starker Anspannung. Mit dieser Anspannung geht jeder Mensch anders um, jeder reagiert mit anderen Gefühlen und Gedanken. Manchmal treten frühere Probleme und Schwierigkeiten gerade in dieser Zeit wieder in den Vordergrund. Häufig besteht die Befürchtung, neben der Krebserkrankung auch noch als „verrückt" zu gelten, wenn bestimmte Gedanken und Gefühle einen nicht mehr loslassen, „einen im Griff" haben. Damit einher geht bei vielen das Gefühl, dass sie keiner verstehen kann, der nicht Ähnliches durchgemacht hat. Daraus kann resultieren, dass sich jemand zurückzieht und sich nicht mehr gerne mitteilt. Damit Sie selber ihre Gefühle besser kennen lernen und einordnen können, möchten wir mit Ihnen über dieses Thema ausführlich reden.

> **Fragen:**
> **3a Gibt es Gefühle, die Sie schon kannten, die sich durch die Erkrankung aber bei Ihnen verstärkt haben?**
> Können Sie Gedanken oder Ereignisse benennen, die diesem stärkeren Empfinden vorausgehen?
>
> **3b Gibt es Gefühle, die Ihnen seit Beginn der Erkrankung ganz neu sind?**
> Können Sie Gedanken oder Ereignisse benennen, die dem Auftreten dieser Empfindungen vorausgehen?
>
> **3c Erleben oder erlebten Sie Ängste?**
> Gibt oder gab es dafür Auslöser (Gedanken oder Ereignisse)?

Welche körperlichen Begleiterscheinungen der Angst nehmen oder nahmen Sie wahr?

3d Erleben oder erlebten Sie Traurigkeit, Niedergeschlagenheit?
Gibt oder gab es dafür Auslöser (Gedanken oder Ereignisse)?

3e Erleben oder erlebten Sie Hoffnungslosigkeit?
Gibt oder gab es dafür Auslöser (Gedanken oder Ereignisse)?

3f Erleben oder erlebten Sie Verunsicherung?
Gibt oder gab es dafür Auslöser (Gedanken oder Ereignisse)?

3g Erleben oder erlebten Sie, dass Sie die Nähe durch eine vertraute Person nicht ertragen können?
Gibt oder gab es dafür Auslöser (Gedanken oder Ereignisse)?

3h Erleben oder erlebten Sie Wut oder aggressive Gefühle?
Gibt oder gab es dafür Auslöser (Gedanken oder Ereignisse)?

3i Erleben oder erlebten Sie lebensmüde Gedanken?
Gibt oder gab es dafür Auslöser (Gedanken oder Ereignisse)?

3j Erleben oder erlebten Sie besonders positive Gefühle seit der Erkrankung?
Gibt oder gab es dafür Auslöser (Gedanken oder Ereignisse)?

Vorbereitungsbogen 12.3: Psychische Folgen der Erkrankung

12.3.1 Änderungen in der Gefühlswelt

(zu Frage 3a und 3b: Gibt es Gefühle, die Sie schon kannten, die sich durch die Erkrankung aber bei Ihnen verstärkt haben? Können Sie Gedanken oder Ereignisse benennen, die diesem stärkeren Empfinden vorausgehen? Gibt es Gefühle, die Ihnen seit Beginn der Erkrankung ganz neu sind? Können Sie Gedanken oder Ereignisse benennen, die dem Auftreten dieser Empfindungen vorausgehen?)

Die Brustkrebsdiagnose und die folgenden Therapien erfordern eine besondere **Anpassungsleistung** von den betroffenen Frauen. Durch die starken emotionalen Reaktionen fühlen sich viele Frauen verunsichert, weil „sie sich so nicht kennen". Entlastend ist für die Patientinnen zu erfahren, dass das in der Regel „normale Reaktionen" sind und sie

12.3 Baustein 3: Psychische Veränderungen

jetzt nicht, wie befürchtet „verrückt werden". Aber nicht immer ist die Abgrenzung zwischen „normaler Reaktion" und bereits psychiatrisch relevantem Geschehen eindeutig zu ziehen. Zu berücksichtigen sind dabei letzten Endes Ausmaß und Dauer der Reaktion. Gefühle wie Niedergeschlagenheit, Ärger oder Ängste können sich abwechseln. Auch wenn diese Gefühle vorher schon vorhanden waren, können sie sich in der Folge einer Krebserkrankung verstärken oder durch die wechselnde Symptomatik irritieren. Manche Patientinnen haben den Eindruck, gar nichts mehr richtig fühlen zu können, innerlich „betäubt" zu sein. Aber auch hier gibt es gegensätzliche Wahrnehmungen, nämlich dass plötzlich viel intensivere und positive Gefühle auftreten. Jeder Mensch verarbeitet Erlebnisse und Ereignisse sehr unterschiedlich. Bei einer Patientin mit einer psychischen Problematik in der Vorgeschichte bzw. einer gewissen Vulnerabilität für psychische Störungen kann es auch darüber hinaus zu einer ausgeprägten Symptomatik kommen. Besonders depressive Episoden (ICD-10: F3) können durch Stress-Symptome getriggert sein, ebenso wie Angststörungen.

> **Intervention:**
> Eine Entpathologisierung der neuen eventuell verwirrenden Gefühle führt in der Regel zu einer deutlichen Beruhigung. Die Patientin schafft es, sich ein wenig aus der Distanz zu betrachten und Veränderungen besser einordnen und akzeptieren zu können. Erste Anzeichen für eine pathologische Reaktion dürfen trotzdem nicht übersehen werden.

> **Änderungen in der Gefühlswelt: Verunsicherung durch Weinen**
> Die 53-jährige Frau T. fragt im ersten Kontakt mit der Psychologin, ob sie „solche Gespräche" wirklich brauche. Da ihr Sohn psychisch krank sei, kenne sie sich in dem Gebiet etwas aus, habe sich selber aber immer für besonders stabil gehalten. Jetzt habe sie in letzter Zeit häufig geweint, was in den letzten 20 Jahren nicht mehr vorgekommen sei. Das verunsichere sie sehr. Ihr wird die „Normalität" emotionaler Reaktionen versichert, trotzdem möchte sie die psychologische Begleitung in Anspruch nehmen, auch weil es familiäre Belastungen gibt.

Die Frauen der bisher durchgeführten Therapien berichteten v.a. von verstärkten Gefühlen in Bezug auf Interaktionen mit der Familie (u.a. mehr Angst um die Kinder, Unsicherheit im Umgang miteinander, unangenehme Gefühle, auf fremde Hilfe angewiesen zu sein oder Rückzug, um niemandem zur Last zu fallen). Zudem wurden verschiedene Gefühle wie Ängste, Niedergeschlagenheit, Panik, aber auch Zuversicht im Zusammenhang mit Schmerzen, Untersuchungen und der Auseinandersetzung mit dem eigenen Körper geäußert. V.a. die Symptome wie Erschöpfung und Stress lösten weitere negative Empfindungen aus (von Angst über Instabilität bis zu starker Niedergeschlagenheit).

Neue, vorher so nicht gekannte Gefühle wurden im Sinne erhöhter Sensibilität für sich selbst und für andere geäußert. Einige Frauen berichten von einem intensiveren Erleben allgemein und im speziellen. Aber auch starke Stimmungswechsel, Resignation, Ohnmacht und Todesängste fanden Erwähnung.

12.3.2 Ängste

(zu Frage 3c: Erleben oder erlebten Sie Ängste? Gibt oder gab es dafür Auslöser (Gedanken oder Ereignisse)? Welche körperlichen Begleiterscheinungen der Angst nehmen oder nahmen Sie wahr?)

Angst ist ein sehr **wichtiges und sinnvolles Gefühl**, das uns vor Gefahren durch leichtsinniges oder riskantes Verhalten schützt. Angst lässt uns vorsichtiger werden und gegebenenfalls um Hilfe bitten. Auch bezogen auf Krebserkrankungen ist Angst ein ubiquitäres Symptom, das u.a. dafür sorgt, dass die entsprechenden diagnostischen Maßnahmen und belastenden Therapien auf sich genommen werden. Allerdings kann die Angst (z.B. es nicht auszuhalten) in einigen Fällen dazu führen, dass diagnostische oder therapeutische Maßnahmen vermieden werden. Ängste sind sehr vielseitig und nehmen einen bedeutenden Stellenwert in der Begleitung Krebskranker ein. Sie beziehen sich auf die unterschiedlichsten Lebensbereiche und können verschiedene Auslöser haben. Die **Vielfältigkeit** der Ängste zeigte sich auch in der qualitativen Auswertung der BSKP-ONK-Evaluation. Ängste wurden von den Frauen zu folgenden Bereichen genannt: Schmerzen, Konfrontation mit der Krankheit (Operationen, Untersuchungen, Diagnosen etc.), Auseinandersetzung mit der Krankheit, Zukunftsgedanken, Medienberichte, Konfrontation mit dem Thema Tod, Auseinandersetzung mit zwischenmenschlichen Beziehungen und Panikgefühle ohne bestimmte Auslöser. Nicht selten sind körperliche Symptome wie Schwindel oder Druckgefühl auf der Brust Ausdruck von Ängsten. Auch die „Luftnot", die immer wieder dazu führt, dass ein Arzt gerufen wird, kann im Rahmen von Ängsten und damit verbundener Hyperventilation zusammenhängen. Schwer erklärbare Schmerzsymptome und die Überbewertung leichter körperlicher Beschwerden wie Kopfschmerzen, die Ängste vor Hirnmetastasen auslösen, führen zu häufigen Arztbesuchen. Nicht immer sind sich Patientinnen ihrer Ängste bewusst oder können darüber sprechen bzw. diese Ängste formulieren. Dieses erschwert sich noch, wenn sich die Ängste auf den Zeitpunkt oder die Art des Sterbens richten. Fragen zu stellen wie „Wie lange werde ich noch leben?" „Woran werde ich sterben?" oder „Werde ich ersticken?" beschäftigen viele Patienten, ohne dass sie die richtige Gesprächssituation finden, in der sie ihre Ärztin bzw. ihren Arzt darauf ansprechen können. Und nicht selten besteht eine Art „magisches Denken" mit der Schlussfolgerung: „Wenn ich es ausspreche, geschieht es schneller". Entsprechende Angstsignale von Patientinnen müssen deshalb sensibel aufgenommen werden.

12.3 Baustein 3: Psychische Veränderungen

> **Intervention:**
> Grundinformationen über Ängste sollte jede Patientin erhalten. Hierbei sollte erklärt werden, wofür Angst nützlich ist, wann sie unrealistisch ist und wann sie die Lebensqualität einschränkt. Weiterhin sollte erläutert werden, in welchen Symptomen sie sich äußert und was man zur Bewältigung beitragen kann. Das Ziel ist niemals die völlige Angstfreiheit, sondern ein guter oder akzeptabler Umgang mit Ängsten. Wichtig ist es, der Patientin eine Brücke zur Besprechung solcher Themenbereiche zu bauen. „Brückenfragen" wie „Ich könnte mir vorstellen, dass Ihnen die Situation viel Angst macht" oder „Ich weiß von anderen Patientinnen, dass sie sich viele Gedanken machen über ..." kann die Sicht auf die Ängste ermöglichen. Meist wird die Patientin dieses Thema dankbar aufgreifen und ihre Ängste und Befürchtungen dann auch formulieren. Und wenn eine Patientin nicht (oder zu diesem Zeitpunkt noch nicht) bereit und in der Lage ist, sich auf ein solches Gespräch einzulassen, fällt es nicht schwer, später das Gesprächsangebot noch einmal zu machen.

Vorsicht ist geboten, wenn Patientinnen mit eher ängstlicher Persönlichkeitsstruktur sich Angstfreiheit von therapeutischen Gesprächen erhoffen, weil sie in der Ängstlichkeit den Grund für die Erkrankung vermuten. Hier kann es manchmal sinnvoller sein, am Selbstbewusstsein bzw. der Selbstakzeptanz (auch der eigenen Ängstlichkeit) zu arbeiten als an den Ängsten als „Symptom".

> **Ängste: Angsterkrankung in der Vorgeschichte**
> Frau X. ist 47 Jahre alt an einem Mamma-Karzinom erkrankt. Frau X. ist verheiratet und blieb nach einer Totgeburt vor 12 Jahren ungewollt kinderlos. Sie befindet sich seit vielen Jahren wegen Angststörungen und Somatisierungsstörungen in psychotherapeutischer Behandlung, ohne dass diese großen Einfluss auf ihre Symptomatik gehabt hätten. Zum Thema „Verarbeitung der Diagnose" zeigt sich, dass Krebserkrankungen Grundlage ihrer hypochondrischen Befürchtungen waren. Jetzt in der konkreten Erkrankungssituation fühle sie sich jedoch wenig ängstlich, entwickele aber andere Zukunftsängste, dass sie ein Rezidiv bekommen könne, dass sie die Chemotherapie nicht durchstehe, dass sie nie wieder als Lehrerin arbeiten werden könne etc. Aber in der Gegenwart sei sie sogar erstaunt über ihr Durchsetzungsvermögen und ihre Fähigkeit, sich den Eingriffen und Therapien zu stellen. Zum Thema „Bewältigungsmechanismen" wird deutlich, dass sie trotz ihrer ängstlichen Persönlichkeitsstruktur und der generalisierten und hypochondrischen Ängste ein gut funktionierendes Berufs- und Privatleben hat. Sie fühlt sich als Lehrerin bei Kollegen und Schülern anerkannt und hat Spaß an ihrer Arbeit. Sie hat eine gut funktionierende Partnerschaft, die sie sehr zu schätzen weiß. Zudem hat

das Paar einen großen Freundeskreis und jeder eigene Hobbys, denen sie nachgehen. Frau X. ist sehr kreativ, malt und stellt Skulpturen her. In Absprache mit Frau X. wird der Fokus der Therapie weg von ihren Ängsten hin auf ihre Ressourcen und Coping-Strategien verschoben, über die sie zwar verfügt, die sie aber kaum bewusst wahrnehmen kann, da sie sich immer wieder selber abwertet. Es gelingt Frau X., obwohl es ihr unter der Chemotherapie körperlich extrem schlecht geht, die Angst schließlich wie eine „nette alte Bekannte" zu betrachten, die häufig vorbei kommt, ihr aber letztlich nicht schaden kann, da „stärkere, neue und alte, viel interessantere Bekannte" ihr zur Seite stehen. Diese zeigen sich in ihrem Humor, in ihrer Hartnäckigkeit und ihrer Willensstärke.

Ängste: Zusammenbruch des bisherigen Wertesystems
Frau Y. ist 37 Jahre alt, als bei ihr Brustkrebs diagnostiziert wird. Im Vordergrund stehen für sie die Ängste um ihre 2 kleinen Kinder (5 und 1 Jahre alt). Bis vor 5 Monaten hat sie das jüngste noch gestillt. Der Übergang vom Stillen zur jetzigen Brustamputation kommt ihr „brutal" vor. Sie befindet sich noch in der Elternzeit, hat aber vor, in wenigen Monaten wieder zu arbeiten. Auch macht sie zusätzlich noch ein Aufbaustudium, das kurz vor dem Abschluss steht. Sie genießt diese vielen Facetten in ihrem Leben, bekommt aber auch schnell ein schlechtes Gewissen, v.a. wenn Kritik von außen an sie heran getragen wird (z.B. dass es den Kindern schadet, wenn die Mutter arbeitet oder „so viel Stress durch die Mehrfachbelastung" für ihre Erkrankung verantwortlich sein könnte). Jetzt stellt sie alle ihre Tätigkeiten und Entscheidungen infrage, ist durch die Erkrankung völlig aus dem „Lot" gekommen, jede Handlung erlebt sie Angst besetzt. Während der BSKP-ONK kann Frau Y. ein eigenes und stabiles „Wertesystem" aufbauen, welches sich Angst reduzierend auswirkt. So bekommt sie schließlich eine leitende Stellung angeboten, die sie mit Durchsetzung ihrer eigenen Wünsche bezogen auf Vereinbarkeit mit der Familie und der Ausbildung annehmen kann.

12.3.3 Depressivität/Hoffnungslosigkeit/Suizidalität

(zu Fragen 3d, 3e und 3i: Erleben oder erlebten Sie Traurigkeit, Niedergeschlagenheit? Gibt oder gab es dafür Auslöser (Gedanken oder Ereignisse)? Erleben oder erlebten Sie Hoffnungslosigkeit? Gibt oder gab es dafür Auslöser (Gedanken oder Ereignisse)? Erleben oder erlebten Sie lebensmüde Gedanken? Gibt oder gab es dafür Auslöser (Gedanken oder Ereignisse)?)

12.3 Baustein 3: Psychische Veränderungen

Wie die Ängste begleiten auch depressive Symptome die meisten Patientinnen mit Brustkrebs, ohne dass diese so ausgeprägt sind, dass sie zu einer psychiatrischen Diagnose – einer Major Depression bzw. depressiven Episode oder Anpassungsstörung – führen müssen. Gefühle der Depressivität stehen auch in engem Zusammenhang mit dem körperlichen Zustand. Schmerzen, Übelkeit, Erschöpfung, körperliche Einschränkungen etc. führen ebenfalls zu „psychischem Unwohlsein". Traurigkeit und Niedergeschlagenheit begleiten häufig Gedanken an die Krankheit, an das Sterben oder den Tod. Auch die Betrachtung des veränderten Körpers kann diese Gefühle auslösen. Stärker ausgeprägt zeigen sich diese Symptome z.B. wenn sich Frauen allein gelassen fühlen, wenn die Bewältigung der Krankheit nicht gelingt oder eine gewisse Disposition (Vulnerabilität bzw. depressive Persönlichkeitsstruktur) vorliegt. Die Patientinnen sollten ermutigt werden, ihre Gefühle zuzulassen und offen zu äußern. Sehr häufig versuchen Frauen, negative Gefühlsäußerungen zu unterdrücken, weil sie suggeriert bekommen, dass nur ein „dauerhaftes positives Denken" und „Kämpfen" sie vor einer Verschlechterung der Symptomatik – sowohl der körperlichen als auch der psychischen – bewahrt. Sich fröhlich zu geben, wenn dies der eigentlichen Gefühlslage nicht entspricht, verursacht enormen Druck und Stress. Psychisch gesünder ist der „angemessene Gefühlsausdruck", also bei Traurigkeit Weinen, bei Ärger Wut äußern, bei Freude Lachen. Entkatastrophisiert werden sollten auch „lebensmüde Gedanken" ohne Suizidabsichten. Gerade starke Schmerzen oder Erschöpfungszustände führen schnell zu Gefühlen der Hoffnungslosigkeit und es können Gedanken vorkommen wie „Das muss ein Ende haben" oder „So will ich nicht weiter leben", auch wenn niemals eine aktive Beendigung des eigenen Lebens in Betracht gezogen wird. Das aktive Ansprechen dieser nachvollziehbaren Gedanken ist häufig sehr entlastend für die Betroffenen, v.a. wenn sie verstehen lernen, dass diese mit akuter Suizidalität nichts gemein haben. Die meisten Frauen investieren ja in diesen Momenten besonders viel, um ihr Leben zu verlängern und nicht, um es zu verkürzen.

> **Intervention:**
> Wenn eine Patientin darunter leidet, dass sie die Traurigkeit bzw. Niedergeschlagenheit und das Gefühl der Hoffnungslosigkeit immer wieder unkontrolliert überfällt, sie gleichzeitig versucht, diese ständig zu bekämpfen, empfiehlt sich die „verordnete Zeit für Traurigkeit". Die Patientin kann sich bewusst eine halbe Stunde am Tag einräumen, in der sie, z.B. allein und unbeobachtet, sich ihren Gefühlen offen hingibt, zu anderen Zeiten den „Gedankenstopp" (siehe Behandlungsgrundlagen) einsetzt. Die Besprechung der oben genannten Empfindungen kann der Frau die Angst nehmen, „verrückt" zu werden.

Cave: Eine manifeste Depression kann zu jedem Zeitpunkt des Krankheitsprozesses auftreten und muss erkannt und behandelt werden. Starke Hoffnungslosigkeit bei der

Patientin wie auch der Übergang von lebensmüden Gedanken zu einer akuten Suizidalität dürfen nicht übersehen werden (s. Tab. 12.2).

Tab.12.2: Depressive Episode nach ICD-10 (Internationale Klassifikation psychischer Störungen)

Depressive Symptome	Leichte Episode	Mittelgradige Episode	Schwere Episode
Gedrückte Stimmung Interessenverlust/Freudlosigkeit Antriebsminderung	Mindestens 2 dieser Symptome	Mindestens 2 dieser Symptome	alle 3 Symptome
Verminderte Konzentration und Aufmerksamkeit Vermindertes Selbstwertgefühl und Selbstvertrauen Schuldgefühle und Gefühle von Wertlosigkeit Negative und pessimistische Zukunftsperspektiven Suizidgedanken, erfolgte Selbstverletzung oder Suizidhandlungen Schlafstörungen Verminderter Appetit	Mindestens 2 dieser Symptome	Mindestens 3, besser 4 dieser Symptome; einige besonders ausgeprägt	Mindestens 4 dieser Symptome; einige schwer ausgeprägt
	Episode dauert mindestens 2 Wochen		

Depressivität: Stimmungstief nach abgeschlossener onkologischer Therapie
Frau Z. erkrankt 35-jährig an Brustkrebs. Die Brust wird amputiert, es wird eine Chemotherapie durchgeführt, eine Anschlussheilbehandlung bzw. Kur folgt. Frau Z. hat sich in dieser Zeit sehr stark gefühlt und denkt, die Krebsdiagnose bereits verarbeitet zu haben. Erst im Alltag mit ihren 3 Kindern (5–10 Jahre alt) stellt sie fest, dass sie immer wieder Ängste überfallen, sie „da noch lange nicht raus ist". Sie würde lieber alles verdrängen und „ihr Leben weiter leben", das gelingt aber nicht. Anspannung und Niedergeschlagenheit nehmen zu, auch neigt sie häufiger zu plötzlichen „Stimmungseinbrüchen". Sie hat bisher ein sehr unbeschwertes „buntes" Leben geführt, die Krebserkrankung hat es jetzt „grau gefärbt". Sie hat sich immer auf ihren Verstand verlassen können, jetzt nimmt sie viel mehr Gefühle wahr, was sie jedoch verunsichere. Durch die Bearbeitung der verschiedenen Themenbereiche der BSKP-ONK kann Frau Z. die gefühlsmäßige und kognitive Verarbeitung ihrer Erkrankung „nachholen", die unter dem Diagnoseschock und der anschließenden „Durchhaltetaktik" während der onkologischen Therapie nicht gelingen konnte. Zum Schluss findet Frau Z. zurück in einen unbelasteten Alltag „in Farbe", in dem aber auch mal „graue Wölkchen" ohne größere Bedrohung vorkommen dürfen.

> **Depressivität: Depressive Begleitsymptomatik**
> Frau A. erfährt die Brustkrebsdiagnose in ihrem 56. Lebensjahr. Schon in den ersten Stunden der BSKP-ONK wird deutlich, dass Frau A. vor der Menopause unter einem starken prämenstruellen dysphorischen Syndrom gelitten hat. Mütterlicherseits liegt eine familiäre Belastung durch depressive Erkrankungen vor (Großvater und Mutter, zudem eine Angsterkrankung der Großmutter). Durch die Krebserkrankung werden bei Frau A. frühere Traumata, z.B. Schläge durch den Großvater mit der Reitpeitsche, reaktualisiert und führen zu starken Stimmungsschwankungen. Durch einen neuerlich aufgetretenen Knoten wird eine Nachoperation erforderlich, danach zeigt sich eine deutlich depressive Symptomatik. Frau A. hat sehr viel Angst in diesem Zustand, da sie darin ihre Mutter wieder erkennt, und auf sofortige Behandlung drängt. In die BSKP-ONK werden zunächst stützende Gespräche und eine antidepressive Medikation integriert. Nach einer Verbesserung der Symptomatik ist es Frau A. möglich, an aktuellen Problemen, vornehmlich der Partnerschaft, zu arbeiten. Nach vielen Ehekrisen fühlt sie sich in der gegenwärtigen Situation von ihrem Mann gut unterstützt. Mit neuen Kommunikationsstrategien, aber auch einem gestärkten Selbstwertgefühl gelingt es ihr schließlich, sich sicherer und mutiger in der Beziehung zu behaupten. Der Ehemann begrüßt diese Änderungen. Zum Abschluss der Therapie berichtet Frau A., sich so ausgeglichen, energievoll und psychisch stabil wie noch nie zu fühlen.

Auch wenn Traurigkeit und Niedergeschlagenheit den meisten Patientinnen während der Behandlungsperiode wohl bekannt sind, gibt es gegenteilige Erlebnisse wie eine der Patientinnen beschreibt: „Ich hatte die Traurigkeit eingeplant, sie ist jedoch nicht gekommen".

12.3.4 Verunsicherung

(zu Frage 3f und 3g: Erleben oder erlebten Sie Verunsicherung? Gibt oder gab es dafür Auslöser (Gedanken oder Ereignisse)? Erleben oder erlebten Sie, dass Sie die Nähe durch eine vertraute Person nicht ertragen können? Gibt oder gab es dafür Auslöser (Gedanken oder Ereignisse)?)

Verunsicherung ist für die meisten Frauen, die an Brustkrebs erkrankt sind, ein stark vorherrschendes Gefühl. Es steht für die Erschütterung aller bisherigen Sicherheiten, den Verlust von Unbeschwertheit und Selbstverständlichkeit des Lebensgefühls. Die Verunsicherung bezieht sich z.B. auf den eigenen Körper, der die Erkrankung vielleicht „nicht gemeldet hat", denn viele Frauen erlebten vor der Diagnosestellung keine Krankheitssymptome. Die Folge ist, dass eine **erhöhte Selbstaufmerksamkeit für körperli-**

che Beschwerden entsteht und für weitere Ängste und Verunsicherung sorgt. Unsicherheit kann sich aber auch auf die geplanten Therapien beziehen, ihren Nutzen und ihre Ausrichtung (z.b. Schul- versus Alternativmedizin). Verunsicherung besteht nicht selten bezüglich des eigenen Verhaltens besonders in sozialen Situationen, z.b. in der Partnerschaft, Familie oder im Arbeitsumfeld. Wenn z.b. die Nähe vertrauter Personen nicht ertragen wird, hat dies häufig mit großer Verunsicherung in den Interaktionen zu tun. Es steht dafür, dass eine Frau es nicht schafft, ihre Bedürfnisse nach Nähe und Distanz zu äußern und zu leben. Solch eine Verunsicherung kann sich auch auf den eigenen Partner beziehen und in der Folge zur Abwehr von Nähe, aber auch von Zärtlichkeiten und Sexualität führen (vgl. Kap. 12.2.4). Neben den genannten Feldern der Verunsicherung wurde von Frauen in den bisher durchgeführten Therapien auch die Unsicherheit bezogen auf den psychischen Zustand betont, der durch gemindertes Selbstbewusstsein oder depressive Grundstimmung eventuell der Gesundung entgegenwirken könnte.

> **Intervention:**
> Auch bei der Verunsicherung gilt, dass die Entpathologisierung im Vordergrund der Interventionen steht. Dadurch entsteht die Möglichkeit für die Patientin, sich besser verstehen und kennen zu lernen. Hier werden sicherlich auch die ersten Strategien zur Bewältigung von Stress-Situationen sichtbar, die mit in den Therapieprozess einbezogen werden sollten.

> **Verunsicherung: Verunsicherung durch Versterben der Schwester**
> Frau B. ist 45 Jahre alt, als in der engmaschig stattfindenden Krebsvorsorgeuntersuchung Brustkrebs diagnostiziert wird. Ihre 5 Jahre ältere Schwester ist seit 3 Jahren an Brustkrebs erkrankt und vor wenigen Wochen in ein Hospiz verlegt worden, da Frau B. und ihre Eltern beim Auftreten von Knochen- und Hirnmetastasen und einer vollständigen Pflegebedürftigkeit die Versorgung nicht aufrecht erhalten können. Nach Abschluss ihrer Chemo- und Bestrahlungstherapie während ihrer Anschlussheilbehandlung verstirbt die Schwester im Hospiz. Frau B. versucht die Trauer zu unterdrücken, „um selber stark und optimistisch zu bleiben". Noch während der Fortsetzung der Anschlussheilbehandlung treten „Sehstörungen", „Brennen der hinteren Kopfhaut" und „Kribbeln in der Nase" auf. Es können keine somatischen Korrelate für die Symptomatik gefunden werden. Erst eine leichte antidepressive Medikation und auf die somatoformen Symptome fokussierte Gespräche können eine Minderung der Symptomatik bewirken. Frau B. kann nur langsam wieder Vertrauen in den eigenen Körper und dessen Funktionen gewinnen. Zurück bleibt die große Verunsicherung bezogen auf die „Unbeeinflussbarkeit des eigenen Schicksals".

> **Verunsicherung: Verlust von Unbeschwertheit**
> Frau C. ist 40 Jahre alt, als sie an Brustkrebs erkrankt. Nach Abschluss der Therapien, die sie alle „gut vertragen" hat, fällt sie psychisch in ein tiefes Loch. Während der BSKP-ONK kann sie sich durch die „nachgeholte" intensive Beschäftigung mit der Erkrankung und deren Bedeutung für ihr Leben sehr gut stabilisieren. Sie schließt die Therapie ab mit der Erkenntnis: „Mir geht es heute gut, aber meine Unbeschwertheit und Sorglosigkeit von früher, die bekomme ich nie wieder zurück."

12.3.5 Aggressionen

(zu Frage 3h: Erleben oder erlebten Sie Wut oder aggressive Gefühle? Gibt oder gab es dafür Auslöser (Gedanken oder Ereignisse)?)

Wut und Aggressionen kommen häufig im Zusammenhang mit **„fehlgeschlagener" Kommunikation** vor. In der qualitativen Auswertung der bisher durchgeführten Therapien schilderten die Frauen Wut über „gut gemeinte Ratschläge", „Besserwisserei" und „kluge Theorien". Interessanterweise löst die Mitteilung der eigenen Krebsdiagnose bei den Mitmenschen nicht selten den Drang aus, eigene Erfahrungen mit anderen Krebskranken, auch wenn diese bereits an der Erkrankung gestorben sind, mitzuteilen. Selten sind diese persönlichen Geschichten für die Betroffenen hilfreich, vielmehr lösen sie Ängste und Ärger über diese Unsensibilität aus. Auch Mutmaßungen über die vermeintlichen Ursachen (in der Art: „Ich hab Dir schon immer gesagt, dass dich deine Beziehung/dein Stress/deine Gutmütigkeit ... krank macht.") verursachen Wut und ohnmächtige Gefühle, die auch zu sozialem Rückzug führen können.

Behandelnde Ärzte können durch Übergehen von Symptomen und individueller Bedürfnisse Aggressionen auslösen. Aber auch das Hadern mit dem eigenen Schicksal, mit der Erkrankung und den Folgen kann Aggressionen gegen sich selbst oder andere bewirken. Selbstschädigendes Verhalten kann sich bspw. zeigen in erhöhtem Alkoholkonsum, unvorsichtigem Autofahren oder unkritischer Einnahme von Beruhigungsmitteln.

> **Intervention:**
> Patientinnen sollten ermutigt werden, Ärger über „Ratschläge" offen anzusprechen und verletzende Kommentare eingehend zu hinterfragen. Denn es handelt sich dabei selten um fürsorgliches Verhalten. Die offene Konfrontation kann aber auch helfen, Missverständnisse zu verhindern bzw. aufzuklären.

Aggressionen: Wut als Abwehr
Frau D. ist 62 Jahre alt als sie am inflammatorischen Mamma-Karzinom erkrankt. Sie ist verheiratet und hat 2 erwachsene Kinder. Sie fühlt sich „vom Schicksal ungerecht behandelt" und glaubt, dass niemand sie in dieser Situation verstehen könnte oder auch nur annähernd nachvollziehen kann „wie sie sich fühlt". Bei Frau D. wurden durch die Erkrankung extreme Ängste ausgelöst, Ängste bezogen auf ihre Wertigkeit, ihre Attraktivität, ihre Integrität. Frau D. kann diese Ängste kaum in Worte fassen und wandelt diese um in eine stark abwehrende und aggressive Haltung gegenüber ihrem sozialen Umfeld, z.B. gegen das behandelnde Personal. Sie weist jedem „Fehler" im Umgang mit ihr nach und fordert die „richtige, korrekte Umgangsweise" lautstark ein. Sie selber hat perfektionistische Ansprüche an sich selbst, kann diese kaum erfüllen und wird wütend auf sich selbst, äußert diese Aggression jedoch durch deutliches Kritisieren anderer. Frau D. fordert die BSKP-ONK regelrecht ein, benutzt die ersten 2 Stunden aber lediglich zur Kritik derselben und aller involvierten Personen. Sie bricht von sich aus die Therapie ab.

Aggressionen: Wut konstruktiv umgesetzt
Die 45-jährige Frau J. fühlt nach Mitteilung der Brustkrebsdiagnose nur noch Wut, v.a. Wut auf ihren Mann, der aus ihrer Sicht alles hat, was sie gerne hätte: „Mein Mann hat seine Karriere und ich habe Krebs, da stimmt doch was nicht". In der BSKP-ONK wird deutlich, dass Frau J. mit mehreren Ablösungsprozessen gleichzeitig konfrontiert ist. Die Tochter ist zum Studium in eine andere Stadt gezogen, der Sohn hat seine erste Freundin und zieht sich mehr und mehr aus dem allgemeinen Familienleben zurück. Die häufigen Dienstreisen ihres Mannes werden zum Streitthema. Frau J. fühlt sich alleine gelassen und unbeachtet. Durch neue Kommunikations- und Bewältigungsstrategien gelingt es Frau J. diese Aggression konstruktiv für sich zu nutzen, die Entwicklungen und Ablösungen in der Familie positiv zu deuten und die gemeinsamen Zeiten intensiv und fröhlich zu gestalten. Die Familie findet zu einem neuen Zusammenhalt, und die partnerschaftliche Beziehung verbessert sich deutlich. Nachdem Frau J. z.B. klar den Wunsch äußern konnte, ihren Mann auf Dienstreisen begleiten zu wollen, finden mehrere gemeinsame Reisen statt, die Frau J. schließlich für sich selber beruflich nutzen kann.

12.3.6 Positive Gefühle

(zu Frage 3j: Erleben oder erlebten Sie besonders positive Gefühle seit der Erkrankung? Gibt oder gab es dafür Auslöser (Gedanken oder Ereignisse)?)

Positive Gefühle im Zusammenhang mit der Krebserkrankung werden von den Patientinnen häufig erwähnt. Viele beschreiben ein **intensiveres Erleben** ihres Alltags, der Natur, bei Zuwendungen etc. Viele setzen neue Prioritäten in ihrem Leben und haben den Eindruck, dass sie sich dadurch weniger über „Kleinigkeiten" aufregen und bisherige Probleme neu bewerten. Die konkrete Frage nach positiven Gefühlen kann die Gedanken bewusst von den Beschwerden und Ängsten hin zu Ressourcen und positiver Selbstwahrnehmung lenken.

> **Intervention:**
> Diese positiven Gefühle können einen wesentlichen Teil der Krankheitsbewältigung ausmachen. Sie gehören sozusagen auf die „Positiv-Waagschale" und sollten deshalb thematisiert und verstärkt werden.

Positive Gefühle: Aufmerksamkeit und Fürsorge
Die 53-jährige Frau T. berichtet, sie habe so viel Aufmerksamkeit und Fürsorge durch Freunde erfahren wie nie zuvor. Fernere Bekannte wären plötzlich in einer Intensität für sie da gewesen, dass sie sich wichtiger und angenommener fühlt als früher.

Positive Gefühle: Naturverbundenheit
Frau I. (60 Jahre) hat sich schon immer der Natur sehr verbunden gefühlt, aber wenig Zeit für Spaziergänge, Wanderungen und Gartenarbeit gehabt. Seit der Brustkrebserkrankung habe die Pflanzenwelt eine noch stärkere Bedeutung für sie bekommen. Nach der Brustamputation habe sie immer aus dem Fenster geguckt und den Frühling aufblühen sehen. Dadurch habe das Wort „Durchgrünen" eine wichtige symbolische Wirkung für sie erhalten. Immer wenn sie nun neuerdings ihre langen Fahrradtouren mache, habe sie das Gefühl „neu durchzugrünen".

In der klinischen Studie wurden zu dieser Frage besonders viele Antworten von den Betroffenen genannt. Knapp die Hälfte der Patientinnen äußerte das Empfinden tieferer Liebe und das Erhalten von Zuneigung aus dem sozialen Umfeld; ca. ein Viertel nahm ein intensiveres Erleben und Wertschätzen alltäglicher Dinge wahr. Erwähnung fanden auch die vermehrte Rücksichtnahme auf sich selbst, Gefühle der Dankbarkeit, Lebensfreude und das Erleben eigener Kräfte.

12.3.7 Anpassungsstörungen

Wenn die Anpassung an die neue Situation mit dem Auftreten relevanter psychischer Symptome einhergeht, wenn also bspw. reaktive depressive Symptome auftreten, dann spricht man von einer Anpassungsstörung. Ein tabellarischer Überblick über die verschiedenen Anpassungsstörungen mit der jeweiligen Zuordnung nach ICD-10 findet sich in Tabelle 12.3.

Tab. 12.3: Anpassungsstörungen (Reaktionen) und diagnostische Einordnung nach ICD-10

Anpassungsstörungen (Reaktionen) nach ICD-10 F43		
Bezeichnung (ICD-10)	**ICD-10**	**Symptomatik/Verlauf**
Akute Belastungsreaktion	F 43.0	Unmittelbare Reaktion auf ein Ereignis; nach anfänglicher „Betäubung" oft Depression, Angst, Ärger, Wut, Verzweiflung, Unwirklichkeitsgefühle, Überaktivität, sozialer Rückzug; Dauer Stunden bis max. 2–3 Tage
Posttraumatische Belastungsstörung	F 43.1	Auftreten innerhalb von 6 Monaten nach dem belastenden Ereignis (Trauma); ständiges Wiedererleben der Situation mit Nachhallerinnerungen („Flashbacks") oder in Alpträumen; dauerndes Gefühl des Betäubtseins, emotionale Stumpfheit; Vermeidung von Stimuli, die an das Trauma erinnern; Depression, Reizbarkeit, Überwachheit, Schreckhaftigkeit, Schlaflosigkeit
Anpassungsstörungen	F43.2	Oberbegriff für das Auftreten psychischer Symptome und Verhaltensstörungen nach einer identifizierbaren psychosozialen Belastung
Kurze depressive Reaktion	F 43.20	Vorübergehender leichter depressiver Zustand, der nicht länger als 1 Monat dauert
Längere depressive Reaktion	F 43.21	Leichter depressiver Zustand auf eine länger anhaltende Belastungssituation, der aber nicht länger als 2 Jahre dauert
Angst und depressive Reaktion gemischt	F 43.22	Sowohl Angst als auch depressive Symptome sind vorhanden, ohne dass eine Reaktionsform im Vordergrund steht.

Akute Belastungsreaktion

Die akute Belastungsreaktion entspricht am ehesten dem, was man gemeinhin als Schockreaktion bezeichnet. Betroffene erleben in einer solchen akuten Belastungsreaktion ihre Umgebung nicht selten wie in einem „Nebel" oder „Film", alles um sie herum erscheint unwirklich. Ausbrüche von Verzweiflung, Weinen, aber auch Wut und Ärger, sozialer Rückzug und auch Überaktivität bzw. eine Art „Aktionismus" sind typische

Symptome. Eine solche Belastungsreaktion tritt typischerweise direkt nach dem belastenden Ereignis auf (z.b. der Mitteilung einer onkologischen Diagnose) und hält in der Regel nicht länger als 2 oder 3 Tage an. Übergänge in andere Formen der länger dauernden Belastungsreaktion sind möglich.

> **Intervention:**
> Eine spezifische Behandlung ist in der Regel nicht erforderlich, da die Symptomatik einer akuten Belastungsreaktion nur kurz andauert. Qualifizierte Gesprächsangebote im Sinne einer Krisenintervention, Hinzuziehung von Angehörigen und Zurückstellung weit reichender Entscheidungen sind die wichtigsten Maßnahmen. Nur im Ausnahmefall ist eine kurzfristige medikamentöse Intervention (z.b. Tranquilizer/Anxiolytikum, vgl. Kap. 4.3.9) erforderlich.

> **Akute Belastungsreaktion: Gefühlsschwankungen**
> Die 58-jährige Frau V. hat sich selber bis zur Brustkrebsdiagnose als ausgeglichen, sehr leistungsorientiert, selbstbestimmt und vital empfunden. Zu ihren Gefühlen, v.a. zu „negativen" wie Angst, Niedergeschlagenheit, Wut, hatte sie bisher wenig Zugang. Umso mehr ist sie irritiert und verunsichert durch die plötzlichen Gefühlsschwankungen, denen sie sich nach der Diagnosestellung ausgeliefert fühlt. Morgens wache sie noch hoffnungsfroh auf, merke dann aber, wie sich Ängste in ihr ausbreiten würden (die sich nicht nur auf die Erkrankung beziehen) und die Verzweiflung sich bis zum Abend hin steigern würde. Wenn sie abgelenkt sei, könne sie aber auch lachen und fröhlich sein, was sie zusätzlich irritiere. Auch ihr Mann sei sehr irritiert durch diese wechselnden Stimmungen, sei sie doch vorher eher der ruhende Pol in der Beziehung gewesen. Sie hat Angst, die Kontrolle zu verlieren.

Posttraumatische Belastungsstörung

Die posttraumatische Belastungsstörung (PTBS) ist eine **besondere Reaktion auf meist katastrophale Lebensereignisse**: Typisches Merkmal ist das ständige Wiedererleben der traumatischen Situation in so genannten Flashbacks, die wie ein Film vor dem inneren Auge ablaufen, oder in Alpträumen. Begleitende Symptome sind Gefühle der inneren Stumpfheit, Gereiztheit und Vermeidungsverhalten bezogen auf Situationen, die an das traumatische Ereignis erinnern, aber auch Depressivität bis hin zur Suizidalität. Während früher davon ausgegangen wurde, dass die Symptomatik einer PTBS nur nach schwersten Traumata (wie etwa Geiselnahme, Verschüttung, Vergewaltigung o.Ä.) auftritt, zeigt sich nun zunehmend, dass nicht die objektive Schwere des Traumas von Bedeutung ist, sondern die subjektive Wahrnehmung. Die Symptomatik kann deshalb auch nach schweren Verkehrsunfällen, aber auch im Zusammenhang mit schwerwiegenden medizinischen Diagnosen und Eingriffen auftreten. Auch wenn bei Brustkrebspatientinnen das Vollbild einer PTBS nicht häufig auftritt, ist auf eine subsyndromale Form, die sich durch einzelne, aber sehr belastende PTBS-Symptome auszeichnet, zu achten (z.B. Flashbacks und Vermeidungsverhalten).

Intervention:
Nach traumatischen Erfahrungen sollte der Patientin immer die Gelegenheit gegeben werden, über das Erlebte wiederholt zu sprechen – auch wenn ihre subjektive Sichtweise nicht mit der „objektiven" Wahrnehmung der Behandler übereinstimmt. Die frühzeitige Thematisierung traumatischer Erfahrungen und die Möglichkeit, dazugehörige Gefühle auszudrücken, wirkt am ehesten präventiv im Hinblick auf die Entwicklung einer Posttraumatischen Belastungsstörung. Bei der Entwicklung einer vollen PTBS-Symptomatik ist immer eine psychotherapeutische Behandlung, möglichst bei einer auf Traumatherapie spezialisierten Psychotherapeutin indiziert; bei schwerer Begleitdepression auch eine antidepressive Medikation.

Posttraumatische Belastungsstörung: Alpträume
Frau W. (46 Jahre) kann auch ein Dreivierteljahr nach der Brust-OP bestimmte Bilder nicht aus ihrem Kopf verbannen. Wie in einem Film sieht sie sich immer wieder im Bett vor dem OP stehen, im OP-Hemd und OP-Mütze auf. Sie weiß nicht mehr, warum man sie dort warten ließ, es kam ihr vor wie eine Ewigkeit. Dieser Moment ist mit dem Gedanken verknüpft „Wenn Du durch diese Tür geschoben wirst, ist Dein Leben hinterher ein komplett anderes". Auch Bilder aus dem Wachzimmer, in dem sie sich sehr allein gelassen fühlte, lassen sie nicht mehr los. Diese Erinnerungen würden sie im Schlaf verfolgen, häufig wache sie schweißgebadet von Alpträumen auf. Jedes Mal, wenn sie die Klinik wieder betrete, bemerke sie eine starke innere Unruhe, die sie nicht kontrollieren könne.

Depressive Reaktion

Anpassungsstörungen im Sinne der depressiven Reaktion beginnen zwar meist ebenfalls mit dem auslösenden Ereignis, sind dabei weniger akut, dafür lang anhaltender. Eine Vielzahl von Begleitsymptomen, wie etwa Schlafstörungen, Ängste, Hoffnungslosigkeit etc., können auftreten. Nicht immer ist die Abgrenzung von normaler Trauer möglich. Das wichtigste Unterscheidungsmerkmal ist, dass eine depressive Reaktion sozusagen alle Bereiche des Lebens erfasst, sodass bspw. das Empfinden von Freude über positive Ereignisse, der Genuss eines schönen Essens o.Ä. kaum möglich ist. Einem Menschen, der trauert, ist dagegen in Abhängigkeit vom Stadium der Trauer und der Umgebungssituation durchaus eine positive affektive Reaktion möglich, Dinge können trotz der

12.3 Baustein 3: Psychische Veränderungen

Trauer als schön erlebt werden. Die so genannte pathologische Trauer kann in diesen Bereich der depressiven Reaktion eingeordnet werden.

Intervention:
Supportive (= unterstützende) Gespräche sollten auch nach der akuten Krisenintervention immer wieder angeboten werden. Leichte depressive Reaktionen können gut in der BSKP-ONK aufgefangen werden, auch eine Unterstützung mit Antidepressiva widerspricht nicht dem Behandlungskonzept. Wenn die depressive Reaktion stärker ausgeprägt oder länger anhaltend ist und therapeutische Maßnahmen über die BSKP-ONK hinaus erforderlich macht, liegt das Primat bei der psychotherapeutischen Behandlung. In der Regel bietet sich eine Weiterleitung der Patientin in eine ambulante Psychotherapie an (s. Kap. 14.6), was allerdings wegen der Schwierigkeiten, einen Therapieplatz zu finden, nicht immer übergangslos möglich ist. Bei schweren reaktiven Depressionen kann auch eine antidepressive Medikation indiziert sein, die durch Psychiater verordnet wird (vgl. Kap. 4.3.9).

Die 56-jährige Frau A. fühlt sich bereits nach abgeschlossener Operation und Strahlentherapie in der Stimmung labil und nimmt gerne das Angebot der BSKP-ONK in Anspruch. Als der Verdacht eines erneuten Knotens nur wenige Monate nach der Erstdiagnose auftritt, kann sie selbst nach beruhigender Ausschlussdiagnostik nicht zur früheren Unbeschwertheit zurückfinden. Zunehmend grübelt sie stark, auch nachts, sodass der Schlaf dauerhaft gestört wird. Morgens möchte sie kaum aufstehen, jeder Antrieb, selbst zur eigenen Körperpflege, fehlt. Innerhalb von 2 Wochen nimmt sie 4 Kilogramm ab, da der Appetit stark reduziert ist. Da stützende Gespräche nicht mehr ausreichend erscheinen, wird eine antidepressive Medikation eingesetzt.

12.4 Baustein 4: Soziales Umfeld

Die Patientinnen erhalten zur Vorbereitung auf diesen Themenblock folgenden Einleitungstext und folgende Fragen zur Reflexion.

Auswirkungen auf das soziale Umfeld

Einleitungstext:
- „Wie sage ich es meiner Familie?"
- „Soll ich meinen Kindern die Wahrheit sagen?"
- „Ich versuche stark zu sein, damit mein Partner nicht so sehr leidet."
- „Ich habe schon so lange an der Arbeitsstelle gefehlt, dass ich mich gar nicht mehr hin traue."
- „Keiner versteht, wie es mir wirklich geht."
- „Meine Mutter behandelt mich wie ein Baby."
- „Ich glaube den Versicherungen des Arztes nicht mehr."

Über solche oder ähnliche Gedanken berichten Patientinnen immer wieder. Wenn jemand an Krebs erkrankt, leidet häufig das gesamte Umfeld mit. Die Erkrankung löst auf allen Seiten große Verunsicherung aus, die sich auf die Umgehensweise miteinander auswirkt. Angehörige, Freunde und Arbeitskollegen wissen nicht, wie sie die Betroffenen auf dieses Thema ansprechen sollen. Umgekehrt haben viele Betroffene Angst sich mitzuteilen, weil sie Mitleid oder sogar Unverständnis befürchten. Da es aber gerade in einer Krankheitsphase wichtig ist, Unterstützung, Zuspruch und Hilfe von außen zu bekommen (und anzunehmen!), möchten wir mit Ihnen über den Umgang mit Familie, Freunden und anderen Menschen ausführlich sprechen.

Fragen:
4a Wie geht Ihr Partner mit Ihnen seit der Erkrankung um?
Wie gehen Sie mit Ihrem Partner seit der Erkrankung um?
Hat sich Ihre sexuelle Beziehung geändert?
Welche Gedanken und Gefühle löst Ihr Partner bei Ihnen aus?

4b Wie geht Ihre Familie mit Ihnen seit der Erkrankung um?
Wie gehen Sie mit Ihrer Familie seit der Erkrankung um?
Welche Gedanken und Gefühle löst Ihre Familie bei Ihnen aus?

12.4 Baustein 4: Soziales Umfeld

4c Wie gehen Ihre Freunde mit Ihnen seit der Erkrankung um?
Wie gehen Sie mit Ihren Freunden seit der Erkrankung um?
Welche Gedanken und Gefühle lösen Ihre Freunde bei Ihnen aus?

4d Gab es negative Reaktionen auf Ihre Krebserkrankung aus der näheren oder weiteren Umgebung?

4e Haben Sie manchmal das Bedürfnis, sich von anderen Menschen zurückzuziehen?

4f Wie gut fühlen Sie sich versorgt/umsorgt von Ihnen nahe stehenden Personen?

4g Wie fühlen Sie sich im Umgang mit Ärzten und Pflegepersonal?
Welche Erfahrungen haben Sie im Rahmen der Behandlung gemacht?

4h Wie wirkt sich Ihre Erkrankung auf Ihre Arbeitsstelle/Hausarbeit aus?
Hat sich das Verhältnis zu Ihren Arbeitskollegen geändert?

Vorbereitungsbogen 12.4: Auswirkungen auf das soziale Umfeld

Nach der Diagnose einer Krebserkrankung besteht bei den meisten Betroffenen das Gefühl, die ganze Welt habe sich verändert, nichts sehe mehr so aus wie vorher. Dies trifft nahe Angehörige und engste Freunde ähnlich wie die Betroffenen selber. Gleichzeitig besteht eine große Verunsicherung, was das Umfeld jetzt für die Frau tun kann, was ihr helfen würde. Dies ist umso schwieriger, weil die Betroffenen das häufig selber nicht wissen und deshalb manchmal als abweisend und ablehnend erlebt werden. Diese Dynamik führt nicht selten zu einem Rückzug im sozialen Umfeld. Auf die oft deutlich werdenden Gefühlsschwankungen einzugehen, ist nicht immer leicht. Gerade Lebenspartner, Kinder oder Eltern der betroffenen Frauen haben zudem mit eigenen Ängsten und Befürchtungen zu kämpfen. Bestanden bereits vor der Erkrankung Probleme in der Partnerschaft oder der Familie, können diese nach einer Diagnosestellung als besonders belastend oder unerträglich empfunden werden. Nicht selten ergibt sich daraus das Bedürfnis, diese Konflikte bald klären zu wollen, andererseits bestehen besondere Berührungsängste.

Durch die Erkrankung können sich Probleme am Arbeitsplatz ergeben, oder es können Unsicherheiten entstehen, ob und welchen Kollegen sich die Betroffene anvertrauen soll. Der Rückzug von Bekannten und Freuden, die selbst verunsichert sind und nicht wissen, wie sie mit der Situation umgehen sollen, kann zu weiteren Verunsicherungen führen.

Es ist jedoch nicht selten, dass Betroffene auch sehr positive Erfahrungen im Umgang mit ihren Mitmenschen machen. Viele fühlen sich sehr umsorgt und unterstützt, erfahren viel Aufmerksamkeit und Mitgefühl.

> **Intervention:**
> Die Einbeziehung von **Familienangehörigen** ist von großer Bedeutung. **Gemeinsame Gespräche** mit allen Beteiligten können einen offenen Austausch von Informationen, Gedanken und Gefühlen fördern. Einer sonst sehr schnell entstehenden Sprachlosigkeit zwischen Patientin und Angehörigen kann mit solchen Gesprächen vorgebeugt werden. Eine solche Sprachlosigkeit entsteht bspw. aus Unsicherheit von Patientin und Angehörigen darüber, was der andere weiß, oder aus dem Bedürfnis heraus, ihn zu schützen. Gerade bei einer schlechten Prognose und nur kurzen verbleibenden Überlebenszeit ist der offene Austausch zwischen Patientin und Angehörigen von großer Wichtigkeit. Die Auseinandersetzung mit dem bevorstehenden Verlauf der Erkrankung, vielleicht sogar dem Tod und allen damit zusammenhängenden Entscheidungen kann dadurch möglich gemacht werden. Patientin und Angehörige wissen häufig nicht, wie sie ein solches Gespräch beginnen sollen und ob es gegenseitig überhaupt „zumutbar" ist. Entsprechende Gesprächsangebote werden deshalb meist dankbar angenommen.

12.4.1 Partnerschaft

(zu Frage 4a: Wie geht Ihr Partner mit Ihnen seit der Erkrankung um? Wie gehen Sie mit Ihrem Partner seit der Erkrankung um? Hat sich Ihre sexuelle Beziehung geändert? Welche Gedanken und Gefühle löst Ihr Partner bei Ihnen aus?)

Die Partnerschaft ist für viele Patientinnen im Zusammenhang mit ihrer Erkrankung ein sehr **zentrales Thema**. Die meisten Beziehungen verändern sich unter so einer Belastung. Nicht wenige intensivieren sich, „wachsen enger zusammen", stehen für Unterstützung, Fürsorge, Verlässlichkeit und Liebe. Dies kann sowohl für stabile Beziehungen als auch für solche gelten, die vorher eher konfliktreich waren. Es können aber Beziehungen auch auf eine harte Bewährungsprobe gestellt werden oder gerade in dieser stressreichen Zeit auseinander brechen.

Die Gründe für Konflikte in Partnerschaften sind vielfältig und finden ihre Ursache nicht immer nur in der aktuellen Situation.

Wichtig ist, die betroffenen Frauen dahingehend zu unterstützen, dass sie sich bewusst beobachten, wie sie selber mit ihrem Partner und ihrem Umfeld umgehen und kommunizieren. Nicht selten nehmen Frauen die Veränderungen im Umgang mit

12.4 Baustein 4: Soziales Umfeld

ihnen selbst sehr bewusst und kritisch wahr, sehen aber nicht, dass sie diese teils auslösen oder mit bewirken. Frauen erwarten zuweilen deutliche Unterstützung vom Partner oder Umfeld, ohne diese konkret einzufordern, sind dann äußerst enttäuscht, wenn diese im gewünschten Maße ausbleibt und interpretieren das Verhalten nicht selten als ablehnend und gleichgültig („Das ist doch klar, dass ich das brauche!" „Das muss er doch von sich aus wissen"). So kann es sinnvoll sein zu sagen: „Es ist mir sehr wichtig, dass du mich morgen in die Klinik begleitest" statt eine Woche später zu reklamieren „Immer lässt Du mich in schwierigen Situationen allein" (vgl. Kap. 11.5).

Es darf auch nicht vergessen werden, dass die Partner meist ebenfalls sehr belastet sind durch die Erkrankung ihrer Partnerin. Manche haben das Gefühl, dass sie selber es sind, die jetzt Trost und vermehrte Zuwendung benötigen. In dieser Situation dann „der Starke" sein zu müssen, fällt nicht immer leicht. Zudem wissen wir, dass gerade Beziehungen, in denen beide Partner belastet sind, besonders konfliktanfällig sind. Wichtig ist hierbei, dass die Partner sich nicht nur gegenseitig zu stützen versuchen, sondern jeweils Entlastung bei weiteren Bezugspersonen erhalten können.

Die sexuelle Beziehung muss sich durch die Erkrankung und die Therapien langfristig nicht verändern. Die meisten Frauen beschreiben jedoch, dass ihr sexuelles Interesse gerade in der Phase nach den Operationen und während Chemotherapie und Bestrahlungen deutlich in den Hintergrund tritt. Das ist verständlich und vergleichbar mit anderen Krankheitsbildern und Schmerzzuständen. Körperliche Beschwerden reduzieren in der Regel immer auch die sexuelle Appetenz. Die Rückkehr zu einer guten sexuellen Beziehung ist maßgeblich von der eigenen Akzeptanz und der Qualität der Partnerschaft abhängig (vgl. Kap. 12.2). Zu berücksichtigen ist auch, dass Frauen mit hormonsensitiven Tumoren künstlich in die Wechseljahre versetzt werden, um das Tumorwachstum zu unterbinden. Die Begleiterscheinungen der Wechseljahre können sich ebenfalls auf das sexuelle Empfinden auswirken, z.B. durch trockene Schleimhaut in der Scheide.

Besteht zum Zeitpunkt der Erkrankung keine partnerschaftliche Beziehung, kann auch das Fehlen dieser Unterstützungsmöglichkeit zum Thema werden. V.a. das Gefühl, dass eine Partnersuche sich mit dieser Diagnose oder den körperlichen Veränderungen schwieriger gestalten könnte, kann vorherrschen.

Kommt es zu einem Bruch in der Beziehung und zu einer Trennungssituation, bedeutet dies sicherlich immer eine zusätzliche psychische Belastung. Wenn die Trennung selbst gewählt ist und als „Befreiung" erlebt wird, kann sie als „stärkend" empfunden werden, ist aber meist mit vielen Veränderungen, die wiederum als anstrengend erlebt werden können, verbunden. Wichtig wären in so einer Zeit andere vertraute Gesprächspartner und die Sicherheit, dass sich jemand kümmert, wenn es der Betroffenen z.B. nach einer OP oder unter den Therapien gesundheitlich schlecht geht. Geht die Trennung vom Partner aus oder kommen außerpartnerschaftliche Beziehungen ans Tageslicht, ist neben der Krankheitsverarbeitung die Aktivierung weiterer Bewältigungsmechanismen notwendig. In der Regel reicht die Unterstützung durch die BSKP-ONK bei deutlicher Paar- oder Trennungsproblematik nicht aus. Hier ist die Verlängerung der Therapie nach Abschluss der Bausteine oder die Weiter- oder Mitbetreuung durch therapeutische Kollegen zu erwägen.

> **Intervention:**
> In vielen Therapien nimmt das Thema Partnerschaft eine zentrale Rolle ein, manchmal ein Grund, den Baustein „Soziales Umfeld" vorzuziehen. Bestehen partnerschaftliche Konflikte, werden diese bei jedem Baustein thematisch mit einfließen. Da für viele Patientinnen die hauptsächliche Unterstützung vom Partner kommt oder erwartet wird, ist es besonders wichtig, Störungen, aber auch Stärken der Beziehung zu erkennen. Nicht selten möchten Patientinnen ihre Partner schonen und schützen, z.b. indem sie ihre Sorgen und Befürchtungen oder sogar ihr Wissen um ihre Prognose nicht teilen. Es ist wichtig zu vermitteln, dass das Zurückhalten von Informationen ebenfalls Kraft kostet und der Partner sich höchstwahrscheinlich sowieso Sorgen macht. Einfacher ist es, diese Sorgen sich gegenseitig mitzuteilen.

Partnerschaft: Krebsdiagnose im Wochenbett
Frau L. ist 33 Jahre alt, als die Diagnose eines Mamma-Karzinoms 2 Wochen nach Entbindung ihres ersten Kindes gestellt wird. Die bisherige partnerschaftliche Zweierbeziehung muss mehrere Veränderungen gleichzeitig verkraften – die Geburt des ersten Kindes und ihre Krebserkrankung mit der zeitaufwändigen Therapie. Zudem ergeben sich berufliche Veränderungen beim Ehemann. Bereits vorhandene Paarkonflikte und Kommunikationsschwierigkeiten verschärfen sich. Es finden mehrere Paargespräche statt, in denen deutlich wird, dass sich die Partner charakterlich als sehr unterschiedlich einschätzen. Bisher konnten diese Unterschiede von beiden in ihren Berufen und in verschiedenen Freundeskreisen gut gelebt werden, prallen aber in der gemeinsamen Fürsorge um das Kind und in der starken Rollenveränderung von Frau L. aufeinander. Sie hat sich bisher stärker auf seinen Lebensstil eingestellt mit „vielen Freunden, Einladungen, Festen, verschiedenen Arbeitsorten, viel Wochenendfahrerei, Ausgelassenheit, Fröhlichkeit etc." Ihr Bedürfnis nach „Zweisamkeit, Ruhe, Erholung, nichts tun" sei häufig zu kurz gekommen und sei gerade in der Phase der Chemotherapie für sie existenziell, worauf der Ehemann sich nur schwer einlassen kann, da Ruhe für ihn mit „aufgeben, tot sein, Langeweile und Hoffnungslosigkeit" verbunden ist. Es können in den Gesprächen beiderlei Bedürfnisse herausgearbeitet und Kompromisse geschlossen werden. Das Paar lernt Ich-Botschaften zu verwenden und enge Freunde und Freundinnen als Unterstützung in dieser Situation mit einzubeziehen.

> **Partnerschaft: Vorbestehende Eheprobleme**
> Frau G. ist 46 Jahre alt, verheiratet und hat 2 Söhne im Grundschulalter. Eine psychologische Mitbetreuung nimmt sie auf Anraten der behandelnden Ärzte an, als aktuell ein Rezidiv des ein Jahr zuvor diagnostizierten Mamma-Karzinoms festgestellt wurde. Sie beschreibt sich als sehr kontrolliert, ehrgeizig und kopfbestimmt. Neben einer depressiven Reaktion auf das Rezidiv zeigen sich erhebliche Probleme im partnerschaftlichen Bereich. Der Ehemann stammt aus einem anderen Kulturkreis, sei beruflich wenig leistungsorientiert, habe aber seinerseits extrem hohe Ansprüche an sportliche und schulische Leistungen der Kinder. Aufgrund ihrer schlechten Prognose macht sich Frau G. besondere Sorgen um die Zukunft der Söhne. In der BSKP-ONK wird es ihr durch das Thema „psychische Veränderungen" möglich, die in ihr schwelenden, sehr unterschiedlichen, teils widersprüchlichen Gefühle wahrzunehmen und zu benennen. Die ambivalenten Gefühle dem Ehemann gegenüber werden immer deutlicher. Auch das Thema „soziales Umfeld" bringt die familiären Schwierigkeiten in den Mittelpunkt der Gespräche. In diesem Fall können die umgrenzten und strukturierten Gespräche die Angst vor einer psychotherapeutischen Begleitung reduzieren und erste Entlastung bringen. Durch diese Erfahrung wächst bei Frau G. die Bereitschaft zu einer längerfristigen Psychotherapie. Diese kann im Anschluss an die BSKP-ONK bei der gleichen Therapeutin erfolgen und kann sie bis zu ihrem Tod, 2 Jahre nach Beginn der Gespräche, psychisch stabilisieren. Sehr positiv entwickelte sich in dieser Zeit die Beziehung zu den Kindern. Zwischen den Ehepartnern konnte jedoch kein guter Kontakt hergestellt werden. Frau G. lernte dafür, sich besser von ihrem Mann abzugrenzen und Konflikte zu deeskalieren. Sie zog ca. 1 Jahr vor ihrem Tod aus dem gemeinsamen Schlafzimmer aus und gestaltete ihr Leben unabhängiger von ihm.

Die Frauen, die in den BSKP-ONK-Therapien positive Verhaltensweisen ihres Partners beschrieben, empfanden den Partner seit ihrer Erkrankung als unterstützender, liebevoller, verständnisvoller, fürsorglicher, aufbauend, einfühlsamer, geduldiger, gesprächsbereiter, hilfsbereiter, aufmerksamer und tröstend. Negative Verhaltensweisen wurden weitaus seltener genannt und beschrieben den Partner als hilflos, vermeidend, wenig einfühlsam, verzweifelt, überfordert, unsicher, konfrontativ und aggressiv. Positive Verhaltensweisen bei sich selber dem Partner gegenüber als Auswirkung der Erkrankung sahen die Patientinnen in mehr Offenheit, Rücksicht, Geduld, Harmonie sowie dem Versuch, stark zu sein und sich sachlicher unterhalten zu können. Als negativ stuften sie eher ein, den Gefühlszustand zu überspielen, zu wenig auf den Partner einzugehen, sich zu verstecken, um nicht nackt gesehen zu werden, körperliche Nähe nicht zuzulassen und den Partner häufiger zu kritisieren. Die positiven Gefühle, die der Partner auslöst (z.B. Liebe, Geborgenheit, Freude, Vertrauen, Kraft) überwiegen deutlich die negativen (z.B. Angst, schlechtes Gewissen, Wut, Minderwertigkeitsgefühle, Unsicherheit, Enttäuschung, Ablehnung).

12.4.2 Familie

(zu Frage 4b: Wie geht Ihre Familie mit Ihnen seit der Erkrankung um? Wie gehen Sie mit Ihrer Familie seit der Erkrankung um? Welche Gedanken und Gefühle löst Ihre Familie bei Ihnen aus?)

Die Familie kann ein wichtiger **stabilisierender Faktor** bei der Krankheitsbewältigung sein. Gibt es in diesem System Störungen oder gibt es zusätzliche familiäre Belastungsfaktoren, wie psychische oder physische Erkrankungen, Arbeitslosigkeit, kürzliche Verluste etc., kann die Familie auch destabilisierend wirken. Nicht selten gibt es Tendenzen, dass sich Familienmitglieder gegenseitig „nicht belasten" wollen, was zu einer Fehlkommunikation führen kann. Da sollen Mutter oder Eltern der Patientin nicht erfahren, wie „schlecht es um sie steht" – doch diese wissen es längst vom Bruder. Ihrer Tochter wollen sie dann nicht ihre Bestürzung und Trauer zeigen, damit diese nicht „den Mut verliert". Kindern wird die Diagnose nicht genannt, „damit sie nicht beunruhigt sind", erfahren diese aber von anderen Familienmitgliedern, einem „belauschten Gespräch" oder sogar von Schulkameraden. Auch können Fehlinterpretationen von Verhaltensweisen schnell auftauchen. Die Cousinen haben sich noch gar nicht gemeldet, obwohl sie von der Diagnose wissen, „kaum geht es einem schlecht, wird man fallen gelassen wie eine heiße Kartoffel". Die Cousinen wollten indessen nicht während der Therapien „stören", sondern lieber warten, bis die Betroffene sich selber meldet.

Da die Diagnose einer Krebserkrankung bei vielen Betroffenen den Effekt auslöst, die bisherige und aktuelle Lebenssituation zu reflektieren, können ungelöste Familienkonflikte zum Thema werden. Hier gilt das gleiche wie bei den Paarkonflikten. In der BSKP-ONK können Kommunikationshilfen gegeben werden, die bereits deutliche Veränderungen im Familiensystem bewirken können; bei lange währenden komplizierten Verstrickungen müsste eine auf dieses Problem fokussierte Therapie im Anschluss ermöglicht werden.

Gerade in Familien mit noch minderjährigen Kindern führt die Krebserkrankung der Mutter zu großer Verunsicherung und starken Ängsten. Die Eltern fragen sich, wie sie mit ihren Kindern über die Diagnose reden sollen, was die Kinder wissen dürfen, was sie am meisten belastet (vgl. Kap. 6). Immer wieder zeigt sich, dass das Zurückhalten von Informationen vor den Kindern enorme Energien kostet. Ein möglichst offener und altersgerechter Umgang mit dem Thema kann auch die Kinder davor schützen, erst von anderen über die wahre Erkrankung zu erfahren – und dann oft unvermittelt und ungefiltert.

Im Zusammenhang mit dem Thema Familie kann auch die Sorge um Hinterbleibende stehen. Gerade wenn noch pflegebedürftige Personen (z.B. Eltern) auf die Hilfe der

12.4 Baustein 4: Soziales Umfeld

erkrankten Patientin angewiesen sind, können Ängste um die Versorgung auftreten. Inhalt dieser Sorge können natürlich auch noch unselbstständige Kinder oder auch der Partner sein. Bisweilen fangen Patientinnen an, das Leben des Ehepartners für die Zeit nach ihrem eigenen Tod zu planen und voraus zu denken („Du musst dir wieder eine Frau suchen", „Du solltest in dem großen Haus nicht allein bleiben"). Solche Gedanken sind selten stabilisierend, wenn nicht gar ein Stück selbstquälend.

> **Intervention:**
> Patientinnen sollten ermutigt werden, in einer für sie persönlich vorstellbaren Form über ihre Erkrankung (nicht nur in der Familie und Partnerschaft) zu reden. Je offener die Kommunikation von den Betroffenen selber gestaltet wird, desto besser gelingt der Kontakt mit dem gesamten Umfeld. Kommunikationsstrategien, aber auch die eingeübten Attributionsmuster müssen betrachtet und überprüft werden. V.a. bezüglich des Umgangs mit jüngeren Kindern wünschen sich nicht wenige Mütter Unterstützung. Wir empfehlen gerne das Buch von Frau Broeckmann *Plötzlich ist alles ganz anders – wenn Eltern an Krebs erkranken*, das altersgerechte Vorschläge zur Kommunikation enthält [Broeckmann 2002].

Familie: Familiäre Belastung + Verlusterlebnisse
Frau H. ist 34 Jahre alt, als sie an Brustkrebs erkrankt. Ihre Mutter sei im Alter von 38 Jahren ebenfalls erkrankt, da war sie gerade ein Jahr alt. Sie habe die Mutter nur als krank erlebt, dabei aber auch sehr stark. Diese sei mit 60 Jahren verstorben, sie selber habe sie die letzten Monate gepflegt. Auch die Schwester der Mutter sei an Brustkrebs gestorben. Sie selber sei 7 Jahre verheiratet gewesen, habe sich getrennt, da ihr Mann keine Kinder wollte. Mit ihrem neuen Freund sei sie sofort schwanger geworden, habe aber in der 12. Schwangerschaftswoche eine Fehlgeburt erlitten. Eine Woche später sei die Diagnose eines Mamma-Karzinoms gestellt worden. In der BSKP-ONK kann Frau H. ihre Verlusterlebnisse (der Mutter, der Schwangerschaft, der Brust) bearbeiten und ein Stück weit lernen, Hilfe besser annehmen zu können, die ihr v.a. ihre Geschwister anbieten. Zuvor waren absolute und uneingeschränkte Selbstständigkeit sowie Unabhängigkeit extrem wichtig für sie.

Familie: Systemveränderungen
Die 55-jährige Frau T. ist zum Zeitpunkt ihrer Erkrankung am Mamma-Karzinom voll berufstätig und versorgt die gesamte Familie, v.a. den gesundheitlich angeschlagenen Ehemann und den psychisch kranken Sohn. Eigentlich fühlt sie sich durch diese Doppelbelastung schon längere Zeit überfordert. Durch das Einüben von Kommunikationsstrategien in der BSKP-ONK, v.a. das Vermitteln von Ich-Bot

schaften und adäquates Äußern von Wünschen, gelingt es Frau T., mehr Hilfe und Zuwendung von ihrem Mann und den Kindern zu erhalten. Zuletzt ist der Haushalt zwischen allen Familienmitgliedern aufgeteilt, zudem wird eine Putzhilfe engagiert. Auch findet Frau T. zu einem veränderten Krankheitsverständnis und zurück zu ihrer Lebensfreude. Sie macht sehr positive Erfahrungen in ihrem Freundeskreis, der sie sehr gut stützt und viele Kontakte auch außerhalb der familiären Beziehungen ermöglicht. Die Paarbeziehung verbessert sich ebenfalls.

Familie: Einfluss psychosozialer Belastungen
Frau V. ist 58 Jahre alt und an Brustkrebs erkrankt. Sie ist in 2. Ehe verheiratet, gewollt kinderlos geblieben und beruflich sehr engagiert. Der Erstkontakt mit der gynäkologischen Psychosomatik findet 14 Tage nach der Diagnosestellung postoperativ statt. Sie ist eine sehr strukturierte und selbstbewusst wirkende Frau, beschreibt sich selber als „Kraftprotz". Sie ist so erleichtert, dass sie Brust erhaltend operiert werden konnte, dass sie schon fast euphorisch wirkt und jetzt mit viel Energie in die Chemotherapie starten will. Zunächst besteht kein weiterer Gesprächsbedarf. Ein halbes Jahr später meldet sich Frau V. von sich aus, „ihr System sei zusammengebrochen". Beim Ehemann ist ebenfalls eine Krebserkrankung diagnostiziert worden und mit Abschluss ihrer Chemotherapie beginnt seine. Zudem hatte sich der Zustand der Mutter, die an Alzheimer erkrankt ist, extrem verschlechtert, sodass sie in den Haushalt aufgenommen und ein Heimplatz beantragt wurde. Durch diese psychosozialen Belastungen waren die bisherigen Bewältigungsmechanismen und Ressourcen von Frau V., zudem körperlich geschwächt durch die Chemotherapie, nicht mehr verfügbar. Es zeigten sich deutlich depressive Symptome. Nach einer 2-monatigen Stabilisierungsphase mit unterstützenden Gesprächen und einer antidepressiven Medikation (SSRI) kann mit der BSKP-ONK begonnen werden. Durch die Strukturierung der Gespräche ist es Frau V. möglich, ihre eigene Erkrankung nochmals zu betrachten und die Veränderungen, die durch diese wie auch durch die Erkrankungen des Ehemannes und der Mutter entstehen, besser zu betrachten und zu verarbeiten. Zum Thema „soziales Umfeld" wird die Beziehung zur Mutter thematisiert und die Belastung durch die „sich geistig entfernende" wichtige Person in ihrem Leben wahrgenommen und integriert. Im Verlauf der Gespräche, die über ein Dreivierteljahr verteilt sind, zeigt sich ein Perspektivenwechsel bei Frau V.; der berufliche Leistungsdrang gerät in den Hintergrund, eigene Bedürfnisse und Wünsche treten intensiver in den Vordergrund. Nach Besserung des Gesundheitszustandes des Ehemanns gestaltet das Paar sein Leben neu, unternimmt Kurzreisen und gönnt sich im Alltag mehr Ruhepausen und bewusste Zweisamkeit, ohne sich aus dem großen Freundeskreis zurückzuziehen.

12.4.3 Freundeskreis und näheres Umfeld

(zu Fragen 4c bis 4f: Wie gehen Ihre Freunde mit Ihnen seit der Erkrankung um? Wie gehen Sie mit Ihren Freunden seit der Erkrankung um? Welche Gedanken und Gefühle lösen Ihre Freunde bei Ihnen aus? Gab es negative Reaktionen auf Ihre Krebserkrankung aus der näheren oder weiteren Umgebung? Haben Sie manchmal das Bedürfnis, sich von anderen Menschen zurückzuziehen? Wie gut fühlen Sie sich versorgt/umsorgt von Ihnen nahe stehenden Personen?)

Die meisten Frauen wünschen sich eine **gewisse Offenheit** im Umgang mit ihrer Erkrankung, wobei der Grad der Offenheit unterschiedlich gewählt wird. Es zeigt sich immer wieder, dass Offenheit in der Regel Anteilnahme, Unterstützung und Zuspruch mit sich bringt. Das Verheimlichen und Verstecken der Erkrankung benötigt im Allgemeinen viel mehr Energie, als sich vielleicht gegen die ein oder andere falsch verstandene Hilfe zu wehren. Denn genau davor fürchten sich viele, dass es verletzende Reaktionen geben könnte und Freundschaften darüber zerbrechen. So wollen die Wenigsten Geschichten über andere „Krebsschicksale" hören, schon gar nicht über bereits Verstorbene. Auch Spekulationen über die Ursachen der Erkrankung können sehr grenzüberschreitend sein, wie „Ich wusste, dass du schon immer zu viel Stress hattest" oder „Ich sag ja schon lange, dass dir dein Mann nicht gut tut" oder „So wie du dich von allen behandeln lässt – kein Wunder", aber auch „Änderst Du nun dein Leben?".

> **Intervention:**
> Betroffene betonen immer wieder, dass sie kein Mitleid wollen. Hier ist wohl „mitleidiges über sie reden" gemeint, denn ehrliches „mit leiden" und bedauern, dass die Betroffene mit diesem Schicksal und den langwierigen Therapien konfrontiert ist, ist durchaus willkommen. Es ist ganz hilfreich, anhand dieses Wortes und der Interpretation seiner Bedeutung herauszufinden, welchen Umgang die Frau von ihrem Umfeld erwartet, um diese Erwartungen dann zu hinterfragen und auf Realitätsgehalt zu überprüfen.

Das Bedürfnis, sich von Freunden und Bekannten, aber auch von Familie oder Partner zurückzuziehen, lässt immer vermuten, dass die Betroffene sich unverstanden fühlt, nicht weiß, wie sie sich ausdrücken oder mitteilen kann. **Sozialer Rückzug** ist selten hilfreich und darf als häufiges Symptom für eine beginnende affektive Störung nicht übersehen werden. Ein Rückzugsbedürfnis kann aber auch dafür stehen, dass sich die Betroffene mehr Ruhe gönnen möchte, sich mehr Zeit für sich selber einräumt (was sie ja vielleicht auch machen sollte). Wichtig ist die Frage, ob der Freundeskreis zurzeit als hilfreich angesehen wird und welche Veränderungen sich eventuell ergeben. Manchmal rücken Bekannte oder Freunde ganz nah, die sich einfühlsam kümmern; andere rücken ein wenig ab, weil die Kommunikation nicht gelingt. Noch wichtiger ist, dass den Betroffenen ihre eigenen Anteile in diesem Geschehen bewusst sind oder werden. Die Wahrnehmung der **eigenen Selbstwirksamkeit** ist von großer Bedeutung. Selbst wenn jemand mal ungeschickt reagiert oder sich nicht im gewünschten Maße kümmert, sollte die aktive Lösung solcher Konflikte passiven Reaktionen, meist von Rückzug begleitet, vorgezogen werden.

> **Freundeskreis und näheres Umfeld: Erkrankung als „Privatsache"**
> Die 60-jährige Frau K. und ihr Mann sind ungewollt kinderlos geblieben und zeigen sich sehr kritisch in der Auswahl ihrer Freunde, von denen es nur wenige Vertraute gibt. Auch der Kontakt zu den 2 Ursprungsfamilien ist sehr lose. Frau K. möchte, dass möglichst niemand von ihrer Brustkrebserkrankung erfährt. Zu schnell sei sie verletzt, wenn sich jemand unbedacht äußere. Auch wird sie nur ungern mit der Erkrankung konfrontiert, jede Nachfrage zu ihrem Befinden verängstige sie. Mit ihrem Mann hingegen könne sie sich sehr offen austauschen, das genüge ihr.

> **Freundeskreis und näheres Umfeld: „Bloß keine Heimlichtuerei!"**
> Die 42-jährige Frau C. ist in einer Familie aufgewachsen, in der nicht offen kommuniziert werden konnte. 2 ihrer Geschwister waren schwer erkrankt, worum immer wieder ein Geheimnis gemacht wurde. Mal wurde den Betroffenen nicht die ganze Wahrheit gesagt, dann wiederum nicht den Eltern, um diese zu schonen. Viele Informationen wurden immer nur „hinten herum" weiter getragen, bis sie letztlich doch alle wussten. Als Frau C. an Brustkrebs erkrankt, weiß sie sofort, dass es von ihr aus keine Heimlichtuerei geben wird. Sowohl in der Familie, als auch an ihrem Arbeitsplatz erzählt sie offen, aber ohne Distanzlosigkeit von ihrer Erkrankung und ihrem Befinden. Sie erlebt sehr unterschiedliche Reaktionen, von denen sie sich die positiven „rausfiltert" und sich insgesamt sehr gut unterstützt fühlt.

Die Patientinnen der BSKP-ONK-Evaluationsstudie fühlten sich zum Großteil gut unterstützt von ihrem Freundeskreis; sie erlebten Freunde als gesprächsbereit, verständnisvoll, einfühlsam, aufmunternd, offen, hilfreich, behutsam und besorgt. Einige berichteten aber auch von Ablehnung, Berührungsängsten, Hilflosigkeit, Sprachlosigkeit, Entsetzen, Distanzierung, Verunsicherung, Verleugnung, Ignoranz und Verständnislosigkeit ihnen gegenüber.

12.4.4 Medizinisches Personal

(zu Frage 4g: Wie fühlen Sie sich im Umgang mit Ärzten und Pflegepersonal? Welche Erfahrungen haben Sie im Rahmen der Behandlung gemacht?)

Ein Moment, der bei allen Patientinnen in genauer Erinnerung bleibt, ist die Diagnosemitteilung durch den Arzt. Auch die Arztkontakte und Gespräche bis zur sicheren Diagnosestellung können meist detailliert nacherzählt werden. Die Diagnose ist für die meisten Patientinnen ein Schock. Dieser kann noch verstärkt werden, wenn die Betroffene sich schlecht behandelt, abgefertigt oder allein gelassen fühlt. Aber auch die Überhäufung mit Informationen kann als unsensibel aufgefasst werden. Als positiv wird empfunden, wenn der Arzt sich Zeit nimmt, sein Bedauern über die Diagnose mitteilt und weitere Unterstützung anbietet. Die Mitteilung und die Behandlung solch schwerer Diagnosen stellt eine große Herausforderung an den Arzt dar, und manchmal ist der Überbringer schlechter Nachrichten, egal wie gut er versucht sich einzufühlen, „der Böse". Trotzdem gilt es mit den Patientinnen diese Erfahrungen zu bearbeiten und auch wieder eigene Anteile an der Kommunikation zu erkennen. Manchen Patientinnen hilft es, ihrem Arzt schriftlich mitzuteilen, wie sie sich bei der Diagnosestellung gefühlt haben.

Patientinnen können auch Angst haben, sich einem Arzt vollkommen anzuvertrauen mit all ihren Sorgen und Ängsten, z.B. weil sie „nicht nerven" wollen oder auch weil sie signalisiert bekommen, „dass zu wenig Zeit" für solche Gesprächsinhalte bleibt. Ängste vor Abhängigkeiten können ebenfalls die Beziehung zu Ärzten und v.a. zu Pflegepersonal stören. So kann es vorkommen, dass Patientinnen sehr zurückhaltend mit Kritik oder Inanspruchnahme von Pflege sind. Umgekehrt kann eine besonders fordernde, perfektionistische Patientin sich leicht enttäuscht oder verärgert zeigen über „Unzulänglichkeiten" im Umgang mit ihr.

Allgemein zu diesem Thema gilt sicher, dass so zahlreich die Ärzte, Pflegepersonen und Patientinnen sind, so zahlreich sind die **unterschiedlichen Erfahrungen im Umgang miteinander**. In der Regel gelingen die Kontakte zufrieden stellend für alle Beteiligten. Bei Unstimmigkeiten ist es wichtig, genau zu analysieren, an welcher Stelle im Kontakt Störungen auftreten und wie die Patientin diesen vorbeugen, begegnen oder sie bewältigen kann.

> **Intervention:**
> Patientinnen sollten ermutigt werden, anfallende Fragen an die Ärzte zu stellen und auch ihre Meinung adäquat zu äußern. Die Wahrnehmung der Selbstwirksamkeit ist auch hier wieder ein zentrales Thema. Diese kann Gefühle von Hilflosigkeit und Ausgeliefertsein verhindern.

Medizinisches Personal: „Schockierende Mitteilung"
Die 42-jährige Frau C. berichtet, dass sie auch nach Abschluss aller Therapien dem Radiologen die Art der Diagnoseübermittlung noch nicht verziehen habe. Das sei einfach nur unmenschlich gewesen. Nach der Mammographie habe er nochmals zum Ultraschallgerät gegriffen und ihr dann während der Untersuchung erklärt: „Sehen sie, hier ist das Gewebe auch schon befallen, hier sind die Ränder gar nicht klar abzugrenzen". Sie habe ihn unterbrochen mit der Frage „Wollen Sie mir damit jetzt sagen, dass ich Brustkrebs habe?", worauf hin er erwidert habe „Ja, da gibt es keinen Zweifel". Danach habe sie auf dem Flur auf den Bericht warten müssen, wo auch noch andere Patientinnen warteten. Als sie dann endlich im Treppenhaus alleine war, habe sie ganz laut geschrien.

Medizinisches Personal: „Der Arzt war feige"
Frau Q. (55 Jahre) wird den Tag der Diagnose nie vergessen. Es habe sich um eine Routine-Mammographie gehandelt. Ohne Sorge sei sie zur Nachbesprechung in das Besprechungszimmer gegangen, der Arzt habe gar nichts gesagt. Auf Nachfrage, ob irgendetwas beunruhigend wäre, antwortete der Arzt: „Sehen Sie das nicht an meinem Gesichtsausdruck?". „Er wollte das Wort Krebs auch im weiteren Gespräch wohl nicht in den Mund nehmen, das finde ich feige, denn ich muss schließlich damit leben".

Medizinisches Personal: „Geduldige Gynäkologin"
Frau X. (47 Jahre) fühlt sich durch ihre niedergelassene Gynäkologin bestens unterstützt. Sie habe immer Zeit für sie und werde auch nicht unfreundlich, wenn sie ihr zum 100. Mal von ihren Ängsten berichtet. Auch habe sie wohl ihre Not erkannt und ihr diese spezielle Betreuung in der gynäkologischen Psychosomatik empfohlen. In der Klinik würde ihr ebenfalls niemand das Gefühl vermitteln, dass sie nerven würde. Sie selber halte sich für eher anstrengend und nervig.

In den BSKP-ONK-Therapien wurden überwiegend positive Rückmeldungen zum Umgang mit Ärzten und Pflegepersonal genannt. Betont wurden kompetente Beratung, gute Betreuung, Ermutigungen, Professionalität, Sorgfalt, Aufmerksamkeit, Ehrlichkeit, Hilfsbereitschaft, Vertrauen und respektvoller Umgang. Negative Erlebnisse führten zu Vertrauensverlust, Angst, Verunsicherung und dem Gefühl, ausgeliefert zu sein. Kritisiert wurden unehrliche Antworten, die Bezeichnung als „schwierige Patientin", eine „besorgnisschwangere Art wie ‚Nehmen Sie es nicht zu leicht!'", kein Verständnis für alternative Heilungsmethoden und organisatorische Probleme.

12.4.5 Arbeitsumfeld

(zu Frage 4h: Wie wirkt sich Ihre Erkrankung auf Ihre Arbeitsstelle/Hausarbeit aus? Hat sich das Verhältnis zu Ihren Arbeitskollegen geändert?)

Die meisten Patientinnen sind durch die Brustkrebserkrankung und die entsprechenden Therapien für längere Zeit krankgeschrieben und versuchen erst nach einer Anschlussheilbehandlung, wieder in ihre Arbeitstätigkeit einzusteigen. Diese **Arbeitspause** kann als sehr entlastend empfunden werden, kann aber auch zum Problem werden, wenn die Betroffene von ihrem Einkommen finanziell stark abhängig ist oder wenn sie sich darüber stark identifiziert. In einem guten Arbeitsumfeld fallen auch berufliche Wertschätzungen und Erfolgserlebnisse in dieser Zeit aus. Dort, wo ein gutes Klima herrscht und ein guter Kontakt zu Kollegen besteht, berichten Frauen von sehr positiven Kontakten und Reaktionen im Zusammenhang mit der Erkrankung. Hier zeigt die Erfahrung, dass ein offener Umgang mit der Diagnose unnötige Spekulationen über das lange Fortbleiben verhindert.

Leider gibt es immer mal wieder Fälle, in denen Frauen aufgrund ihrer Erkrankung ihre Arbeitsstelle verlieren. Dies verursacht häufig extreme Enttäuschung und auch Ärger und Wut. Enttäuschung kann sich auch dann zeigen, wenn der Arbeitseinstieg nicht so gelingt wie erhofft. Die Rekonvaleszenz braucht manchmal länger, als die Betroffenen das nach der Therapie vermuten. Manche fühlen sich schneller ermüdbar, weniger belastbar oder möchten auch eine andere Herangehensweise an Aufgaben und Stresszeiten finden. Einen gestuften Wiedereinstieg in das Berufsleben bietet bspw. das „Hamburger Modell", bei dem die Arbeitszeit zunächst 4 Stunden pro Tag beträgt und dann langsam auf die gewünschte Arbeitszeit erhöht wird.

Bei der Arbeit kann man, bei der Hausarbeit kann man nicht offiziell krankgeschrieben werden. Gerade Hausfrauen, die bisher die ganze Familie organisiert und versorgt haben, erleben nicht selten ihre Erkrankung als Bürde für alle Beteiligten und sich selber noch als zusätzliche Last. Frauen, die schlecht Hilfe annehmen können – vielleicht weil sie bisher diejenigen waren, die anderen geholfen haben – versuchen lange, alles alleine zu schaffen. Wenn kleine Kinder zu versorgen sind, kann eine Familienhilfe über die Krankenkasse beantragt werden. Wenn pflegebedürftige Menschen mit im Haushalt leben, wäre auch für deren Versorgung eine Unterstützung sicherlich hilfreich. Entlastung muss jedoch zunächst organisiert werden und bedarf der Unterstützung durch alle Familienmitglieder. Es sind aber auch nicht alle Frauen durch die Therapien so beeinträchtigt, dass ihnen alles abgenommen werden muss. Die Aufrechterhaltung bestimmter Tätigkeiten und Aufgaben kann sogar sehr hilfreich sein. Individuell sollte jede Betroffene ihre Ruhezeiten möglichst selbst bestimmen können, was leider nicht immer möglich ist).

Intervention:
Der Wiedereinstieg in den Beruf wie auch die Übernahme der bisherigen häuslichen Tätigkeiten stellen einen sensiblen Zeitpunkt nach der Erkrankungs- und Therapiephase dar. Es muss eine Anpassung dieser Anforderungen an die veränderte Belastbarkeit stattfinden. Diese Zeit kann verschiedene Phasen wie Freude, Überforderung, Ermüdung, Hoffnung und Enttäuschung mit sich bringen. Eine emotionalstützende Begleitung ist hier besonders wichtig. Auch die Fokussierung anderer Themen außerhalb des Arbeitsumfeldes kann ablenkend und ausgleichend wirken. Weiterhin können in diesem Bereich Kommunikationsstrategien (z.B. mit dem Arbeitgeber) und euthyme Behandlungsansätze wichtig werden (vgl. Kap. 11).

Arbeitsumfeld: Frühberentung
Die 53-jährige Frau T. übte bis zu ihrer Brustkrebsdiagnose eine körperlich anstrengende Arbeit im Einzelhandel aus. Die Tätigkeit umfasste auch das Heben schwerer Kisten und Kartons. Durch ein ausgeprägtes Lymphödem am rechten Arm kann Frau T. sich die Rückkehr an die alte Arbeitsstelle nicht vorstellen – was sie lange sehr beschäftigt, auch weil sie dort über gute soziale Kontakte verfügte. Schließlich hat sie sich, auch auf Anraten der behandelnden Ärzte, frühzeitig berenten lassen, da auch jede andere Tätigkeit durch die anhaltenden Beschwerden nicht infrage kam. Auf der einen Seite empfindet sie die Berentung als erleichternd, auf der anderen Seite fehlt ihr aber auch ihr „ganz normales Leben".

Arbeitsumfeld: „Mit Krebs ist man nicht nur krank"
Frau N. (37 Jahre) hat 3 kleine Kinder und ist stundenweise berufstätig, als sie die Diagnose Brustkrebs erhält. Sie erhält sehr viel Unterstützung durch ihre Familie. Bald hat sie den Eindruck, ganz schwer erkrankt zu sein, obwohl sie sich gar nicht so fühle, nur weil ihr „alle alles abnehmen" wollen. Vorsichtig versucht sie, sich ihre Aufgaben „zurückzuerobern", ohne zurückweisend und ablehnend wirken zu wollen.

> **Arbeitsumfeld: „Die Batterien sind schneller leer"**
> Frau S. (53 Jahre) ist Lehrerin und hat nach der Anschlussheilbehandlung ihren Unterricht in der Schule wieder aufgenommen. Ihr habe die Arbeit immer sehr viel Spaß gemacht, jetzt spüre sie aber einen deutlichen Energieverlust. „Die Batterien sind einfach schneller leer". Auch fühle sie sich sensibler und angreifbarer, habe zudem leichte Ängste vor Elterngesprächen entwickelt. In der BSKP-ONK gelingt es Frau S., ihr früheres Selbstbewusstsein wieder zu erlangen, aber auch zu erkennen, dass sie mit einer reduzierten Stundenzahl besser zurechtkommt und dieses Anliegen vor der Schulbehörde zu vertreten.

Bei der Evaluation der BSKP-ONK fiel auf, dass viele Frauen sich durch die Beeinträchtigungen bei der Erledigung von Hausarbeit belastet fühlten. Nur einzelne gaben an, ihre Hausarbeit wie zuvor oder langsamer, aber gelassener und zufriedener zu bewerkstelligen. Die Einschränkungen in der Berufstätigkeit wurden viel seltener zum Thema gemacht, was daran liegen kann, dass ein Großteil der Therapien begleitend zur Chemotherapie oder Bestrahlung stattfand und somit vor dem beruflichen Wiedereinstieg lag.

12.5 Baustein 5: Bewältigungsmechanismen

Die Patientinnen erhalten zur Vorbereitung auf diesen Themenblock folgenden Einleitungstext und folgende Fragen zur Reflexion.

Bewältigungsmechanismen

> **Einleitungstext:**
> Die Diagnose, dieser Einschnitt ins Leben, die Operationen, Therapien, Ängste, eventuelle Rückfälle, Schmerzen und viele Veränderungen müssen bei einer Krebserkrankung verkraftet und verarbeitet werden. Die Möglichkeiten, die ein Mensch findet, um mit solchen Problemen umzugehen, nennt man Bewältigungsmechanismen. Jeder Mensch hat im Laufe seines Lebens unterschiedliche Mechanismen entwickelt, um sich selbst zu helfen, und ist fähig, neue Verhaltensweisen hinzuzulernen. Über Ihre persönlichen Bewältigungsmechanismen möchten wir uns gerne ausführlich mit Ihnen unterhalten, da sie wichtige Einflussfaktoren für den Krankheitsverlauf darstellen. Daraus ergeben sich auch Ansatzpunkte dafür, wenn Sie in Ihrem Leben etwas verändern möchten oder wieder Ihren Alltag einkehren lassen wollen.

Fragen:
5a Versuchen Sie doch einmal, eine Liste mit allen Bewältigungsmechanismen zu erstellen, die Ihnen einfallen. Diejenigen, die Ihnen persönlich besonders hilfreich sind oder scheinen, können Sie unterstreichen.

5b Was unternehmen Sie, wenn es Ihnen seelisch schlecht geht (wenn Sie sich z.B. ängstlich, niedergeschlagen oder alleine fühlen, verzweifelt sind oder wenn Sie Selbstzweifel haben)?

5c Was unternehmen Sie, wenn es Ihnen körperlich schlecht geht (wenn Sie z.B. unter Schmerzen leiden oder Beschwerden haben)?

5d Was unternehmen Sie, wenn Probleme auftreten (wenn Sie z.B. etwas ärgert oder Sie sich mit jemandem gestritten haben)?

5e Haben Sie versucht, sich Informationen zu Ihrer Erkrankung zu beschaffen?

5f Haben Sie seit Ausbruch der Erkrankung versucht, Ihr Leben neu zu ordnen?

5g Haben Sie seit Beginn der Erkrankung Ihre Lebensweise umgestellt, z.B. bezüglich Entspannung, körperlicher Aktivität oder Ernährung?

5h Finden Sie einen besonderen Halt in Ihrer Religion und Ihrem Glauben?

5i Haben Sie schon einmal versucht, Ihre Sorgen, Beschwerden oder Schmerzen mit Medikamenten oder Alkohol zu lindern?

5j Gibt es Bewältigungsmechanismen, über die Sie gerne verfügen würden?

Vorbereitungsbogen 12.5: Bewältigungsmechanismen

12.5.1 Coping

Das Wort Coping kommt aus dem Englischen (to cope = bewältigen, überwinden). Beschrieben wird damit die Art und Weise des Umgangs mit einem als bedeutsam und schwierig empfundenen Lebensereignis oder einer Lebensphase, hier der Brustkrebsdiagnose und -erkrankung. Die Worte Coping- und Bewältigungsmechanismen oder -strategien müssen bisweilen den Patientinnen erklärt werden, da nicht jede sich etwas Konkretes darunter vorstellen kann.

12.5 Baustein 5: Bewältigungsmechanismen

Wir wissen heute, dass Menschen sehr unterschiedlich auf bestimmte Lebensereignisse oder Stressoren reagieren. Die Stress-Schwelle kann bei dem einen hoch, beim nächsten niedrig sein. Genauso unterschiedlich kann der Umgang mit den Situationen ausfallen. Der Psychologe Richard Lazarus hat 1974 ein Stressmodell veröffentlicht, das Stress-Situationen als komplexe Wechselwirkungsprozesse zwischen den Anforderungen der Situation und der handelnden Person beschreibt [Lazarus, Folkman 1984]. Neu an diesem Modell war, dass nicht die Beschaffenheit der Situationen, sondern die individuelle kognitive Verarbeitung als bedeutsam gilt. Lazarus unterscheidet 3 Stufen der Belastung. In der Phase der „Primärbewertung" findet die Wahrnehmung von Umweltreizen statt und die Bewertung, ob sie bedrohlich sind. Ob die Situation mit den zur Verfügung stehenden Ressourcen bewältigt werden kann, wird in der Phase der „Sekundärbewertung" überprüft. Eine Stressreaktion wird nur ausgelöst, wenn die Ressourcen nicht ausreichend sind. Abhängig von der Persönlichkeit und den kognitiven Strukturen des Betroffenen wird eine Bewältigungsstrategie (= Coping) entwickelt. In der 3. Phase findet ein Rückblick und eine Neubewertung der ursprünglichen Situation statt, die verglichen wird mit den veränderten inneren und äußeren Bedingungen, die durch die Stressbewältigung entstanden sind. Lazarus beschreibt 2 Arten des Copings: **Das problemorientierte Coping** bezieht sich direkt auf die Situation bzw. auf die Reize. Durch direkte Handlungen oder Unterlassen von Handlungen versucht der Betroffene, die Problemsituation zu überwinden oder sich der Situation anzupassen. Die andere Form des Coping bezeichnet Lazarus als **emotionsregulierendes** oder auch **intrapsychisches Coping**. Die emotionale Erregung, die sich infolge der bedrohlichen Situation entwickelt hat, wird abgebaut, ohne sich mit der Ursache auseinander setzen zu müssen.

Nicht erst seit Lazarus wird darüber diskutiert und wissenschaftlich untersucht, ob bestimmte Copingstrategien hilfreicher bei der Krankheitsverarbeitung, der Heilung und der Überlebensdauer sind als andere. Als „gute" Mechanismen galten lange die „aktiven", „adaptiven" Formen des Umgangs mit der Erkrankung. Dazu wurden gezählt Kampfgeist, Informationssuche und aktives problemfokussiertes Coping. Als „negativ" bewertet wurden Hoffnungslosigkeit, Verdrängung, Leugnung, stoische Akzeptanz und Fatalismus, Ängste und Depressionen. Eine gute systematische Übersichtsarbeit von Petticrew, Bell und Hunter [2002] zeigt auf, dass in den wissenschaftlich fundierten und hochwertigen Studien keine bestimmte Copingstrategie in Zusammenhang mit dem Verlauf der Erkrankung steht. Petticrew und seine Kollegen kommen zu dem Schluss, dass onkologische Patienten sich nicht unter Druck gesetzt fühlen sollen, besondere Bewältigungsmechanismen annehmen zu müssen, um bessere Heilungschancen zu erringen.

> **Intervention:**
> Viel wichtiger als die Suche nach „der richtigen Bewältigung" erscheint in diesem Zusammenhang das Finden individueller Bewältigungsmöglichkeiten und ressourcenorientiertes Arbeiten. Viele Patientinnen kommen aber mit dem Anliegen, „günstige Verhaltensweisen und Einstellungen" lernen zu wollen, um der Krebserkrankung etwas entgegenstellen zu können. Hier ist sensible Aufklärung und Führung wichtig, denn Veränderungswünsche sind durchaus legitim, wenn sie intrinsisch motiviert sind und nicht aus einem vermeintlich guten Ratgeber stammen.

12.5.2 Bewältigung nach Kübler-Ross

Frau Kübler-Ross hat sich jahrzehntelang mit Krebspatienten und Sterbenden beschäftigt und 5 Phasen des Sterbens beschrieben, die zur Bewältigung dieses extrem schwierigen Lebensabschnitts dienen [Kübler-Ross 2001]. Auch wenn die BSKP-ONK in den meisten Fällen nicht mit Sterbenden durchgeführt wird (aber kann), sollen diese „Bewältigungsphasen" hier nicht unerwähnt bleiben, da der Name Kübler-Ross mit der Psychoonkologie immer noch eng verknüpft ist und ein wichtiges Teilgebiet beschreibt.

Die Phasen können in unterschiedlicher Reihenfolge, auch gleichzeitig und mit verschiedener Dauer auftreten. In der Phase „**Nicht-Wahrhaben-Wollen und Isolierung**" wird die Krankheit von der Patientin geleugnet; sie geht evtl. von einer Fehldiagnose aus, erlebt alles als unwirklich. Gesprächsangebote sind in dieser Zeit besonders wertvoll. In der „**Zorn**"-Phase kann Neid auf die Weiterlebenden zu Aggressionen und Wutausbrüchen führen. „Andere dürfen unbeschwert weiterleben und gehen nach dem Dienst ohne Krankheit nach Hause" (z.B. die behandelnden Ärzte, Schwestern …). Auch die Angst vor dem Vergessenwerden kann im Vordergrund stehen. Es ist wichtig für alle Beteiligten, diesen Zorn auszuhalten und „zu übersetzen" und nicht selber zornig zu reagieren oder die Aussagen persönlich zu nehmen. Patientinnen versuchen in der Phase des „**Verhandelns**", etwas für ihre Gesundung anzubieten (dem Schicksal oder Gott), in dem Sinne: „Wenn ich das durchstehe, werde ich fromm oder großzügig oder …!" Schuldgefühle können hierbei deutlich werden, die sensibel aufgegriffen werden sollten. In der Phase der „**Depression**" geht es zum einen um das Betrauern von Verlusten (z.B. der Brust, der Gesundheit, der Sorglosigkeit) und das Betrauern bevorstehender Verluste (der Aktivität, des Lebens, Abwesenheit im Leben der Angehörigen etc.). Das Auffangen von Ängsten und Verzweiflung ist ein wichtiger Hilfsfaktor in dieser Phase. Die Phase der „**Zustimmung**" beschreibt Kübler-Ross als Zeit nach dem Kampf, jenseits des Schmerzes, die Patientin möchte nicht mehr aktiv teilnehmen am Leben, von Problemen der Außenwelt verschont bleiben. Es handelt sich um das „bereite Warten auf den Tod". Je mehr ein Mensch auf ein für ihn sinnvolles, erfülltes Leben zurückblicken kann, desto einfacher fällt die Zustimmung und Erwartung des Lebensendes. Nicht immer ist es leicht, Zustimmung von Aufgeben zu unterscheiden. Anwesenheit und Zuhören sind in dieser Phase die wichtigsten Kontaktangebote.

12.5.3 Ressourcen

(zu den Fragen 5a bis 5d und 5j: Versuchen Sie doch einmal, eine Liste mit allen Bewältigungsmechanismen zu erstellen, die Ihnen einfallen. Diejenigen, die Ihnen persönlich besonders hilfreich sind oder scheinen, können Sie unterstreichen. Was unternehmen Sie, wenn es Ihnen seelisch schlecht geht (wenn Sie sich z.b. ängstlich, niedergeschlagen oder alleine fühlen, verzweifelt sind oder wenn Sie Selbstzweifel haben)? Was unternehmen Sie, wenn es Ihnen körperlich schlecht geht (wenn Sie z.b. unter Schmerzen leiden oder Beschwerden haben)? Was unternehmen Sie, wenn Probleme auftreten (wenn Sie z.b. etwas ärgert oder Sie sich mit jemandem gestritten haben)? Gibt es Bewältigungsmechanismen, über die Sie gerne verfügen würden?)

Die Frage nach Bewältigungsmechanismen (cave: nicht allen Patientinnen ist dieser Ausdruck geläufig und muss bisweilen erklärt werden), also den Strategien, die zur besseren Krankheitsverarbeitung beitragen, soll zunächst einen Überblick bringen, über welche Ressourcen die Patientin verfügt und v.a. welche ihr bewusst sind, die sie dann auch gezielt in bestimmten Situationen einsetzen kann. Es empfiehlt sich, diesen Baustein nicht zu früh einzuplanen, weil der Behandler durch die Bearbeitung anderer Bausteine bereits vieles über die Ressourcen seiner Patientin erfährt, womit man dann ihre eigene Liste ergänzen kann.

> **Intervention:**
> Die Interventionsmethoden innerhalb dieses Bausteins sind sehr individuell. Zum Einsatz kommen hier v.a. euthyme Behandlungsstrategien, um der Patientin einen bewussten „Gegenpol" zur Fokussierung auf die Krankheit und/oder auf die Begleiterscheinungen der Therapien zu bieten. Aber je nach Bedarf werden auch Interventionen wie Stärkung sozialer Kompetenz, Kommunikationstechniken, Entspannungsmethoden, Selbstverbalisationstraining und Problemlösetraining eingesetzt (vgl. Kap. 11).

Einen guten Überblick über mögliche Ressourcen ergab die Auswertung der BSKP-ONK-Vorbereitungsbögen. Fast alle Patientinnen nannten Strategien aus dem Bereich Sport und Bewegung (Rad fahren, Joggen, Reiten, Schwimmen, Tanzen, Spaziergänge, Gartenarbeit u.v.m.). Je ein Drittel nannte den Bereich Entspannung (Meditieren, Ausruhen, Yoga, Ruhe etc.) und den Bereich „Transzendieren" (Sinnfragen, Träumen, Tagebuch, Pläne schmieden etc.). Viele fanden Ablenkung im Ausgehen (z.B. Besuche, Theater,

Konzert, Kino, Café) oder gönnten sich bewusst etwas (Kleidung, Schmuck, Frisör, Kosmetikerin, Urlaub etc.). Weiterhin wurden Ressourcen im kreativen Bereich deutlich (Musizieren, Malen, Gestalten). Auch ein veränderter Umgang mit sich selbst oder dem Umfeld wurde häufig genannt (z.b. mehr Abgrenzung von der Familie, Entscheidungen bewusst verschieben, Prioritäten setzen, sich nicht mehr ärgern, von Tag zu Tag leben, egoistischer werden, Rückzug). Der Einsatz psychischer Bewältigung im Sinne von Zulassen der Gefühle (Weinen, Schreien, Schweigen) und im Sinne von Selbstinstruktionen (sich Formeln vorreden; sich sagen, dass man sachlich an die Erkrankung herangehen und Emotionen unterdrücken muss; Schicksal vergleichen mit anderen, denen es schlechter geht; beschließen, für sich selbst zu kämpfen etc.) wurde ebenfalls erwähnt.

Wenn es den Betroffenen **psychisch schlecht** geht, helfen ihnen v.a. soziale Kontakte, Gespräche, Ablenkung oder Verdrängung, z.B. durch die Beschäftigung mit Alltäglichem, aber auch Rückzug. Bei **körperlichen Beschwerden** steht an erster Stelle der Bewältigungsmechanismen der Bereich „Ruhe" (Hinlegen, Ausruhen, Schlafen, Rückzug etc.). Auch werden medizinische Interventionen (ärztliche Behandlung, Medikamente) genutzt. Manchen hilft auch Aktivität, aber nur wenige profitieren bei körperlichen Problemen von sozialen Kontakten. Bei **Problemen oder Streit** setzt ein Drittel auf die Aussprache (Diskutieren, Klären, Lösungssuche, Reden, Meinung mitteilen etc.), ein Viertel auf Vertagung (eine Nacht darüber schlafen, nicht sofort reden, Ablenkung). Einige verfügen über große Gelassenheit in solchen Situationen, andere fühlen sich wiederum nicht in der Lage, Streit auszutragen.

> **Intervention:**
> Schon diese Vielfalt macht deutlich, dass es nicht *den* richtigen Bewältigungsmechanismus gibt. Je nach Situation und Befinden können **verschiedene Strategien** als hilfreich erlebt werden. Diese Strategien können sich in einem Prozess aber auch verändern sowie mehrere Strategien beim gleichen Problem hilfreich sein. Hier ist Flexibilität und auch Phantasie in der Bearbeitung des individuellen Weges gefragt. Je mehr Bewältigungsmechanismen die Patientin von sich kennt, je größer also dieser „Schatz" ist, auf den sie in den verschiedenen Situationen zurückgreifen kann, desto mehr Sicherheit und Eigenwirksamkeit wird sie erleben.

12.5.4 „Adaptive" Bewältigungsstrategien

(zu Frage 5e, 5g und 5h: Haben Sie versucht, sich Informationen zu Ihrer Erkrankung zu beschaffen? Haben Sie seit Beginn der Erkrankung Ihre Lebensweise umgestellt, z.B. bezüglich Entspannung, körperlicher Aktivität oder Ernährung? Finden Sie einen besonderen Halt in Ihrer Religion und Ihrem Glauben?)

"Adaptiv" steht in Anführungszeichen, weil die erfragten Strategien nicht als besser oder erwünschter bewertet werden sollen. Es handelt sich aber um Mechanismen, die **aktiv, annehmend und akzeptierend** der Erkrankung begegnen. In der Analyse der Antworten aus der BSKP-ONK-Evaluation wurde deutlich, dass fast alle Patientinnen die Informationssuche zu ihrer Erkrankung für sinnvoll hielten, sie aber in unterschiedlichem Maße und durch verschiedene Quellen suchten. Fast die Hälfte der Frauen informierte sich über die Medien (Bücher, Internet, Zeitschriften, Informationsmaterial der Krebsgesellschaften etc.), ein Drittel über andere Menschen, wie Ärzte, Freunde, Betroffene, Familie und Vorträge. Einige berichteten von einem zunehmenden, andere von einem abnehmenden Wissensdurst im Verlauf der Therapien. Nur einige erzählten, dass sie ihre Lebensweise nicht umgestellt hätten bezüglich Ernährung, Entspannung oder Sport. Die meisten erlebten Umstellungen in allen 3 Bereichen. In der Religion und im Glauben fand ein Viertel der Frauen deutlichen Halt. Bewältigungsmechanismen, über die die Frauen gerne noch verfügen würden, bestanden überwiegend in Entspannungstechniken (Yoga, Meditation, autogenes Training etc.). Zudem wurde mehr Selbstsicherheit, Optimismus, Gelassenheit, Kreativität und zu Gott zu finden gewünscht. Die Überschaubarkeit dieser Wunschliste könnte zu der Hypothese führen, dass bereits viele Ressourcen vorhanden sind oder so reaktiviert wurden, dass sie zur Bewältigung der Brustkrebserkrankung ausreichen.

Im Kapitel 14 sind Anlaufstellen für Patientinnen aufgezeigt, bei denen sie ausführliches Informationsmaterial über ihre Erkrankung erhalten können. Auch Psychotherapeuten können sich dort über Besonderheiten der Brustkrebserkrankung informieren.

12.5.5 „Maladaptive" Bewältigungsstrategien

(zu Frage 5f und 5i: Haben Sie seit Ausbruch der Erkrankung versucht, Ihr Leben neu zu ordnen? Haben Sie schon einmal versucht, Ihre Sorgen, Beschwerden oder Schmerzen mit Medikamenten oder Alkohol zu lindern?)

Wissenschaftliche Untersuchungen haben gezeigt, dass die Krebspatienten am zufriedensten sind, die versuchen, trotz ihrer Erkrankung die „Normalität" zu wahren und der Krankheit eine neutrale Bedeutung (weder negativ noch positiv i.S. von Anlass, das eigene Leben zu überdenken und zu verändern) beimessen. Die Aufrechterhaltung oder Wiederherstellung des Alltags hat dabei anscheinend stabilisierende Funktionen. In einem Gruppenvergleich zeigten diese Patienten ein geringeres Ausmaß von Belastung, bessere Lebensqualität, weniger Probleme, geringeres Einsamkeitsgefühl und weniger depressive Krankheitsverarbeitung. Auch die Partner und Kinder dieser Patientengruppe scheinen weniger beeinträchtigt [Schulz et al. 1998]. Dies soll nicht heißen, dass Veränderungen per se zu großer Unzufriedenheit führen, schon gar nicht, wenn es nachvollziehbare Veränderungswünsche gibt, weil Unzufriedenheiten auch schon vor der Krebserkrankung bestanden haben. „Maladaptiv" als Bewertung der Frage nach dem Neuordnen des Lebens ist nicht in jedem Fall richtig. Wir haben diese plakative Zuordnung gewählt, um die Zweiseitigkeit von Veränderungswünschen besonders deutlich zu machen.

Intervention:
Wichtig ist, dass Betroffene ihr Leben **nicht ändern müssen**, nur weil es ihnen vom Umfeld, oberflächlicher Literatur und Medienprodukten nahe gelegt wird, weil man sich angeblich nur durch gründliche Änderungen vor Krankheitsrückfällen schützen kann. Der Wunsch nach Veränderung, ohne dass diese gelingt, oder der Druck, sich verändern zu sollen, können im Gesundungsprozess erhebliche Stressfaktoren darstellen.

Bewältigungsstrategien: Familiärer Alltag als Hilfe
Die 42-jährige Frau H. berichtet, dass ihr während der Therapien die Familie eine wichtige Unterstützung geboten hat. V.a. in dem Wunsch, den Alltag für die Kinder ungestört weiterlaufen zu lassen, habe sie sich häufig „zusammenreißen" müssen. Obwohl sie lieber die Decke über den Kopf gezogen hätte, ist sie immer wieder für die Familie aufgestanden, habe ihre Aufgaben erledigt und sich dadurch häufig deutlich besser gefühlt. Sie habe auch viel Hilfe erhalten und Rücksicht erfahren. Durch das familiäre Leben gerate die Krankheit nicht so in den Mittelpunkt des Lebens, wie sie das z.B. bei ihrer ebenfalls erkrankten Schwester erlebt hätte, die weder Partnerschaft noch Familie besitze.

Bewältigungsstrategien: Private und berufliche Veränderungen
Die 37-jährige Frau N. hat sich während der Chemotherapie und der Bestrahlungen von ihrem Ehemann nicht unterstützt gefühlt oder ihn als hilfreich erlebt. Immer wieder stellte er die Therapien infrage, war auch mit dem anschließenden Kuraufenthalt nicht einverstanden. Durch diese Beziehungskrise werden Frau N. langjährige Unzufriedenheiten bewusst, die sie nun ändern möchte, obwohl sie sich für ihre Kinder im Alter von 2 bis 9 eine „intakte Familie" gewünscht hätte. Sie trennt sich von ihrem Mann und beschließt, sich auch beruflich zu verändern. Sie fühlt sich „wie befreit" und schöpft daraus viel Kraft, obwohl ihr Alltag als allein erziehende Mutter anstrengender geworden ist.

12.5 Baustein 5: Bewältigungsmechanismen

In den Aussagen der bisher behandelten Patientinnen mit der BSKP-ONK zeigte sich, dass einige versuchten, ihr Leben zu ändern, ohne dass dieses Vorhaben oder Vorgehen positive Auswirkungen auf das Befinden hatte: „Mir blieb nichts anderes übrig. Bin dazu gezwungen, komme aber nicht gut damit zurecht. Ich versuche es noch. Ich denke ich müsste, komme aber nicht dazu. Ich strebe noch intensivere Veränderungen an." Andere Frauen verändern bewusst Dinge oder Verhaltensweisen in ihrem Leben, die sie dann auch positiv bewerten: „Gesunde Ernährung und Sport; Ehrenamt aufgeben, um Überforderungen zu vermeiden; Rente statt nervenaufreibender Arbeitssuche; lebe intensiver, bewusster; lasse weniger Ärger an mich heran; gebe Aufgaben ab; lasse alles langsamer angehen." Einige Frauen möchten keine Veränderungen in ihrem Leben: „Ich will meinen Alltag zurück. Ich will so werden, wie ich einst war. Mein Tagesablauf und ich haben sich verändert, mein Leben ist gleich geblieben. Ich habe Angst vor Veränderungen."

Lange wurden Mechanismen wie Verdrängung und Verleugnung der Krebserkrankung als besonders „ungünstige, wenig wünschenswerte" Bewältigung angesehen. Heute hat sich weitgehend die Überzeugung durchgesetzt, dass manche Patientinnen nur so einen Umgang mit dem Problem finden und damit „gut" zurechtkommen. Es gibt keinen Grund, Verdrängungen bewusst zu durchbrechen und die Patientinnen zu zwingen, „realistisch" mit der Erkrankung umzugehen. Ebenso wie die Verdrängung ist der soziale Rückzug nicht immer als Warn- und Alarmzeichen zu sehen. Wie bereits in anderen Zusammenhängen erwähnt, kann sozialer Rückzug auch die Möglichkeit von Ruhe und geschütztem Raum bzw. Umfeld bieten. Gleichzeitig weiß man jedoch, dass ein gut funktionierendes soziales Netz auch viele Krisen und emotionale Labilität auffangen kann.

> **Intervention:**
> Die Kommunikation mit Patientinnen, die verdrängen, muss sich sensibel auf diese Mechanismen einlassen und kann sicherlich nicht so offen erfolgen wie mit sich konfrontierenden Frauen. Auch gemeinsame Entscheidungsabsprachen im Sinne des „informed consent" sind nicht in gleicher Weise möglich. Sozialer Rückzug muss gut beobachtet und individuell bewertet werden. Ist er nicht hilfreich oder sogar Symptom einer beginnenden psychischen Störung, sind therapeutische Interventionen im Sinne der kognitiv-rationalen Therapie und vorsichtige Strategien zur Verhaltensänderung indiziert; im Einzelfall auch der Einsatz von Antidepressiva (vgl. Kap. 4.3.9).

Die Frage nach Medikamenten und Alkohol zur Linderung von Beschwerden verneinten 17 der 37 Patientinnen, 9 beantworteten sie mit Ja (Medikamente, Zigaretten, Alkohol, Beruhigungsmittel, Antidepressiva), 2 kannten dieses Verhalten von früher, mehrere ließen diese Frage unbeantwortet.

> **Intervention:**
> Viel zu selten wird konkret nach „Selbstbehandlung" mit Alkohol oder Beruhigungsmitteln gefragt. Dabei können Hinweise darauf ein Anhalt sein für depressive Symptomatik oder starke Ängste, die die Patientin nicht mehr ohne Hilfe bewältigen kann.

> **Bewältigungsstrategien: Alkohol zur Symptombewältigung**
> Frau B. ist 45-jährig an Brustkrebs erkrankt. Zu der Erkrankung kommen Ablösungskonflikte mit den fast erwachsenen Töchtern hinzu. Frau B. berichtet sehr offen, dass sie ihre extremen Ängste gerne mit einigen Flaschen Bier dämpfe. Der Alkoholkonsum verringert sich, nachdem eine leichte antidepressive Medikation eingesetzt wurde.

12.6 Baustein 6: Zukunftsperspektiven

Die Patientinnen erhalten zur Vorbereitung auf diesen Themenblock folgenden Einleitungstext und folgende Fragen zur Reflexion.

Was bringt die Zukunft?

> **Einleitungstext:**
> Durch eine Krebserkrankung wird häufig die bisherige Zukunftsplanung „über den Haufen geworfen". Auch wenn zunächst die aktuelle Behandlung der Symptome im Mittelpunkt steht, stellt sich für viele gleichzeitig die Frage nach dem „wie lange noch" und in welcher körperlichen Verfassung die eigene Zukunft gestaltet werden kann. Da die Phantasien, Gedanken und Gefühle bezüglich der eigenen Zukunft einen großen Einfluss auf die derzeitige Lebensqualität haben, möchten wir mit Ihnen über Ihre Ideen zu diesem Thema ausführlich sprechen.

12.6 Baustein 6: Zukunftsperspektiven

> Fragen:
> **6a** Wie sah ihre Zukunftsplanung vor der Krebserkrankung aus?
> Welche Gefühle erleben Sie, wenn Sie an diese Planung denken?
>
> **6b** Wie sieht diese heute für Sie aus? Gibt es kurzfristige Ziele (bis zu einem Jahr), die Sie sich gesetzt haben?
> Welche Gedanken und Gefühle verbinden Sie mit diesen Zielen?
>
> **6c** Gibt es heute langfristige Ziele (über ein Jahr hinaus), die Sie sich gesetzt haben?
> Welche Gedanken und Gefühle verbinden Sie mit diesen Zielen?
>
> **6d** Wenn Sie an die Zukunft Ihrer Erkrankung denken, welche Gedanken und Gefühle verbinden Sie damit?
>
> **6e** In welcher Weise lassen Sie andere an Ihren Gedanken und Gefühlen bezüglich ihrer Zukunft teilhaben?
>
> **6f** Inwieweit sprechen Sie mit Ihren Angehörigen über diese Gedanken und Gefühle und die zukünftige Entwicklung Ihrer Erkrankung?
>
> **6g** Sprechen Sie mit den Ärzten über die zukünftige Entwicklung Ihrer Erkrankung?
>
> **6h** Welchen Stellenwert wird die weitere Nachsorge vermutlich für Sie haben?
>
> **6i** Gibt es einen Wunschtraum, den Sie sich irgendwann einmal gerne erfüllen möchten?

Vorbereitungsbogen 12.6: Was bringt die Zukunft?

12.6.1 Zukunftsplanung

(zu Frage 6a: Wie sah ihre Zukunftsplanung vor der Krebserkrankung aus? Welche Gefühle erleben Sie, wenn Sie an diese Planung denken?)

Die Planung der Zukunft ist **Bestandteil unserer Lebensqualität**. Zukunftsplanung darf nicht verwechselt werden mit dem puren Aufschieben von gegenwärtigen Wünschen und steht auch nicht für eine besondere Unzufriedenheit mit der jetzigen Situation, sondern sollte verstanden werden als ein zielgerichtetes Blicken in die noch kommende Zeit. Für viele Krebskranke steht die Erkrankung zunächst wie eine Wand vor ihnen, hinter der die Zukunft mit vielen Fragezeichen versehen ist. Die vorherige Planung gilt als „überholt". Einige Patientinnen erlauben sich durch die Erkrankung keine Planungen oder zukunftsgerichtete Handlungen mehr. Da kann schon ein Kleidereinkauf von Fragen begleitet sein, ob sich das denn noch lohne. Es können aber auch neue Wünsche und Pläne entstehen. Wie wir in vorigen Beispielen schon gesehen haben, können sich Änderungswünsche in grundlegenden Lebensbedingungen ergeben oder der Wunsch, zu früheren Zukunftsplanungen zurückzukehren. Beim Ansprechen des Themas „Zukunft" sind Ängste, Wünsche oder Mechanismen der Verdrängung („Das spielt für mich im Moment keine Rolle.") der Patientinnen gut erkennbar. V.a. wenn man dieses Thema als letzten Baustein der BSKP-ONK wählt, ergeben sich gute Möglichkeiten auch über die Zukunftsplanung der begleitenden Gespräche zu reden: Wie geht es nach der BSKP-ONK weiter? Besteht weiterer Gesprächsbedarf? Wäre eine Selbsthilfegruppe denkbar? Oder ist eine langfristige Psychotherapie ratsam (s. Kap. 14.6)?

Bei der Auswertung der Vorbereitungsbögen zeigten die Antworten der Patientinnen zu der Frage nach den bisherigen Zukunftsplanungen und deren Bewertung aus der heutigen Perspektive ein sehr heterogenes Bild. Viele der Frauen berichteten von beruflichen Plänen (z.B. Wechsel der Arbeitsstelle, Ausstieg aus dem Beruf, Wiedereinstieg in den Beruf) oder familiären Plänen (z.B. Partnersuche, mehr Zeit für Kinder, gemeinsame Zeit mit Partner nutzen). Einige Frauen beabsichtigten größere Veränderungen bezogen auf Haus und Garten (z.B. Umzug, Renovierung), mehrere nannten Vorhaben zu Reisen und Freizeitaktivitäten. Nur einzelne Frauen hatten keine besonderen Pläne zu berichten. Das „Durchkreuzen" von Plänen durch die Krankheit wird überwiegend von negativen Gefühlen wie Trauer, Wehmut, Melancholie, Ratlosigkeit, Wut, Verzweiflung, Angst und Verunsicherung begleitet. Aber auch Dankbarkeit, Zuversicht, Unbeschwertheit und Hoffnung werden in diesem Zusammenhang genannt.

12.6.2 Kurz- und langfristige Ziele

(zu den Fragen 6b und 6c: Wie sieht dies heute für Sie aus? Gibt es kurzfristige Ziele (bis zu einem Jahr), die Sie sich gesetzt haben? Welche Gedanken und Gefühle verbinden Sie mit diesen Zielen? Gibt es heute langfristige Ziele (über ein Jahr hinaus), die Sie sich gesetzt haben? Welche Gedanken und Gefühle verbinden Sie mit diesen Zielen?)

Durch die Diagnosestellung und die dringlich eingeleiteten Therapien können **kurzfristige** Planungen der Patientinnen, wie Reisen, berufliche Aufgaben, familiäre Verpflichtungen etc., nicht immer erfüllt werden.

12.6 Baustein 6: Zukunftsperspektiven

In der BSKP-ONK gefragt nach kurz- und langfristigen Zielen, verneinen nur einzelne Frauen kurzfristige Planungen. Genannte kurzfristige Ziele beziehen sich zum Teil auf die Therapie (z.b. Rehabilitation, Kur, Brustaufbau) und die Gesundheit (z.b. Vitalität wiedererlangen, Sport treiben, Rauchen aufhören). Aber auch Reisen, in den Alltag zurückkehren, neue Aufgaben angehen und Veränderungen in der Familie und im Freundeskreis werden als kurzfristige Ziele genannt. Mehrere Frauen erhoffen sich kurzfristig mehr Entlastung und mehr Konzentration auf sich selbst und auf eigene Bedürfnisse. Die Ziele sind begleitet von Unsicherheiten, Ängsten, Pessimismus und Ungeduld. Diese Zweifel überwiegen quantitativ positive Affekte wie Vorfreude und Zuversicht.

Langfristige Pläne sind durch eine Krebserkrankung manchmal infrage gestellt. Das Bewusstsein für Unvorhersehbares schärft sich und konkurriert mit dem unbewussten Glauben an die eigene „Unsterblichkeit". Bei der Beschäftigung mit langfristigen Planungen kann es zum Hadern mit der Erkrankung kommen, mit dem Wegfall der Unbeschwertheit. Manche Frauen berichten über sehr offene Gespräche mit dem Partner, Freunden und der Familie über weitere Planungen und Zukunftsperspektiven, andere darüber, dass solche Gespräche kaum möglich sind. Das Scheitern solcher Gespräche kann an eigener Zurückhaltung, aber auch an fehlendem Zutrauen, dass andere mit diesem Thema umgehen können, liegen.

Haben nur einzelne Frauen in den BSKP-ONK-Therapien keine kurzfristigen Ziele für sich gefasst, verneint ein Drittel der Frauen langfristige Ziele. Die meisten genannten Ziele in langfristiger Planung beziehen sich auf neue Aufgaben, z.B. solche wie Marathon laufen oder ein Buch über die Krankheit und eigene Erfahrungen schreiben. Auch bei diesem Thema stehen Furcht, Ängste, Trotz und Beunruhigung Affekten wie Hoffnung, Freude und Stolz entgegen.

Kurz- und langfristige Ziele: Suche nach neuen Lebenszielen
Frau C. ist 41-jährig an Brustkrebs erkrankt. Erst ein halbes Jahr vor der Diagnosestellung hatten Frau C. und ihr Mann nach 3 erfolglosen Versuchen die reproduktionsmedizinische Behandlung bei ungewollter Kinderlosigkeit beendet. Frau C. hat den Eindruck von einer „potenziellen Mutter" zu einer „alten Frau" geworden zu sein. Sie leidet sehr unter den Wechseljahresbeschwerden bedingt durch das Tamoxifen. Sie und ihr Mann waren wegen des unerfüllten Kinderwunsches schon auf der Suche nach neuen Lebenszielen und Lebensinhalten. Durch die onkologische Erkrankung ist dieser Prozess nochmals unterbrochen worden. Sie hat den Eindruck, für sich ganz neue Ziele und Bewertungen finden zu müssen.

12.6.3 Planungen im Zusammenhang mit der Erkrankung

(zu den Fragen 6d bis 6h: Wenn Sie an die Zukunft Ihrer Erkrankung denken, welche Gedanken und Gefühle verbinden Sie damit? In welcher Weise lassen Sie andere an Ihren Gedanken und Gefühlen bezüglich ihrer Zukunft teilhaben? Inwieweit sprechen Sie mit Ihren Angehörigen über diese Gedanken und Gefühle und die zukünftige Entwicklung Ihrer Erkrankung? Sprechen Sie mit den Ärzten über die zukünftige Entwicklung Ihrer Erkrankung? Welchen Stellenwert wird die weitere Nachsorge vermutlich für Sie haben? Gibt es einen Wunschtraum, den Sie sich irgendwann einmal gerne erfüllen möchten?)

Gerade in der Phase der Therapien werden die meisten Planungen von den Patientinnen nicht ohne Zusammenhang mit der Erkrankung gesehen; umso wichtiger ist es, diesen Kontext fokussiert anzusprechen. Ängste vor Rezidiven und Metastasen können hier benannt werden. Nach Abschluss der Therapien stehen einige Monate später erste Kontrolluntersuchungen an, die für nicht wenige Frauen Reaktualisierungen der Diagnosemitteilung mit sich bringen. Der Umgang mit Ängsten, Unruhe und Panik vor diesen Untersuchungsterminen kann besprochen werden. Gibt es Personen im Umkreis der Patientin, mit denen sie sehr offen über ihre Gedanken und Gefühle sprechen kann (Partner, Familienangehörige, Freunde), kann dies zu einer deutlichen Entlastung führen. Aber auch ein guter Kontakt zu den behandelnden Ärzten kann Sicherheit vermitteln. Wichtig ist, dass der Übergang vom Abschluss der Therapien in den „unversorgten" Alltag gelingt. Viele Frauen erleben weniger die Erleichterung durch den Abschluss als vielmehr die Unsicherheit, nicht mehr unter ständiger „Kontrolle" zu stehen, Blutwerte überprüft und Tumormarker bestimmt zu wissen. Auch fällt gerade in dieser Übergangszeit auf, dass der „neue" Alltag eben doch nicht der „alte" Alltag ist; dass durch das Ende der akuten Behandlungen, die Krankheit oder die Erinnerungen an sie nicht komplett der Vergangenheit angehören.

> **Intervention:**
> Besonders der Übergang von der engmaschigen ärztlichen Betreuung während der Therapien zum Alltag und in den Nachsorge-Status kann besser gelingen, wenn mögliche Schwierigkeiten vorher besprochen werden. Dabei steht die Entpathologisierung von Ängsten und Unsicherheiten sicherlich im Vordergrund.

Den meisten Patientinnen der bisherigen BSKP-ONK-Therapien war die Nachsorge sehr wichtig. Sie wurde verbunden mit positiven wie negativen Affekten (Wunsch nach Sicherheit und negativen Befunden, Angst vor Rezidiven und schlechten Nachrichten). Einige Frauen hofften, dass sie in der Zukunft nicht mehr mit der Krankheit konfrontiert werden, sie diese sogar vergessen können. Vielen war aber auch bewusst, wie unvorhersehbar ihre Zukunft geworden ist. Für die Hälfte der Frauen waren offene Gespräche bezüglich Zukunft und damit verbundenen Gefühlen möglich, aber immerhin ein Viertel sah keine Möglichkeit, mit anderen diese Gedanken zu teilen. Nur vereinzelte Frauen äußerten keinen Gesprächsbedarf. Bei den Gesprächsmöglichkeiten mit den Ärzten zeigte sich, dass die meisten Gespräche nicht über den Zeitrahmen der Nachsorge hinausgehen und für intensivere Gespräche eher Hausärzte oder niedergelassene Gynäkologen infrage kommen; Klinikärzte werden teils als wenig greifbar und wenig konkret erlebt.

12.6.4 Perspektiven in der Palliativsituation

Sowohl die Patientin, die sehr bewusst mit dem Lebensende und dem Sterben umgeht, als auch Patientinnen, die diese Tatsache verdrängen, brauchen v.a. Beruhigung und das Gefühl, „nicht aufgegeben zu werden". Die Gewissheit, bis zum Schluss ärztliche Hilfe zu bekommen, ist für die meisten Patientinnen enorm wichtig. Hilfe bedeutet in diesem Stadium v.a., palliativmedizinisch betreut zu werden und eine einfühlsame Begleitung im Sterbeprozess.

Diese Möglichkeit der Betreuung am Lebensende ist extrem schwierig zu planen oder mit Patientinnen im Voraus zu thematisieren (s. Kap. 14.2). Nur wenige sehen darin einen „guten Weg", sondern vielmehr „das endgültige Abstellgleis". Sehr sensibel reagieren Patientinnen auf den Rückzug von Ärzten und Pflegepersonal, wenn die Entscheidung getroffen wird, die therapeutischen Maßnahmen auf die palliative Behandlung zu beschränken, weil die Patientin „austherapiert" ist. Die vonseiten der Helfer erlebte Hilflosigkeit führt nicht selten zur Vermeidung von Kontakten mit der Patientin, nicht zuletzt auch, um den eigenen Gefühlen (z.B. Ohnmacht, Trauer) aus dem Weg zu gehen. Sich solchen Gefühlen zu stellen und es auszuhalten, eine sterbende Patientin zu begleiten, erfordert über das rein medizinische Wissen hinaus einen Lernprozess, bei dem Balint- oder Supervisions-Gruppen hilfreich sein können.

In dieser letzten Lebensphase ist sehr individuelles vorsichtiges Vorgehen erforderlich, einen einheitlichen Weg kann es hier nicht geben. Die BSKP-ONK ermöglicht, sich schon vor diesem finalen Stadium mit dem Thema Tod und Sterben auseinander zu setzen, was jedoch auch keine Vorhersage über ein „gutes Abschiednehmen" zulässt.

> **Palliative Situation: Aktive Suche nach Hospiz**
> Frau W. (59 Jahre) hat, kurz bevor sie von ihrem 2. Rezidiv und der Metastasierung des Mamma-Karzinoms erfährt, in der Zeitung einen langen Artikel über Hospize gelesen. Sie fühlt sich davon sehr angesprochen und erkundigt sich aktiv bei der Sozialarbeiterin der Klinik nach Hospizeinrichtungen in der Umgebung ihres Wohnortes. Sie möchte möglichst lange selbstbestimmt über ihr Leben entscheiden, auch über den letzten Lebensabschnitt. Sie sieht diesen Weg auch als Entlastung für ihre Familie.

> **Palliative Situation: Verleugnung der Situation**
> Frau G. ist 46 Jahre alt, als bereits eineinhalb Jahre nach der Ersterkrankung an inflammatorischem Mamma-Karzinom ein Rezidiv auftritt. Die Metastasierung schreitet schnell voran, die Chemotherapien scheinen kaum etwas zu bewirken. Frau G. ist selber Ärztin und kann rational ihre Situation gut erfassen. Gleichzeitig findet eine große emotionale Verdrängung statt, wohl auch, um für die 2 kleinen Kinder weiter „funktionieren" zu können. Noch im präfinalen Stadium geht Frau G. davon aus, wieder nach Hause entlassen zu werden und sich gesundheitlich wieder stabilisieren zu können (wenn auch nicht geheilt zu werden). Noch einen Tag vor ihrem Tod spricht sie über die Suche nach einer Haushaltshilfe und Pflegerin, die sie zu Hause unterstützen könnte. Alle Angebote in den finalen Wochen, sich in ein Hospiz verlegen zu lassen, aber auch Gesprächsangebote über Sterben und Abschiednehmen, ignoriert sie, als hätte sie nichts gehört.

12.6.5 Wunschträume/Lebensträume

(zu Frage 6i: Gibt es einen Wunschtraum, den Sie sich irgendwann einmal gerne erfüllen möchten?)

Es ist immer wieder interessant, Patientinnen nach ihren Lebensträumen zu fragen. Es gibt Frauen, die sich gerne bestimmte Wünsche zeitnah erfüllen möchten, weil ihnen die Möglichkeit des Lebensendes „näher gerückt" scheint. Manchmal müssen solche Wünsche aber auch im Bereich der Wünsche und Träume bleiben, weil in der Vorstellung und nicht in der Umsetzung die eigentliche Qualität liegt.

> **Wunschtraum: Motorradtour**
> Frau U. ist 59 Jahre alt, als die Metastasierung der Brustkrebserkrankung zunimmt und inzwischen viele Organe befallen hat. Da sie sich noch einigermaßen körperlich stabil fühlt, erfüllen sich ihr Mann und sie eine letzte gemeinsame Deutschlandtour auf ihrem Motorrad. Erst danach begibt sich Frau U. zur palliativen Behandlung in die Klinik. Sie fühlt sich innerlich sehr ruhig und zehrt von den Erinnerungen an die Reise.

12.6 Baustein 6: Zukunftsperspektiven

> **Lebenstraum: Arbeit auf der Alm**
> Die 59-jährige Frau H. berichtet in der BSKP-ONK von ihrem Wunschtraum, für mehrere Monate auf einer Alm zu arbeiten, beim Almauf- und -abtrieb zu helfen sowie die Weite der Berge und die für sie damit verbundene Ruhe zu genießen. Bei den Überlegungen zur Umsetzbarkeit dieses Wunsches bemerkt Frau H., dass sie diesen Traum nicht verlieren und „entzaubern" möchte durch die bloße Realität. Es soll für sie ein Traum bleiben, „für den es sich lohnt, weiter zu leben".

Wunschträume, die die Patientinnen der BSKP-ONK Evaluationsstudie nannten, bezogen sich zu einem Großteil auf Reisen und Auslandsaufenthalte, auf gemeinsame Unternehmungen mit dem Ehemann und den Bereich Familie/Freunde. Andere bezogen sich auf die Gesundheit oder Tätigkeiten (z.B. eine andere Ausbildung oder ein Buch schreiben, Bilder malen). Nur einzelne Frauen gaben das Fehlen von Wunschträumen an.

Teil III: Information/Qualitätssicherung/ Abrechnung

13 Ergänzende Maßnahmen zur Krankheitsbewältigung
14 Weiterführende Informationsquellen
15 Qualitätssicherung in der Psychoonkologie
16 Abrechnung psychoonkologischer Therapie

13 Ergänzende Maßnahmen zur Krankheitsbewältigung

Die kreativen Verfahren wie Musik- und Kunsttherapie gewinnen einen immer wichtigeren Stellenwert in der Arbeit mit somatisch Kranken. Unlängst wurden die kreativen Verfahren in die nationalen Leitlinien zur Behandlung des Mamma-Karzinoms (S3-Leitlinie) der Deutschen Krebsgesellschaft aufgenommen. Die verschiedenen Therapieformen werden im Folgenden kurz umrissen und Ergebnisse der wissenschaftlichen Evaluation darstellt. Für interessierte Leser wird auf weiterführende Literatur verwiesen.

13.1 Kunst- und Gestaltungstherapie

„Die Kunst- und Gestaltungstherapie ist ein handlungs- und erlebnisorientiertes Therapieverfahren. Es vertieft und differenziert das Ich-Erleben, regt den Dialog mit sich an, fördert Ausdrucks- und Verbalisierungsvermögen" [Kohls, Hagenheimer, Mehl 2002, S. 72]. Beim Malen, Zeichnen oder Modellieren können innere Bilder Form annehmen und Stimmungen ausgedrückt werden. Kunst- und Gestaltungstherapie sind in der Regel tiefenpsychologisch verankert: Ziel ist es, „die Komplexität des menschlichen Wesens aufgrund seines bildnerischen Ausdrucks zu beschreiben ..., (und) ... unbewusste seelische Impulse, bildnerisch ausgedrückt, zu entschlüsseln" [Henn, Gruber 2004, S. 9]. Der Gestaltungsprozess ermöglicht es, über nonverbale oder nur teilweise verbale Kommunikation mit sich und anderen den Prozess der Krankheitsverarbeitung zu unterstützen. Insbesondere bei Aspekten einer Krebserkrankung wie Gefühle und Stimmungen, Hoffnungen und Ahnungen, Sterben und Tod hilft der kreative Ausdruck, Unaussprechliches sichtbar zu machen. Durch das aktive Gestalten können Ressourcen des Patienten gezielt angesprochen und gefördert werden. Kunst- und Gestaltungstherapie kann sowohl als Einzeltherapie als auch in Gruppen stattfinden. Dabei erhält die Kunsttherapeut-Patient-Interaktion eine wichtige Rolle.

Die Kunst- und Gestaltungstherapie ist eine traditionsreiche Therapie, die bis in die Antike zurückreicht, doch erst in den letzten Jahren kann von der Entwicklung einer kunsttherapeutischen Forschung gesprochen werden. Im Jahr 1998 entstand in Deutschland der Forschungsverbund *Kunsttherapie in der Onkologie*, der seither ein Forum des Austausches über Inhalte, Methoden und Ergebnisse der Evaluation des kreativen Gestaltens bietet. Ausführliches dazu findet sich in dem Herausgeber-Band von Henn und Gruber [2004].

Exemplarisch für die sich weiterentwickelnde Forschungsaktivität auf diesem Gebiet sei folgende Studie benannt: In einer kontrollierten Pilotstudie am Universitätsklinikum Ulm haben Grulke und Kollegen die Wirksamkeit kreativer Therapien bei hämatologisch-onkologischen Patienten überprüft. Die Ergebnisse einer kleinen Stichprobe zeigten, dass sich im Laufe der Therapie sowohl Stimmung als auch Lebensqualität verbesserte sowie ein Rückgang depressiver und ängstlicher Symptomatik zu verzeichnen war. Wirkmechanismen, die die Patienten beschrieben, waren „nonverbale (bessere) Möglichkeiten des Gefühlsausdrucks, ein Zusammensetzen des fragmentierten Selbst, Zufriedenheit durch das Wiederentdecken der eigenen Kreativität, meistern von physischen Symptomen durch kreative Beschäftigung, neue Ideen bekommen über den Sinn des Lebens, etwas Bleibendes erschaffen" [Grulke et al. 2001].

In einem geförderten Projekt an der Klinik für Tumorbiologie Freiburg wurde unter der Leitung von Professor J. Weis die Kunsttherapie mit Krebspatienten im Hinblick auf die systematische Bildanalyse untersucht [Gruber, Frieling, Weis 2002]. Anhand einer Experteneinschätzung wurden formal-ästhetische Kriterien herausgearbeitet, die bei einer inhaltlichen Bildinterpretation angewandt werden. Ausführliche Ergebnisse dazu sind beim Projektleiter oder auf der Homepage des Instituts (www.tumorbio.uni-freiburg.de) erhältlich.

13.2 Körperorientierte Verfahren

Unter dem Begriff der körperorientierten Verfahren werden verschiedene Therapien zusammengefasst, z.B. Entspannungstechniken, Bioenergetik, Tanztherapie, Feldenkrais, aber auch Musiktherapie (rezeptiv wie aktiv). Eine Übersicht dazu findet sich im *Manual Psychoonkologie* [Schüßler et al. 2002].

Körperorientierte Verfahren nutzen ähnlich wie die kreativen Verfahren den nonverbalen Ausdruck des Menschen. Dies kann ressourcenorientiert sein, aber auch auf Konflikte fokussiert werden mit dem Ziel einer Katharsis.

Neben dem Symbolhaften des Körperausdrucks geht es gerade für Brustkrebspatientinnen auch darum, sich wieder zu spüren, Beweglichkeit und Grenzen des Körpers wahrzunehmen. Der Kontakt zum eigenen Körper kann durch Operation und Bestrahlung und/oder Chemotherapie unterbrochen sein (vgl. Kap. 12.2). Frauen haben das Gefühl, sich nicht mehr auf ihren Körper verlassen zu können, ihm ständig misstrauen zu müssen. Oftmals betrachten sie ihren Körper nur unter negativen Vorzeichen: „Ist da nicht wieder etwas? Könnte es wieder ein Zeichen von Krankheit sein?" Die gesunden Anteile werden nicht mehr wertgeschätzt. Sich dem Körper auf positive Weise wieder anzunähern, ihn zu würdigen und seine Leistungsfähigkeit trotz Krankheit und Belastung durch Behandlungen anzuerkennen, ist eine wichtige Funktion der körperorientierten Verfahren.

Die wissenschaftliche Überprüfung der Wirksamkeit körperorientierter Verfahren ist wegen der unterschiedlichen Verfahren, die darunter zusammengefasst werden, nicht im Allgemeinen zu beurteilen. Entspannungsverfahren wie autogenes Training, Visualisierung oder progressive Muskelrelaxation sind weit verbreitet und haben ihre Wirksamkeit bereits belegt. Eine Übersicht findet sich z.B. bei Schulz und Kollegen [2001].

Eine Studie der Klinik für Tumorbiologie Freiburg mit 77 Frauen zeigt den Nutzen einer Tanztherapie im Sinne der Gesundheitsförderung und Salutogenese für Krebspatientinnen. Mit einem Design, das sowohl qualitative wie auch quantitative Methoden einsetzt, demonstrieren die Autoren, dass sie mit dem tanztherapeutischen Konzept in der Lage sind, Lebensqualität der Patientinnen zu verbessern, Angst und Depressivität zu vermindern und den Selbstwert zu stärken [Mannheim, Weis 2005]. Die Details des praktischen Vorgehens in der Tanztherapie finden sich in der Publikation. Weitere konkrete Anleitungen zu körperorientierten Methoden finden sich bei Steinvorth [2004].

Die ergänzenden Verfahren, wie sie oben beschrieben wurden, zeigen im Hinblick auf ihre Wirksamkeit zur Krankheitsbewältigung insgesamt ermutigende Ergebnisse. Allerdings ist zu beachten, dass diese Techniken nicht für alle Brustkrebspatientinnen passend und empfehlenswert sind. Sie stellen eine sinnvolle und wirksame Ergänzung der psychoonkologischen Versorgung dar, wenn sie von der Patientin als solche betrachtet werden. Insgesamt aber scheint es wünschenswert, auch diese eher randständigen Interventionen in die klinische Versorgung – v.a. im Bereich der Rehabilitation – zu integrieren, damit die Patientin selbst wählen kann.

13.3 Bibliotherapie

Bibliotherapie bezeichnet den therapeutischen Einsatz von Literatur zur Krankheitsbewältigung oder Selbstentfaltung. Chronisch Kranke und insbesondere Krebspatienten, die eine Einschränkung ihrer Lebensqualität erleben, können von der Bibliotherapie profitieren. Wissenschaftlich betrachtet ist der Einsatz von Literatur als Therapeutikum bei psychisch kranken oder belasteten Menschen noch Neuland. Einige wenige Studien belegen die Wirksamkeit, bspw. bei traumatisierten Menschen, die unter Anleitung über ihre Erfahrungen schreiben. Der Einsatz des Schreibens in der Psychoonkologie wurde bislang noch keiner Evaluation unterzogen. Die Bibliotherapie soll ein wenig ausführlicher betrachtet werden, da sie mit vergleichsweise einfachen Mitteln angewendet werden kann und den natürlichen Neigungen vieler Menschen entspricht – nämlich Erlebtes in Worte zu fassen.

In der Bibliotherapie werden generell 2 Vorgehensweisen unterschieden: zum einen wird der Nutzen betrachtet, den Patienten aus dem Lesen von Prosa oder Poesie ziehen – also wenn der Patient als Rezipient gesehen wird. Zum anderen werden Patienten dazu angeleitet, selbst Texte zu verfassen, um die Selbstreflektion und damit den Prozess der

Krankheitsbewältigung zu unterstützen. Dabei kann vergleichbar wie bspw. bei der Mal- oder Tanztherapie sowohl in Gruppen als auch in Einzelsitzungen gearbeitet werden. Ziel der Therapie ist „eine Deckung der 4 Bereiche:
- Gedanken-Schutz-Räume schaffen
- Medium zum Selbstausdruck eröffnen
- Psychodynamik der Krankheitsverarbeitung über Metaphorik und angebotene Reflexionsflächen anregen
- Gedanken und Gefühle stimulieren" [Vollmer, Wibmer 2002, S. 68]

Positive Auswirkungen können sowohl eine Gedankenstrukturierung betreffen als auch zu Entspannung und Reduktion von Ängsten und Konflikten verhelfen. Detaillierte Informationen zum Hintergrund der Bibliotherapie, ihrer Ziele und Wirksamkeit sowie ihrer konkreten Anwendung können im Kapitel Bibliotherapie im *Manual Psychoonkologie* nachgelesen werden [Vollmer, Wibmer 2002]. Eine Dokumentation der praktischen Arbeit ist weiterhin im Buch von Vollmer [2004] dargestellt. Hier finden sich Therapiegespräche, Gedichte und Bilder aus der Arbeit mit Krebspatienten im Klinikum München-Großhadern.

14 Weiterführende Informationsquellen

14.1 Informationen zu allgemeinen medizinischen Themen

Sich über seine Erkrankung zu informieren bedeutet, sich Sicherheit verschaffen in einer Zeit, in der die Unsicherheit das vorherrschende Gefühl ist. Das entlastende Moment durch Information wird besonders von Angehörigen der Erkrankten erlebt und mithilfe der vielfältigen Informationsmöglichkeiten unter anderem über das Internet intensiv genutzt.

Gerade zu Beginn der Erkrankung, wenn die Patientin und ihre Angehörigen mit viel Fachvokabular konfrontiert werden, sind Informationen, die man in Ruhe nachlesen kann, unerlässlich. Insbesondere im Krankenhaus, wo viel Neues auf die Patientin zukommt, was oft Ängste auslöst, ist durch die immer kürzer werdenden Liegezeiten nicht immer ausreichend Zeit für ausführliche Gespräche. Hinzu kommt, dass die Informationsverarbeitung durch das erlebte emotionale Chaos deutlich gemindert ist. Patientinnen fällt es schwer, sich Dinge zu merken, sich auf Gespräche zu konzentrieren, da im Hinterkopf eine Vielzahl von Gedanken und Gefühlen „Achterbahn fahren". Daher ist es wichtig, für die Zeit, wenn die kognitiven Kapazitäten es zulassen und der Wunsch nach mehr Wissen besteht, valide und gut verständliche Informationsquellen zur Verfügung zu haben. Auch für Psychotherapeuten, die in der Regel mit den Details einer Brustkrebsbehandlung nur wenig vertraut sind, stellen die im Folgenden genannten Informationsquellen eine wertvolle Hilfe dar. Die unterschiedlichen Diagnostik- und Behandlungsmethoden mit ihren spezifischen Belastungen können so nachvollzogen werden und die Kommunikation mit der Patientin über diese Belastungen auf gleicher Ebene geführt werden.

Die hier aufgeführten Informationsquellen bieten sowohl für Laien als auch für Fachleute interessante, gut verständliche Informationen zu Krebserkrankungen im Allgemeinen und spezifische Auskünfte über Brustkrebs.

◢ **Deutsche Krebshilfe e.V.**
Thomas-Mann-Str. 40
53111 Bonn
T (02 28) 72 99 0-95
F (02 28) 72 99 0-11
E deutsche@krebshilfe.de
www.krebshilfe.de

Nach dem Motto *Helfen. Forschen. Informieren* fördert die Krebshilfe Projekte zur Verbesserung der Diagnose, Therapie, Nachsorge und Selbsthilfe. Die Dr.-Mildred-Scheel-Stiftung in der Deutschen Krebshilfe fördert innovative Forschungsprojekte zur Weiterentwicklung von Therapien und Diagnoseverfahren zur Krebsbehandlung und bietet Fortbildungsmaßnahmen und Informationsveranstaltungen für Helfende und Betroffene. Das Informationsangebot der Krebshilfe ist sehr umfangreich und umfasst inzwischen neben den Printmedien auch Videos und DVDs. Besonders hilfreich werden von Patientinnen die so genannten *Blauen Ratgeber* empfunden. Sie bieten kurze, prägnante schriftliche Informationen in verständlicher Form für Betroffene und Angehörige zu den verschiedenen Krebserkrankungen, aber auch zum Thema *Hilfen für Angehörige, Klinische Studien* oder *Sozialleistungen*.

▲ **Deutsche Krebsgesellschaft e.V.**
   Hanauer Landstr. 194
   60314 Frankfurt
   T (0 69) 63 00 96-0
   F (0 69) 63 00 96-66
   E service@krebsgesellschaft.de
   www.krebsgesellschaft.de

Durch Wissen zum Leben ist das Motto der mehr wissenschaftlich ausgerichteten Fachgesellschaft Deutsche Krebsgesellschaft e.V. (DKG). Für Behandler und Interessierte bietet sie aber auch praktische Hilfe, u.a. über die Ländergesellschaften (z.B. für das Land NRW www.krebsgesellschaft-nrw.de). Die Krebsgesellschaften der Länder unterhalten Beratungsstellen, bei denen sich Patienten umfassend über ihre Erkrankung, neue Behandlungskonzepte, Sozialleistungen etc. informieren können, aber z.T. auch stützende Gespräche wahrnehmen können (s. Kap. 14.3).

Wichtigste Veranstaltungen der DKG sind der jährliche Deutsche Krebskongress und der Kongress der Abteilung Experimentelle Krebsforschung (AEK), die ein großes Forum zum Austausch für Ärzte, Wissenschaftler, Pflegeberufe und auch Patienten darstellen.

Bei beiden Verbänden finden sich auf der Homepage Links zu weiteren informativen Institutionen, z.B.

▲ www.inkanet.de
   Ein Informationsnetz, das ausgewählte Web-Seiten zu vielen für Krebspatienten/-innen wichtigen und interessanten Themen übersichtlich zusammenstellt und verlinkt. Gegliedert ist die Seite nach den verschiedenen Krebserkrankungen, anderen medizinischen Themen wie Schmerz oder Tumormarker, Themen wie „body & soul" (z.B. Ernährung, Qi Gong) sowie Sozialrechtliches (z.B. Krankenhauszuzahlung).

◢ **Krebsinformationsdienst (KID)**
Deutsches Krebsforschungsinstitut Heidelberg
Im Neuenheimer Feld 280
69120 Heidelberg
T (06221) 410121
F (06221) 401806
E krebsinformation@dkfz.de
www.krebsinformation.de
Gefördert vom Bundesministerium für Gesundheit und Soziale Sicherheit will das KID wissenschaftliche Informationen kostenlos für jedermann zugänglich machen. Es wird telefonisch, postalisch, per E-Mail und über Broschüren zu Vorbeugung, Früherkennung und Behandlung von Krebs informiert. Auch hier ist eine umfangreiche Link-Liste verfügbar. Des Weiteren findet sich auch eine Information zu Brustkrebs **in türkischer Sprache** und ein Glossar für medizinische Begriffe.

◢ **Deutsche Fatigue Gesellschaft e.V. (DFaG)**
Maria-Hilf-Str. 15
50677 Köln
T (0221) 9311596
F (0221) 9311597
E info@deutsche-fatigue-gesellschaft.de
www.deutsche-fatigue-gesellschaft.de
Die Fatigue Gesellschaft bietet einen Ratgeber mit praktischen Anleitungen an, um die extreme Erschöpfung und Müdigkeit, die viele Krebspatienten während ihrer Therapie erleiden, zu behandeln (vgl. Kap. 4.4.2). Der Ratgeber *Fitness trotz Fatigue* inkl. einer DVD kann bei der Gesellschaft bestellt werden.

14.2 Palliative ambulante und stationäre Versorgung

Patientinnen, die an einer progredienten Krebserkrankung leiden und eine begrenzte Lebenserwartung haben, können im Rahmen der Palliativmedizin behandelt werden (vgl. Kap. 12.6.4). In der Satzung der Deutschen Gesellschaft für Palliativmedizin heißt es: „Die Palliativmedizin bejaht das Leben und sieht Sterben als einen natürlichen Prozess. Sie lehnt aktive Sterbehilfe in jeder Form ab. Die Palliativmedizin arbeitet multidisziplinär und basiert auf der Kooperation der Ärzte verschiedener Disziplinen, des Krankenpflegepersonals und anderer Berufsgruppen, die mit der ambulanten und stationären Betreuung unheilbar Kranker befasst sind. Durch eine ganzheitliche Behandlung soll Leiden umfassend gelindert werden, um dem Patienten und seinen Angehörigen bei der Krankheitsbewältigung zu helfen und ihm eine Verbesserung der Lebensqualität zu ermöglichen." [Deutsche Gesellschaft für Palliativmedizin e.V. 2002]. Insbesondere in dieser Situation ist ein aufeinander abgestimmtes Miteinander aller beteiligten Behandler, der Pflege und sonstigen Versorgungsinstitutionen wünschenswert. Für diejenigen, die Unterstützung für ihre Patientinnen in dieser besonderen Phase des Lebens suchen, gibt die Gesellschaft Hinweise z.B. auf nationale und internationale Organisationen, ambulante Palliativdienste und stationäre Palliativversorgung bundesweit. Interessierte können dort auch Informationen über Aus- und Weiterbildungsmöglichkeiten erfahren. Weiterhin ist Aktuelles aus der Gesundheitspolitik, bspw. zur Diskussion um aktive Sterbehilfe, auf der Homepage zu finden.

◢ **Deutsche Gesellschaft für Palliativmedizin**
Von-Hompesch-Str. 1
53123 Bonn
T (0 180 5) 22 14 01
E dgp@dgpalliativmedizin.de
www.dgpalliativmedizin.de

In Deutschland bislang einmalig ist das Zentrum für Palliativmedizin, das in Bonn seinen Sitz hat. Unter der Leitung von Professor E. Klaschik, Lehrstuhlinhaber für Palliativmedizin an der medizinischen Fakultät Universität Bonn, wurde dort ein Zentrum eingerichtet, in dem Palliativstation, ambulanter Palliativdienst, palliativmedizinischer Konsiliardienst, eine palliativmedizinische Aus-, Fort- und Weiterbildungseinrichtung und eine Trauerberatungsstelle eng zusammenarbeiten.

◢ **Malteser Krankenhaus Bonn-Hardtberg**
Zentrum für Palliativmedizin
Von-Hompesch-Str. 1
53123 Bonn
T (02 28) 64 81-0
F (02 28) 64 81-92 09
E palliativmedizin.bonn@malteser.de
www.malteser-krankenhaus-bonn.de

14.3 Psychosoziale Beratung

Menschen mit einer Krebserkrankung sind zunächst einmal in der Mehrzahl normale Menschen in einer außergewöhnlichen Lebenslage. Inzwischen hat sich das Wissen durchgesetzt, dass psychosoziale Unterstützung bei Krebspatienten bzw. -patientinnen eine sinnvolle und wirksame Ergänzung des medizinischen Behandlungskonzeptes darstellt. Nicht zuletzt die Selbstverständlichkeit, mit der zunehmend auch behandelnde

Ärzte die Psychoonkologie als eine gleichwertige Disziplin betrachten und in die Behandlung integrieren, führt zu einer größeren Akzeptanz dieser Form der Unterstützung durch die Patienten. Insbesondere Brustkrebspatientinnen sind in der Mehrzahl für eine psychosoziale Beratung offen und informieren sich selbst über Hilfsmöglichkeiten. **Krebsberatungsstellen** bieten zunächst einmal Informationen im Rahmen von Öffentlichkeitsarbeit an – je nach Konzept auch Beratung bei allgemeinen medizinischen und sozialrechtlichen Fragen, aber auch psychoonkologische Betreuung in Gruppen- oder Einzelsitzungen. Auch die Weitervermittlung von Ansprechpartnern der Selbsthilfegruppen kann dort geleistet werden. Krebsberatungsstellen und Informationen über regionale Angebote der Krebsgesellschaften in den einzelnen Bundesländern findet sich auf der Homepage www.krebsgesellschaft.de unter *Krebsberatung und Hilfe*.

14.4 Fachverbände Psychoonkologie

◢ Arbeitsgemeinschaft für Psychoonkologie in der Deutschen Krebsgesellschaft e.V. (PSO)
Geschäftsstelle
Steinlestr. 6
60595 Frankfurt am Main
T (0 60) 63 00 96-0
F (0 60) 63 00 96-66
E service@krebsgesellschaft.de

Sprecher: Prof. Dr. phil. Joachim Weis
T (07 61) 2 06-22 20
F (07 61) 2 06-22 58
E jowe@tumorbio.uni-freiburg.de
www.pso-ag.de

Die PSO ist die eher wissenschaftlich ausgerichtete Fachgesellschaft für psychosoziale Forschung in der Onkologie und ist in die Deutsche Krebsgesellschaft integriert.
„Ziel der Arbeitsgemeinschaft ist die Förderung der wissenschaftlichen Forschung auf dem Gebiet der Psychoonkologie in Prävention, Therapie und Rehabilitation wie auch die Förderung der wissenschaftlich begründeten psychosozialen Betreuung von Tumorkranken. Diese Zielsetzungen sollen insbesondere verfolgt werden durch:
1. Förderung der Psychoonkologie als einen integralen Bestandteil der Onkologie
2. Förderung der interdisziplinären Zusammenarbeit und des Austausches von Erfahrungen, Informationen und wissenschaftlichen Erkenntnissen auf dem Gebiet der Psychoonkologie

3. Förderung der psychoonkologischen Forschung in benachbarten Disziplinen und Grundlagenfächern
4. Förderung der psychoonkologischen Dienste zur Verbesserung der psychosozialen Betreuung von Krebspatienten
5. Erarbeitung von Ausbildungsrichtlinien zur qualifizierten Weiterbildung auf dem Gebiet der Psychoonkologie
6. Einrichtung von Projektgruppen zur Erarbeitung spezieller Problemkreise
7. Enge Zusammenarbeit mit der Deutschen Arbeitsgemeinschaft für Psychoonkologie e.v. (dapo) und verwandten Fachgesellschaften" [Arbeitsgemeinschaft für Psychoonkologie in der Deutschen Krebsgesellschaft e.V. (PSO)].

Die jährlich stattfindende wissenschaftliche Tagung der PSO ist ein interessantes Forum, um sich über neue Entwicklungen und Forschungsergebnisse in der Psychoonkologie zu informieren.

Umfangreiche Informationen, Positionspapiere, Übersichtsarbeiten, z.B. zu Qualitätsmanagement oder Krebs und Psyche, finden sich auf der Homepage.

◢ **Deutsche Arbeitsgemeinschaft für Psychosoziale Onkologie e.V. (dapo)**
Kardinal-von-Galen-Ring 10
48149 Münster
T (0700) 20 00 66 66 (9.00–18.00 h)
F (0251) 8 35 68 89
E dapo-ev@t-online.de
www.dapo-ev.de

Die Deutsche Arbeitsgemeinschaft für Psychosoziale Onkologie (dapo) ist eine Fachgesellschaft, in der sich alle psychoonkologisch Tätigen wie Psychologen, Ärzte, Sozialarbeiter, Seelsorger und Pflegekräfte engagieren und zusammenschließen können. „Als bundesweite Vereinigung will die dapo den Austausch zwischen den einzelnen Berufsgruppen intensivieren, Erfahrungen aus unterschiedlichen Tätigkeitsfeldern bündeln sowie deren wissenschaftliche Bearbeitung anregen und unterstützen" [Deutsche Arbeitsgemeinschaft für Psychosoziale Onkologie e.V.]. Sie versteht sich als ein Interessensverband, der durch die Teilnahme an der gesundheitspolitischen Diskussion auf die Notwendigkeit hinweist, psychosoziale Aspekte bei der Behandlung von Krebspatienten zu berücksichtigen. Die dapo verfügt über ein Adressverzeichnis von Psychoonkologen, die im Internet abrufbar ist. Außerdem erhalten Interessierte Informationen über neueste fachpolitische Entwicklungen, Weiterbildung inklusive einer umfangreichen Literaturliste für psychoonkologisch Tätige, Seminare und Supervision.

14.5 Stationäre psychoonkologische Begleitung/Psychotherapie

Die psychosoziale Versorgungssituation von Brustkrebspatientinnen gewinnt derzeit v.a. im stationären Bereich an Bedeutung. So werden im Rahmen der sich etablierenden Brustzentren inzwischen verschiedene Konzepte zur Integration psychoonkologischer Betreuung realisiert, da diese eine Kerndisziplin und damit verpflichtend für ein Brustzentrum ist. Der psychoonkologische Dienst ist entweder direkt im Haus angesiedelt oder wird aus einer externen Einrichtung im Rahmen einer konsiliarischen Tätigkeit herangezogen. Gemäß den Anforderungen des Brustzentrums handelt es sich dabei um Ärztliche oder Psychologische Psychotherapeuten mit einer psychoonkologischen Zusatzqualifikation. Die jeweiligen Ansprechpartner können im jeweiligen Brustzentrum erfragt werden.

14.6 Ambulante Psychotherapie

Nicht wenige Frauen stellen während der Primärtherapie oder auch nach Abschluss der medizinischen Behandlung fest, dass sie die Belastungen durch die Erkrankung nicht ohne Hilfe – die mehr als ein paar Gespräche im Krankenhaus umfasst – bewältigen können. Andere Frauen haben neben den Belastungen durch den Krebs mit anderen Problemen, z.B. in der Partnerschaft, in der Familie oder am Arbeitsplatz, zu kämpfen und sind mit dieser „geballten Ladung" überfordert. Wieder andere Frauen erleben – ausgelöst durch das psychische Ungleichgewicht, welches eine Krebsdiagnose erzeugt – Ängste, Depressionen, Zwänge oder andere psychische Beeinträchtigungen, die sich zu einer psychischen Störung entwickeln (vgl. Kap. 12.3). Für diese Patientinnen empfiehlt sich eine ambulante Psychotherapie, die in der Regel durch die Krankenkassen finanziert werden (s. Kap. 16). Adressen von Psychotherapeuten werden oft über den behandelnden Arzt oder die Krankenkasse erfragt. Meistens sind Gynäkologen oder Onkologen im Umkreis praktizierende Psychotherapeuten bekannt. Weitere Adressen von niedergelassenen Ärztlichen oder Psychologischen Psychotherapeuten, die auch onkologisch erkrankte Patientinnen übernehmen, finden sich bei folgenden Kontaktstellen:

▲ **Kassenärztliche Vereinigungen** der Bundesländer bieten für das jeweilige Bundesland Adressen von Ärztlichen und Psychologischen Psychotherapeuten an. Die Kassenärztliche Bundesvereinigung (www.kbv.de) hat auf ihrer Homepage einen Link für die Online-Arztsuche für die einzelnen Bundesländer. Bei dieser Suche kann allerdings nicht gefiltert werden, ob die Psychotherapeuten sich mit der Behandlung onkologischer Patienten auskennen.

◢ Der **Psychotherapie-Informationsdienst (PID)** des Berufsverbandes Deutscher Psychologinnen und Psychologen (BDP) bietet eine Auswahl Ärztlicher und Psychologischer Psychotherapeuten, wobei auch gezielt nach Behandlern mit psychoonkologischer Erfahrung gesucht werden kann. Die Suche kann sowohl telefonisch oder per Fax als auch mithilfe der Online-Suche durchgeführt werden.

Psychotherapie-Informationsdienst (PID)
Oberer Lindweg 2
53129 Bonn
T (02 28) 74 66 99
F (02 28) 64 10 23
www.psychotherapiesuche.de

14.7 Selbsthilfe

Selbsthilfegruppen sollen in Deutschland im Rahmen der Etablierung von Brustzentren und dem Disease Management Programm (DMP) Brustkrebs gestärkt werden. Sie bieten Frauen ein Forum, sich mit anderen Betroffenen über ihre Erfahrungen auszutauschen. Dies umfasst sowohl den Austausch über Krankheitsbilder, Behandlungsmethoden und Folgeerscheinungen, aber auch den Austausch über Ängste und Belastungen. Die Gruppen werden nicht von professionellen Helfern geleitet und die Gruppenmitglieder entscheiden anhand ihrer Bedürfnisse über die Inhalte. Dieses Konzept findet nicht jede Frau für sich geeignet. Einige Frauen haben das Gefühl, dass eine Selbsthilfegruppe ihnen schaden könnte. Dies erleben sie häufig schon im Rahmen einer ambulanten Chemotherapie, wenn sie gemeinsam mit anderen Patientinnen in einem Raum ihre Infusionen erhalten. „Wenn ich die anderen sehe, die oft viel schlechter dran sind als ich, zieht mich das immer so runter" ist ein häufig geäußerter Gedanke. Viele Patientinnen scheuen den Kontakt zur Selbsthilfe aus Angst, sich von den Schicksalen der anderen nicht genügend distanzieren zu können. Trotzdem sollte jede Patientin zumindest Informationen über Angebote in ihrer Umgebung erhalten und zu einem Kennenlernen der jeweiligen Gruppe ermutigt werden. Nur so kann sie erfahren, ob sie nicht doch davon profitieren kann.

- **Frauenselbsthilfe nach Krebs e.V.**
  „Haus der Krebs-Selbsthilfe"
  Thomas-Mann-Str. 40
  53111 Bonn
  T (02 28) 3 38 89-4 00
  F (02 28) 3 38 89-4 01
  E kontakt@frauenselbsthilfe.de
  www.frauenselbsthilfe.de

Frauenselbsthilfe nach Krebs ist eine Initiative, die inzwischen bundesweit über fast 500 Gruppen verfügt. Neben der Öffentlichkeitsarbeit, mit dem Ziel, „Krebs aus der Tabuzone zu heben" und die Idee der Selbsthilfe zu etablieren, erhalten Patientinnen v.a. Hilfe zur Selbsthilfe durch die Gruppen vor Ort. Es werden regelmäßige Treffen zum Austausch, auch in Form von Ausflügen, organisiert, Infoabende ausgerichtet und Wissenswertes aufgearbeitet, z.b. in Form eines regelmäßigen Rundbriefs.

- **NAKOS**
  Nationale Kontakt- und Informationsstelle zur Anregung und Unterstützung von Selbsthilfegruppen
  Wilmersdorfer Str. 39
  10627 Berlin
  T (0 30) 31 01 89 60
  F (0 30) 31 01 89 70
  E selbsthilfe@nakos.de
  www.nakos.de

NAKOS gibt Information zu Selbsthilfegruppen verschiedener Erkrankungen sowie Kontaktdaten der Ansprechpartner vor Ort. Außerdem unterstützt NAKOS bei der eigenen Gründung einer Selbsthilfegruppe mit Materialien und weiteren Informationen.

14.8 Literatur

Viele Frauen wollen für sich und ihre Familie Informationen von Betroffenen, die die Krebserkrankung gut bewältigt haben. Sie möchten erfahren, wie es anderen ergangen ist, v.a. was anderen Frauen geholfen hat. Erfahrungsberichte und Ratgeber von Fachleuten können dabei gute Hilfe leisten. Zwar gibt es inzwischen eine Schwemme von Büchern und Beiträgen, doch ist nicht immer jeder Beitrag dazu geeignet, Patientinnen sinnvoll zu stützen. Daher hier eine Auswahl von aus unserer Sicht empfehlenswerter Literatur.

Überblick
- Ursula Goldmann-Posch, Rita R. Martin (2004) Überlebensbuch Brustkrebs, 2. Aufl. Schattauer, 334 Seiten, Kunststoffordner

In dem Heftordner finden sich ausführliche Informationen zu Diagnostik, Therapie und psychosozialen Begleiterscheinungen bei Brustkrebs. Er ist interaktiv angelegt, sodass Patientinnen ihre Unterlagen (wie Befunde, Arztbriefe etc.) integrieren, Checklisten bearbeiten und sich Notizen machen können.

Krankheitsverarbeitung bei Krebs: Wie kann sie gelingen?
- Lilo Berg (2002) Brustkrebs – Wissen gegen Angst. Kunstmann, 448 Seiten, gebundene Ausgabe
- Gabriele Vetter (1998) Brustkrebs – was nun? Kösel, 144 Seiten
- Tanja Diamantidis (2004) Den Krebs bewältigen und einfach wieder leben. TRIAS, 167 Seiten

Alternative Medizin
- Josef Beuth (2004) Krebs ganzheitlich behandeln, 2. Aufl. TRIAS, 255 Seiten

Wissenschaftlich fundiertes Wissen zu Wirksamkeit und Anwendung alternativ-medizinischer Behandlungen.

Kommunikation mit Kindern
- Sylvia Broeckmann (2002) Plötzlich ist alles ganz anders – wenn Eltern an Krebs erkranken. Klett-Cotta, 184 Seiten

Ratgeber für Eltern, die an Krebs erkrankt sind und Orientierungshilfen für den Umgang und die Kommunikation mit ihren Kindern suchen (vgl. Kap. 6).

Sexualität
- Stefan Zettl, Joachim Hartlapp (1996) Krebs und Sexualität: ein Ratgeber für Krebspatienten und ihre Partner. Weingärtner, 180 Seiten

Der Ratgeber führt einfühlsam in die Schwierigkeiten ein, Intimität nach einer Krebserkrankung zu gestalten und bietet praktische Hilfe bei der Bewältigung.

Sport und Fitness
- Fernando C. Dimeo, Thomas Kubin, Konstantin Krauth, Markus Keller, Armin Walz (2006) Krebs und Sport – ein Ratgeber nicht nur für Krebspatienten. Weingärtner, ca. 200 Seiten

Praktische Hinweise, wie durch Sport und Gymnastik Körper und Seele nach einer Krebserkrankung wieder ins Gleichgewicht kommen können.

14.9 Wunsch nach komplementären alternativen Behandlungsmethoden

Für somatisch tätige Ärzte ist es nicht immer einfach, wenn Patientinnen sich an sie mit dem Anliegen nach einer alternativ-medizinischen Behandlung wenden oder bereits eine solche Behandlung aufgenommen und Fragen dazu haben. Zum einen bestehen Vorbehalte gegenüber dem Nutzen alternativ-medizinischer Therapien, zum anderen kann das Gefühl entstehen, dass die Patientin einem selbst und den Behandlungsmethoden nicht mehr vertraut und deshalb andere Therapiewege in Anspruch nimmt.

Fragt man Patientinnen, was der Grund für sie ist, sich naturheilkundlichen Verfahren zuzuwenden, haben diese Gründe selten etwas mit einem Infragestellen der Schulmedizin zu tun. Natürlich gibt es einzelne Beispiele von Frauen, die eine schulmedizinische Behandlung komplett ablehnen und stattdessen nur auf homöopathische Präparate und z.b. spirituelle Heilung setzen. Diese Extremsituation stellt Ärzte vor die Herausforderung, der Patientin für sie verständlich zu erklären, warum naturheilkundliche Verfahren zur Behandlung eines Brusttumors lediglich als **Zusatz zur Schulmedizin** eingesetzt werden sollten. Gleichzeitig ist es aber am Ende **allein die Entscheidung der Patientin**, die für sie passende Behandlung aufzunehmen, auch dann, wenn diese Entscheidung entgegen aller medizinischen Vernunft wäre. Die Pflicht und Verantwortung des Arztes besteht darin, alle Vorbehalte der Patientin gegen eine herkömmliche Behandlung zu erfragen und verständlich darüber aufzuklären. Welchen Weg die Patientin danach einschlägt, ist ihre eigene Verantwortung.

Diese Situation bringt Ärzte nicht selten an die Grenzen ihrer Empathie und erzeugt Ärger und Frustration. Solche Erfahrungen sollten in einer Supervision oder Balintgruppe besprochen werden (s. Kap. 15). So können ggf. die negativen Emotionen gegenüber der Patientin aufgelöst werden, damit bei späteren Kontakten (z.B. nach Einsicht der Patientin, dass eine schulmedizinische Behandlung doch sinnvoll sein könnte) eine gesunde Beziehung zwischen Arzt und Patientin entstehen kann.

In der Regel fragen Patientinnen aber nach Ergänzungen zur herkömmlichen Behandlung, um das Gefühl zu haben, alles was möglich ist, für ihre Gesundheit getan zu haben. Dies entsteht v.a. aus Unsicherheit, die Patientinnen – je nach Diagnose nicht ganz unberechtigt – im Hinblick auf die Erfolgschancen einer Remission erleben. Wenn es auch nur eine geringe Chance für ein längeres und besseres Überleben mit einer bestimmten Behandlung gibt, so wird diese Chance ergriffen, auch wenn diese oft mit einem erheblichen finanziellen Aufwand verbunden ist, der den erwarteten Nutzen von außen betrachtet vielleicht übersteigen mag.

Vonseiten des behandelnden Arztes gilt es, das Anliegen der Patientin zunächst einmal ernst zu nehmen und zu verstehen. Denn mit Unverständnis verbundene Ablehnung des Anliegens führt am Ende möglicherweise dazu, dass sie sich von ihrem Behandler mit ihren Ängsten und Wünschen nicht ernst genommen fühlt und sich einen anderen Arzt sucht, der ihr Ansinnen respektiert. Manchmal führt dieser Weg auch zu fragwürdigen Anbietern alternativer Medizin, die im besten Fall die Patientin lediglich viel Geld kosten, schlimmstenfalls gesundheitsschädigend sind.

Einer Patientin, die naturheilkundliche Behandlungsmethoden in Anspruch nehmen will, ist am besten geholfen, wenn sie Unterstützung und Verständnis vonseiten ihres behandelnden Arztes erfährt. Die Naturheilmedizin ist in der Allgemeinbevölkerung ein wichtiges Thema. Laut einer Umfrage von 2002 sind 80% aller Patientinnen und Patienten in Deutschland derartige Therapien bekannt und werden auch angewandt. Bevor eine Patientin also zur Selbstmedikation greift oder in die Hände eines unseriösen Anbieters fällt, sollte ein Behandler – falls er sich selbst nicht damit beschäftigt – Hinweise auf kompetente Ansprechpartner für diese Behandlungen geben können. Beratung für Ärzte und Patienten wird z.B. an der Universität Köln durch das Institut zur wissenschaftlichen Evaluation naturheilkundlicher Verfahren angeboten.

◢ **Institut zur wissenschaftlichen Evaluation naturheilkundlicher Verfahren**
Joseph-Stelzmann-Straße 9, Gebäude 35a
50931 Köln-Lindenthal
Leiter: Prof. Dr. med. Josef Beuth:
T (02 21) 4 78-64 14
F (02 21) 4 78-70 17
E josef.beuth@uk-koeln.de
www.medizin.uni-koeln.de/institute/iwenv/index.html

Auch der von Josef Beuth, Universitätsprofessor und Leiter des Instituts, verfasste Ratgeber *Krebs ganzheitlich behandeln* bietet eine Orientierung für Krebspatienten und Ärzte, was verschiedene komplementär-medizinische Verfahren in der Krebstherapie wirklich leisten können. Dort finden sich auch Hinweise auf weitere nützliche Adressen wie Kliniken, Informationsdienste und Internetseiten.

◢ Josef Beuth (2004) Krebs ganzheitlich behandeln, 2. Aufl. TRIAS

Die Integration des Instituts in die medizinische Fakultät der Kölner Universität kommt einer Anerkennung naturheilkundlicher Behandlungen gleich, zumindest für die Behandlungsmethoden, die wissenschaftlichen Untersuchungen zu Wirksamkeit und Indikation standhalten. So wurde bspw. für die Brustkrebstherapie unlängst die Wirksamkeit eines Mistelpräparates zur Linderung von Nebenwirkungen der Strahlen- und Chemotherapie nachgewiesen [Schierholz, Piao, Beuth 2003]. Dieses Wissen wird auch an die Kölner Medizinstudierenden weitergegeben, sodass diese am Ende ihrer Ausbildung Kenntnis über alternativ-medizinische Heilmethoden, die ihre Wirksamkeit beweisen konnten, haben.

15 Qualitätssicherung in der Psychoonkologie

Insbesondere in der Onkologie wurden in den letzten Jahren Maßnahmen zur Qualitätssicherung etabliert. In Form von Schwerpunktzentren für bestimmte Krebsentitäten wie Brust- und Ovarial-Karzinom soll die Umsetzung der regelmäßig anhand von neuesten wissenschaftlichen Erkenntnissen aktualisierten Leitlinien garantiert werden. Leitlinien dienen dazu, eine Handlungsanweisung für Prävention, Diagnostik, Therapie und Nachsorge bei Tumorerkrankungen zur Verfügung zu stellen, um so dem Patienten die optimale Behandlung, die zu dem Zeitpunkt als wissenschaftlich belegt gilt, zu gewähren. Die gesundheitspolitischen Entwicklungen gehen dahin, Patienten nur dort versorgen zu lassen, wo nachgewiesenermaßen auch eine leitlinienkonforme Behandlung umgesetzt wird.

Qualitätssicherung für die Psychoonkologie wird mit der zunehmenden Integration in die Standardtherapie zentral. Unter dem bestehenden Kostendruck müssen auch bei den psychosozialen bzw. psychosomatischen Behandlungen effiziente Maßnahmen in Diagnostik und Therapien zum Einsatz kommen. Bis heute gibt es ein Missverhältnis zwischen dem Umfang des schnell anwachsenden Wissens zu Epidemiologie, Nosologie, Diagnostik und Therapie von psychischen Reaktionen auf eine Krebserkrankung und der Verfügbarkeit bzw. Umsetzung dieses Wissens in Form einer fundierten Versorgung für Patienten [Weis, Blettner, Schwarz 2005]. Dies gilt allerdings auch im internationalen Raum [Mehnert, Koch 2005]. Unter Beachtung der internationalen psychoonkologischen Gemeinschaft wurde erst kürzlich die Leitlinie für erwachsene an Krebs erkrankte Menschen publiziert [National Breast Cancer Centre and National Cancer Control Initiative 2003].

Die internationale wie auch die deutsche psychoonkologische Gemeinschaft betrachtet die Entwicklung und Umsetzung von Versorgungsrichtlinien als wichtiges Ziel für die Zukunft. Für Deutschland liegen trotz verschiedener Einzelinitiativen bis heute noch keine einheitlichen Richtlinien vor. Für einzelne Bereiche gibt es inzwischen Handlungsempfehlungen, wie z.B. für die Krebsberatungsstellen [Schwarz, Blettner 1998]. Für den Bereich der Akutversorgung wurde ebenfalls eine Empfehlung entwickelt, die sowohl Hinweise zu Psychodiagnostik und Therapie gibt als auch zur Qualifizierung der Mitarbeiter, Forschung und Evaluation [Mehnert, Petersen, Koch 2003]. Dieser Beitrag wurde unter Berücksichtigung einer Vielzahl von wissenschaftlichen Studien, internationalen Guidelines und unter Zuhilfenahme einer Expertenbefragung erstellt und ist somit derzeit die am besten entwickelte Arbeit hierzu. Im Folgenden sollen einzelne Punkte aus der Publikation zur Qualitätssicherung vorgestellt werden. Die Empfehlungen gelten sowohl im stationären wie im ambulanten Bereich.

„Qualitätssicherung im Bereich der psychosozialen Onkologie beinhaltet die systematische und kontinuierliche Erfassung psychosozialer Belastungen von Patienten und Angehörigen, systematische Dokumentation, die Durchführung evidenzbasierter Maßnahmen, die kontinuierliche Überprüfung und Bewertung psychoonkologischer Maßnahmen sowie die Sicherstellung einer regelmäßigen Supervision" [Mehnert, Petersen, Koch 2003, S. 15f].

Auf die Besonderheiten der Bedarfserfassung wurde bereits im Kapitel 2.1 hingewiesen. Es sei an dieser Stelle noch einmal daran erinnert, möglichst validierte Screening-Instrumente einzusetzen und nicht nur dem klinischen Augenschein zu vertrauen, ob eine Patientin weiterer psychoonkologischer Begleitung bedarf.

Auch die Wirksamkeit einzelner Methoden wurde bereits beschrieben (vgl. Kap. 2.2). Bis zum Erscheinen einer einheitlichen Leitlinie für psychoonkologisches Arbeiten sollten die in Metaanalysen als wirksam erachtete Verfahren verwendet werden [Newell, Sanson-Fisher, Savolainen 2002; Tschuschke 2002b]. Das Manual der BSKP-ONK basiert auf diesen bereits überprüften Interventionen. Weitere Maßnahmen zu Qualitätssicherung sollen nun ausgeführt werden.

15.1 Basisdokumentation

Die Dokumentation psychoonkologischer Gespräche ist fester Bestandteil der Intervention. Soziodemographische Daten, medizinischer Befund und Behandlung, Anamnese und Ergebnisse von psychodiagnostischen Tests sollten genauso festgehalten werden wie die Inhalte des Gespräches und weitere Vereinbarungen. Es sollte immer auch eine ICD-10-Diagnose vergeben werden (ggf. auch eine nach DSM-IV), wenn die Reaktion der Patientin als psychopathologisch relevant eingestuft werden muss (vgl. Kap. 12.3.7). Findet psychoonkologische Arbeit im stationären Rahmen statt, sollte zusätzlich vor dem Hintergrund des Fallpauschalensystems eine Vergabe von Ziffern gemäß dem Operationen- und Prozedurenschlüssel (OPS-Ziffern) erfolgen, auch wenn psychosoziale Betreuung von somatisch Erkrankten bislang noch nicht zu einer Erhöhung der Vergütung beiträgt. Nur wenn psychoonkologische Leistung offiziell dokumentiert wird, kann es langfristig zu einer Berücksichtigung bei der Vergütung kommen. Näheres dazu findet sich z.B. bei der Deutschen Arbeitsgemeinschaft für Psychosoziale Onkologie e.V. (vgl. Kap. 14).

Zur Dokumentation sollte außerdem gehören, inwieweit eine Vermittlung an andere Behandler oder Berater, z.B. psychosomatische Kliniken, Psychiater, Psychotherapeuten, Krebsberatungsstellen, Sozialdienste, empfohlen oder veranlasst wurde. Dies dient sowohl als Erinnerungsstütze für das nächste Gespräch als auch als Dokumentation, keine Behandlungsnotwendigkeiten übersehen zu haben. Auch für Fragen im Rahmen der Versorgungsforschung wie „Welche Patientin nimmt welches Angebot wahr mit welchem Erfolg?" sind diese Informationen relevant.

Die Dokumentation kann anhand einer eigenen Maske erfolgen, die während des Gespräches als Leitfaden dienen kann. Es kann aber auch auf eine bereits bestehende und auf ihre Validität und klinische Relevanz überprüfte Vorlage zurückgegriffen werden: In einem Kooperationsprojekt zwischen den Fachgesellschaften der Psychoonkologie und einzelnen Forschungszentren wurde die *Psychoonkologische Basisdokumentation* (PO-Bado) entwickelt, die v.a. für Erstgespräche einen guten Leitfaden bietet. Insbesondere die Einschätzung des Betreuungsbedarfes kann anhand der vorgegebenen Fragen vorgenommen werden (vgl. Kap. 2.1). Näheres dazu findet sich unter www.po-bado.med.tu-muenchen.de oder über die Technische Universität München:

◢ Institut und Poliklinik für Psychosomatische Medizin, Psychotherapie und Medizinische Psychologie
Klinikum rechts der Isar der Technischen Universität München
Langerstr. 3
81675 München
T (0 89) 41 40-71 21

Gleich welche Form der Dokumentation verwendet wird, sie sollte sich auf die klinisch relevanten Informationen konzentrieren, zeitökonomisch sein, reliabel und veränderungssensitiv.

15.2 Supervision/Intervision

Wie eingangs bereits erwähnt, kann die Arbeit mit Krebspatienten und -patientinnen etwas sehr Erfüllendes und Berührendes sein. Auch die zitierten Fallbeispiele machen das an verschiedenen Stellen deutlich. Allerdings sind psychoonkologisch Tätige in besonderem Maße mit Themen befasst, die oftmals die eigenen Grenzen der Belastung überschreiten können. Leid aushalten zu können ohne dabei „ausgebrannt" zu werden, erfordert das **richtige Maß an Nähe und Distanz**. Aber nicht nur die Interaktion mit unseren Patientinnen erfordert ständige Überprüfung, auch unser Arbeitsumfeld – sei es Akut- oder Reha-Klinik, Krebsberatungsstelle, gynäkologische oder psychotherapeutische Praxis – kann für uns eine Herausforderung darstellen, die unser Arbeiten beeinträchtigt. Dies kann z.B. der Oberarzt sein, der die psychoonkologische Arbeit versucht aus dem Feld zu drängen, um eine weitere Stelle für einen Somato-Mediziner zu schaffen. Auch der Kampf um die knappen finanziellen Ressourcen in Krebsberatungsstellen oder die interkollegialen Auseinandersetzungen über die objektive Begutachtung der Arbeitsfähigkeit von Patienten gehören in diese Liste, die wahrscheinlich jeder für sich fortsetzen kann. Damit soll deutlich werden, dass es genügend Bereiche gibt, in denen Abläufe nicht reibungslos gestaltet werden können. Hierfür und für die praktische Arbeit mit Patienten und Patientinnen ist es unerlässlich, eine regelmäßige Supervision oder Intervision in der Form kollegialen Austausches wahrzunehmen. Sie dient der Auseinandersetzung mit dem eigenen Handeln und ermöglicht es, zum einen fachlich etwas dazuzulernen, zum anderen etwas mehr über sich selbst in Erfahrung zu bringen. Dies wird als entlastend erfahren, versteht man doch sein eigenes Handeln besser und ist dadurch vielleicht in der Lage, es infrage zu stellen und ggf. zu verändern. Balintgruppen sind eine Form des Austausches, die gerade von ärztlichen Kollegen gesucht und geschätzt werden. Mehr dazu findet sich unter:

◢ **Deutsche Balintgesellschaft**
Appelweg 21
29342 Wienhausen
T (0 51 49) 89 36
www.balintgesellschaft.de

Adressen von psychoonkologischer Supervision und Intervision finden sich z.B. bei der Deutschen Arbeitsgemeinschaft für Psychosoziale Onkologie (dapo), Adressen von Supervisoren z.B. beim Psychotherapie-Informationsdienst (PID) (diese und weitere Kontaktdaten vgl. Kap. 14).

15.3 Fort- und Weiterbildung

Neben der fallbezogenen Auseinandersetzung, die meist einen hohen Anteil an Selbsterfahrungs-Elementen beinhaltet, ist die fachliche Aus- und Weiterbildung ein wichtiger Baustein in der Qualitätssicherung. Für die psychoonkologische Arbeit in Brustzentren ist es inzwischen Voraussetzung für die Zertifizierung, dass ein Mitarbeiter ein approbierter psychologischer oder ärztlicher Psychotherapeut ist und zusätzlich eine anerkannte psychoonkologische Weiterbildung absolviert wurde (vom Psychotherapeuten selbst oder einem zusätzlichen Mitarbeiter). Derzeit werden infolge des Bedarfs an den Brustzentren Weiterbildungen von verschiedenen Institutionen angeboten. Noch gibt es keine einheitliche Regelung über den Umfang einer „anerkannten Ausbildung". Der jeweilige Stand der Regelung sollte bei dem jeweiligen Anbieter direkt oder bei den Fachgesellschaften erfragt werden, bevor eine kostenintensive Weiterbildung aufgenommen wird.

15.3 Fort- und Weiterbildung

Weiterbildungen werden bei folgenden Stellen angeboten:
Deutsche Arbeitsgemeinschaft für Psychosoziale Onkologie e.V. in Kooperation mit der Deutschen Krebsgesellschaft (Kontaktadressen s. Kap. 14), den Psychotherapeutenkammern der Länder und über die Kassenärztlichen Vereinigungen im Rahmen der Akkreditierung für Disease Management Programme (DMP). Hinzu kommen private Akademien, über deren Seriosität und das Preis-Leistungs-Verhältnis der Kurse sich jeder selbst ein Bild machen muss.

Neben diesen Weiterbildungs-„Paketen" gibt es eine Vielzahl von Seminaren zu speziellen Themen. Die Dr.-Mildred-Scheel-Akademie bietet im Rahmen der Deutschen Krebshilfe ein umfassendes Programm sowohl für Helfer als auch für Betroffene an, z.b. *Palliativmedizin, Selbsterfahrung durch Märchen, Pädiatrische Onkologie* etc. Informationen können über die Krebshilfe bezogen werden (Adresse vgl. Kap. 14).

Qualitätszirkel bieten regional die Möglichkeit, sich regelmäßig kollegial über Strukturen vor Ort auszutauschen, anhand von Fallbesprechungen Intervision zu üben und Neues aus Forschung und Praxis zu erfahren. Über bestehende Qualitätszirkel informiert die jeweilige Kassenärztliche Vereinigung.

Darüber hinaus ist es ratsam, regelmäßig an wissenschaftlichen Kongressen, Tagungen oder Symposien teilzunehmen. Dies erweitert zum einen das Fachwissen, und ermöglicht zum anderen den kollegialen Austausch und das Bilden von Netzwerken. Möglichkeiten dazu bieten der jährliche Krebskongress der Deutschen Krebsgesellschaft sowie die Tagungen der Fachgesellschaften PSO und dapo in Deutschland. Im Ausland veranstaltet die Internationale Gesellschaft für Psychoonkologie (IPOS, www.ipos-society.org) jährlich einen Kongress als Forum für Forschung und Praxis.

Für wissenschaftlich Interessierte gibt es 2 Zeitschriften, die sich ausschließlich mit psychoonkologischen Fragestellungen befassen:

- Journal of Psycho-Oncology (Wiley)
- Journal of Psychosocial Oncology (Harworth Press)

Psychoonkologische Themen werden außerdem in vielen weiteren, auch deutschen Zeitschriften publiziert, die im Bereich medizinische Psychologie, Psychosomatik, Psychotherapie, Gynäkologie und Onkologie angesiedelt sind.

16 Abrechnung psychoonkologischer Therapie

Für den niedergelassenen Arzt oder Psychotherapeuten ist nicht nur die Frage nach dem „Wie?" der psychoonkologischen Therapie relevant, sondern auch die Frage nach dem finanziellen Rahmen für psychoonkologische Begleitung.

Bislang steht Psychotherapeuten lediglich das herkömmliche Modell der Abrechnung zur Verfügung. Dies bedeutet, für eine Brustkrebspatientin kann bei Vorliegen einer psychiatrisch relevanten Diagnose (z.B. Anpassungsstörung, depressive Episode, posttraumatische Belastungsreaktion, etc.) ein Antrag auf Psychotherapie bei der jeweiligen Krankenkasse oder Versicherung gestellt werden. Dies bedeutet meist, dass dem Behandler zunächst 25 Sitzungen zuzüglich der 5 probatorischen Sitzungen für die Patientin zu Verfügung stehen. Psychoonkologen wie Psychotherapeuten scheuen aber häufig die Vergabe psychiatrischer Diagnosen für Krebspatienten. „Den neurotischen Konflikt muss ich mir dabei schon manchmal aus den Fingern saugen ..." ist das Eingeständnis eines tiefenpsychologisch fundierten Psychotherapeuten, der sein Vorgehen bei der Antragstellung für onkologische Patienten beschreibt. Es fällt schwer, Krebspatienten mit dem Label einer psychischen Erkrankung zu versehen, sind dies eigentlich psychisch gesunde Menschen in Extremsituationen, die lediglich professionelle Unterstützung bei der Suche nach dem Weg der Bewältigung benötigen.

Auch aufseiten der Patienten ist diese Schieflage manchmal ein Motiv, warum keine professionelle Hilfe beim niedergelassenen Facharzt für psychotherapeutische Medizin oder bei der psychologischen Psychotherapeutin gesucht wird: Menschen haben nicht das Gefühl, psychisch krank zu sein und wollen nicht mit „normal Depressiven" oder Zwangspatienten in eine Schublade gesteckt werden. Gäbe es die Möglichkeit eines gesonderten Zugangs für Krebspatienten zur psychotherapeutischen Versorgung mit besonderen Bedingungen, wie z.B. einer begrenzten geringen Stundenanzahl ohne Beantragung mittels psychodynamischer Konfliktbeschreibung, könnte dies zur Entstigmatisierung von Krebspatienten führen, die lediglich psychisch belastet sind und Hilfe suchen. Es ist zu wünschen, dass dem Bedarf von Patienten – kurze Therapien bei qualifizierten Psychoonkologen mit einem unbürokratischen Zugang – in Zukunft besser entsprochen werden kann.

Gynäkologen, die sich im Rahmen des Disease Management Programms (DMP) Brustkrebs auch um die psychosozialen Bedürfnisse ihrer Patientinnen sorgen, haben verschiedene Möglichkeiten, begleitende Gespräche zu führen und auch abzurechnen.

Gespräche vor, während und nach dem stationären Aufenthalt mit und ohne Folgedokumentation können mit unterschiedlicher Wertigkeit angesetzt werden (GNR 90501-90504). Leider ist die Wertigkeit nicht immer an die Realität angepasst, wenn engagierte Ärzte mehr und längere Gespräche mit belasteten Patienten führen, als sie abrechnen können.

Literaturverzeichnis

Alderman AK et al., Determinants of patient satisfaction in postmastectomy breast reconstruction. Plast Reconstr Surg (2000), 106, 769–776

American Psychiatric Association (Hrsg) (1996) Diagnotisches und Statistisches Manual Psychischer Störungen DSM-IV. Hogrefe, Göttingen

Andersen BL, Psychological interventions for cancer patients to enhance the quality of life. J Consult Clin Psychol (1992), 60, 552–568

Angermeyer M, Kilian R, Matschinger H (2000) WHOQOL-100 und WHOQOL-BREF: Handbuch für die deutschsprachige Version der WHO Instrumente zur Erfassung von Lebensqualität. Hogrefe, Göttingen

Antonovsky A (1997) Salutogenese. DGVT, Tübingen

Arbeitsgemeinschaft der Wissenschaftlichen Medizinischen Fachgesellschaften (AWMF) (2005) Wissenschaftlich begründete Leitlinien für Diagnostik und Therapie. http://leitlinien.net/. (19.02.2006)

Arbeitsgemeinschaft für Psychoonkologie in der Deutschen Krebsgesellschaft e.V. (PSO) Zielsetzung. www.pso-ag.de/wir.htm#punkt5 (19.02.2006)

Arbeitsgruppe des Vorstands der KV Nordrhein (2003) Psychosoziale Versorgung der Brustkrebspatientinnen im Rahmen des DMP Brustkrebs. Positionspapier, 1–7

Baile WF et al., SPIKES-A six-step protocol for delivering bad news: application to the patient with cancer. Oncologist (2000), 5, 302–311

Beitel E (1999) Bochumer Gesundheitstraining. Ein ganzheitliches Übungsprogramm, Vol 2. Modernes Leben, Dortmund

Berglund G et al., One-year follow-up of the ‚Starting Again' group rehabilitation programme for cancer patients. Eur J Cancer (1994), 30A, 1744–1751

Broeckmann S (2002) Plötzlich ist alles ganz anders – wenn Eltern an Krebs erkranken. Klett-Cotta, Stuttgart

Calhoun L, Tedeschi R (1998) Posttraumatic growth: future directions. In: Tedeschi R, Park C, LG C (Ed), Posttraumatic Growth: Positive Changes in the aftermath of crisis, 215–238. Lawrence Erlbaum Associates, Amhwah

Carroll DG, Nonhormonal therapies for hot flashes in menopause. Am Fam Physician (2006), 73, 457–464

De Jong-Meyer R (2000) Kognitive Verfahren nach Beck und Ellis. In: Margraf J (Ed), Lehrbuch der Verhaltenstherapie, Band 1: Grundlagen, Diagnostik, Verfahren, Rahmenbedingungen, Vol 1, 509–524. Springer, Berlin, Heidelberg, New York

Deutsche Arbeitsgemeinschaft für Psychosoziale Onkologie (2003) Die Psychosoziale Betreuung von Brustkrebsbetroffenen, Leitlinie der Deutschen Arbeitsgemeinschaft für Psychosoziale Onkologie. http://www.dapo-ev.de/dapo_leitlinie_brustkrebs.pdf (19.02.2006)

Deutsche Arbeitsgemeinschaft für Psychosoziale Onkologie e.V., Wir über uns. http://www.dapo-ev.de/intern.html (19.02.2006)

Deutsche Fatigue Gesellschaft e.V., Fragen und Antworten zu tumorbedingter Fatigue. Deutsche Fatigue Gesellschaft (DFaG), Köln

Deutsche Gesellschaft für Palliativmedizin e.V. (2002), Satzung. http://www.dgpalliativmedizin.de/pdf/satzung2002.pdf (20.01.2006)

Dilling H, Freyberger H-J, Cooper Je (2001) Taschenführer zur ICD-10-Klassifikation psychischer Störungen. Hans Huber, Bern, Göttingen, Toronto, Seattle

Dorn A, Rohde A (2004) Psychische Beratung und Betreuung onkologischer Patientinnen nach dem „Bonner Modell". In: Neises M (Hrsg), Psychosomatische Gynäkologie und Geburtshilfe: Beiträge der Jahrestagung 2003 der DGPFG, Tagungsband der DGPFG, 187–197. Psychosozial. Gießen

Edgar L, Rosberger Z, Collet JP, Lessons learned: Outcomes and methodology of a coping skills intervention trial comparing individual and group formats for patients with cancer. Int J Psychiatry Med (2001), 31, 289–304

Edgar L, Rosberger Z, Nowlis D, Coping with cancer during the first year after diagnosis. Assessment and intervention. Cancer (1992), 69, 817–828

Epiktet (1984) Handbüchlein der Moral und Unterredungen. Kröner, Stuttgart

EUSOMA, The requirements of a specialist breast unit. Eur J Cancer (2000), 36, 2288–2293

Evans ML et al., Management of postmenopausal hot flushes with venlafaxine hydrochloride: a randomized, controlled trial. Obstet Gynecol (2005), 105, 161–166

Falcone T, Bedaiwy MA, Fertility preservation and pregnancy outcome after malignancy. Curr Opin Obstet Gynecol (2005), 17, 21–26

Fawzy FI, Fawzy NW, Canada A, Psychoeducational intervention programs for patients with cancer. American Society of clinical oncology (1998), 396–411

Fawzy FJ et al., A structured psychiatric intervention for cancer patients. I. Changes over time in methods of coping and affective disturbance. Arch Gen Psychiatry (1990), 47, 720–725

Fawzy I, Fawzy M, Critical review of psychosocial interventions in cancer care. Archives of General Psychiatry (1995), 52, 100–113

Fiedler P (2000) Verhaltenstherapeutische Beratung. In: Margraf J (Hrsg), Lehrbuch der Verhaltenstherapie, Band 1: Grundlagen, Diagnostik, Verfahren, Rahmenbedingungen, Vol 1, 585–595. Springer, Berlin, Heidelberg, New York

Franke GH (2000) Brief Symptom Inventory von LR Derogatis. Beltz Test, Göttingen

Frick E, Weber S (2002) Imagination. In: Sellschopp A et al. (Hrsg), Manual Psychoonkologie: Empfehlungen zur Diagnostik, Therapie und Nachsorge, Vol 1, 57–62. Zuckschwerdt, München

Garssen B, Psychological factors and cancer development: evidence after 30 years of research. Clin Psychol Rev (2004), 24, 315–338

Grassi L, Rosti G, Psychiatric and psychosocial concomitants of abnormal illness behaviour in patients with cancer. Psychotherapy and Psychosomatics (1996), 65, 246–252

Gruber H, Frieling E, Weis J, Kunsttherapie: Entwicklung und Evaluierung eines Beobachtungsinstrumentes zur systematischen Analyse von Patientenbildern aus der Onkologie und der Rheumatologie. Forsch Kompementärmed Klass Naturheildk (2002), 9, 138–146

Grulke N et al., Is art therapy useful for cancer patients? (abstract). Psycho-oncology (2001), 10, 27

Gundel H et al., Interdisciplinary psychoeducational intervention by oncologists proved helpful for cancer patients. Z Psychosom Med Psychother (2003), 49, 246–261

Haimov-Kochman R, Hochner-Celnikier D, Hot flashes revisited: pharmacological and herbal options for hot flashes management. What does the evidence tell us? Acta Obstet Gynecol Scand (2005), 84, 972–979

Härtl K, Schreiner M (2002) Verhaltenstherapie. In: Sellschopp A et al. (Hrsg), Manual Psychoonkologie: Empfehlungen zur Diagnostik, Therapie und Nachsorge, Vol 1, 50–56. Zuckschwerdt, München

Heitmann C, Greiser E, Doren M, The impact of the Women's Health Initiative Randomized Controlled Trial 2002 on perceived risk communication and use of postmenopausal hormone therapy in Germany. Menopause (2005), 12, 405–411

Henn W, Gruber H (2004) Kunsttherapie in der Onkologie – Grundlagen – Forschungsprojekte – Praxisberichte. Claus Richter, Köln

Herrmann C (1995) HADS-D (deutsche Version) – ein Fragebogen zur Erfassung von Angst und Depressivität in der somatischen Medizin. Huber, Bern

Hickey M, Saunders CM, Stuckey BG, Management of menopausal symptoms in patients with breast cancer: an evidence-based approach. Lancet Oncol (2005), 6, 687–695

Jacobson E, Höfler R (2002) Entspannung als Therapie. Klett-Cotta, Stuttgart

Kahlert S et al., Breast cancer treatment during pregnancy – experiences in the department of OB/GYN Grosshadern-Munich and review of international data. Zentralbl Gynakol (2004), 126, 159–166

Kaiser A, Hahlweg K (2000) Kommunikations- und Problemlösetraining. In: Margraf J (Hrsg), Lehrbuch der Verhaltenstherapie, Band 1: Grundlagen, Diagnostik, Verfahren, Rahmenbedingungen, Vol 1, 483–497. Springer, Berlin, Heidelberg, New York

Kanfer F, Reinecker H, Schmelzer D (1996) Selbstmanagementtherapie. Kindler, München

Kangas M, Henry JL, Bryant RA, Posttraumatic stress disorder following cancer. A conceptual and empirical review. Clin Psychol Rev (2002), 22, 499–524

Keller M, Effekte psychosozialer Intervention auf Lebensqualität und Krankheitsverlauf von Krebspatienten. Der Onkologe (2001), 7, 133–142

Kohls D, Hagenheimer G, Mehl U (2002) Kunst- und Gestaltungstherapie. In: Sellschopp A (Hrsg), Manual Psychoonkologie: Empfehlungen zur Diagnostik, Therapie und Nachsorge, Vol 1, 72–74. Zuckschwerdt, München

Koppenhöfer E (2004) Kleine Schule des Genießens. Dustri, München

Krebshilfe (2003) Die an Brustkrebs erkrankte Frau im Medizinbetrieb. Deutsche Krebshilfe e.V., Bonn

Kruse J et al., Psychosoziale Interventionen bei Patientinnen mit Brustkrebs. Der Psychotherapeut (2003), 48, 93–99

Kübler-Ross E (2001) Interviews mit Sterbenden. Droemer Knaur, München

Kuhl CK et al., Breast MR imaging screening in 192 women proved or suspected to be carriers of a breast cancer susceptibility gene: preliminary results. Radiology (2000), 215, 267–279

Lazarus R, Folkman S (1984) Coping and adaptation. Guilford Press, New York, London

LeShan L (1999) Psychotherapie gegen Krebs. Klett-Cotta, Stuttgart

Loprinzi CL, Stearns V, Barton D, Centrally active nonhormonal hot flash therapies. Am J Med (2005), 118, 118–123

Lutz R (1999) Beiträge zur Euthymen Therapie. Lambertus, Freiburg

Lutz R (2000) Euthyme Therapie. In: Margraf J (Hrsg), Lehrbuch der Verhaltenstherapie, Band 1: Grundlagen, Diagnostik, Verfahren, Rahmenbedingungen, Vol 1, 447–463. Springer, Berlin, Heidelberg, New York

Maercker A, Langner R, Persönliche Reifung (Personal Growth) durch Belastungen und Trauma: Validierung zweier deutschsprachiger Fragebogenversionen. Diagnostica (2001), 47, 153–162

Maercker A, Schützwohl M, Erfassung von psychischen Belastungsfaktoren: die Impact of Events Skala-revidierte Version (IES-R). Diagnostica (1998), 44, 130–141

Mannheim E, Weis J, Tanztherapie mit Krebspatienten – Ergebnisse einer Pilotstudie. Zeitschrift für Musik-, Tanz- und Kunsttherapie (2005), 16, 121–128

Margraf J (2000) Lehrbuch der Verhaltenstherapie, Band 1: Grundlagen, Diagnostik, Verfahren, Rahmenbedingungen, Vol 1. Springer, Berlin, Heidelberg, New York

Mehnert A (2005) Akute und Posttraumatische Belastungsstörungen bei Patientinnen mit Brustkrebs. LIT, Münster

Mehnert A, Bergelt C, Koch U (2003) Prädiktive genetische Brust- und Ovarialkrebsdiagnostik. Schattauer, Stuttgart

Mehnert A, Koch U, Psychosocial care of cancer patients – international differences in definition, healthcare structures, and therapeutic approaches. Supportive Cancer Care (2005), 13, 579–588

Mehnert A, Petersen C, Koch U, Empfehlungen zur Psychoonkologischen Versorgung im Akutkrankenhaus. Zeitschrift für Medizinische Psychologie (2003), 12, 77–84

Metcalfe KA et al., Prophylactic bilateral mastectomy: patterns of practice. Cancer (2002), 95, 236–242

Meyer T, Mark M, Effects of psychosocial interventions with adult cancer patients: a meta-analysis of randomized experiments. Health Psychology (1995), 14 (2), 101–108

Middleton LP et al., Breast carcinoma in pregnant women: assessment of clinicopathologic and immunohistochemical features. Cancer (2003), 98, 1055–1060

Moorey S et al., Adjuvant Psychological Therapy for patients with cancer: outcome at 1 year. Psycho-oncology (1994), 3, 39–46

National Breast Cancer Centre and National Cancer Control Initiative (2003) Clinical practice guidelines for the psychosocial care of adults with cancer. National Breast Cancer Centre, Camperdown, NSW

National Cancer Institute (2004) Breast Cancer and Pregnancy. NCI's Comprehensive Cancer Database. http://www.meb.uni-bonn.de/cancer.gov/CDR0000062770.html (04.11.2005)

National Cancer Institute (NCI) (2004) Cancer Data Base. Deutsch durch das Uniklinikum Bonn. http://www.meb.uni-bonn.de/cancer.gov/CDR0000062787.html#REF_27 (19.02.2006)

Nawroth F et al., Möglichkeiten der Kryokonservierung zur Erhaltung der weiblichen Fertilität. Deutsches Ärzteblatt (2004), 101, A268–272

Neises M et al., Teilnehmerinnen und Ablehnerinnen einer Interventionsgruppe nach Mammakarzinom unterscheiden sich in Lebensqualität, Krankheitsbewältigung und immunologischen Funktionsuntersuchungen. Zentralblatt für Gynäkologie (2001), 123, 27–36

Newell SA, Sanson-Fisher RW, Savolainen NJ, Systematic review of psychological therapies for cancer patients: overview and recommendations for future research. J Natl Cancer Inst (2002), 94, 558–584

Oduncu FS et al., Cancer in pregnancy: maternal-fetal conflict. J Cancer Res Clin Oncol (2003), 129, 133–146

Pesch B et al., Factors modifying the association between hormone-replacement therapy and breast cancer risk. Eur J Epidemiol (2005), 20, 699–711

Petrek JA et al., Incidence, time course, and determinants of menstrual bleeding after breast cancer treatment: a prospective study. J Clin Oncol (2006), 24, 1045–1051

Petticrew M, Bell R, Hunter D, Influence of psychological coping on survival and recurrence in people with cancer: systematic review. Bmj (2002), 325, 1066

Pfingsten U (2000) Training sozialer Kompetenz. In: Margraf J (Hrsg), Lehrbuch der Verhaltenstherapie, Band 1: Grundlagen, Diagnostik, Verfahren, Rahmenbedingungen, Vol 1, 473–481. Springer, Berlin, Heidelberg, New York

Pfingsten U, Hinsch R (1998) Gruppentraining Sozialer Kompetenzen (GSK). PVU, Weinheim

PO-Bado A (2003) Psychoonkologische Basisdokumentation. http://www.po-bado.med.tu-muenchen.de/index.html (10.03.2006)

Racano C et al., Immediate and delayed two-stage post-mastectomy breast reconstruction with implants – Our experience of general surgeons. Minerva Chir (2002), 57, 135–149

Radaèlli M et al., Implementierung von Disease Management in der Onkologie. Forum DKG (2002), 17, 40–43

Reddemann L (2001) Imagination als heilsame Kraft. Klett-Cotta, Stuttgart

Revenstorf D (2000) Verhaltenstherapie und andere Therapieformen. In: Margraf J (Hrsg) Lehrbuch der Verhaltenstherapie, Band 1: Grundlagen, Diagnostik, Verfahren, Rahmenbedingungen, Vol 1, 205–221. Springer, Berlin, Heidelberg, New York

Robert-Koch-Institut (2006) Krebs in Deutschland – Häufigkeiten und Trends, Vol 5. Robert-Koch-Institut, Saarbrücken

Rogers C (1993) Therapeut und Klient – Grundlagen der Gesprächspsychotherapie. Fischer, Frankfurt

Rossouw JE et al., Risks and benefits of estrogen plus progestin in healthy postmenopausal women: principal results From the Women's Health Initiative randomized controlled trial. Jama (2002), 288, 321–333

Rumpold G et al., The validity of the Hornheide questionnaire for psychosocial support in skin tumor patients: a survey in an Austrian and German outpatient population with melanoma. Psychother Psychosom Med Psychol (2001), 51, 25–33

Schaefer C, Spielmann H, Vetter K (2001) Arzneiverordnung in Schwangerschaft und Stillzeit, Vol 6., völlig neu bearbeitete und erweiterte Auflage. Urban & Fischer, München

Schierholz J, Piao B, Beuth J, Komplementäre Tumortherapie mit standardisiertem Mistelgesamtextrakt. Deutsche Zeitschrift für Onkologie (2003), 35, 186–194

Schmidt KL et al., Follow-up of ovarian function post-chemotherapy following ovarian cryopreservation and transplantation. Hum Reprod (2005), 20, 3539–3546

Schmutzler RK et al., Detection of genetic alterations in sporadic breast tumors. Gynakol Geburtshilfliche Rundsch (1995), 35 Suppl 1, 63–67

Schover LR, Psychosocial issues associated with cancer in pregnancy. Semin Oncol (2000), 27, 699–703

Schulz H et al., Beeinflussung von Lebensqualität von Tumorpatienten durch psychoonkologische Interventionen. Der Onkologe (2001), 7, 157–166

Schulz K-H et al. (1998) Krebspatienten und ihre Familien. Schattauer, Stuttgart

Schüßler J et al. (2002) Körperorientierte Verfahren und Musiktherapie. In: Sellschopp A et al. (Hrsg), Manual Psychoonkologie: Empfehlungen zur Diagnostik, Therapie und Nachsorge, Vol. 1, 79–87. Zuckschwerdt, München

Schwarz R, Die Psychosomatik des Brustkrebses als Co-Karzinogen. Psychotherapie (1998), 31223, 104–116

Schwarz R, Blettner G, Ambulante psychosoziale Krebsberatung in Deutschland. Forum der DKG (1998), 140–145

Seli E, Tangir J, Fertility preservation options for female patients with malignancies. Curr Opin Obstet Gynecol (2005), 17, 299–308

Simonton O, Simonton S, Creighton J (1987) Wieder gesund werden – eine Anleitung zur Aktivierung der Selbstheilungskräfte für Krebspatienten und ihre Angehörigen, Vol 1. Rohwolt, Hamburg

Smith MY et al., Post-traumatic stress disorder in cancer: a review. Psychooncology (1999), 8, 521–537

Spiegel D, Health caring – psychological support for patients with cancer. Cancer (1994a), 74, 1453–1457

Spiegel D, Pain and depression in patients with cancer. Cancer (1994b), 74, 2570–2578

Spiegel D, Essentials of psychotherapeutic intervention for cancer patients. Support Care Cancer (1995), 3, 252–256

Spiegel D, Bloom JR, Yalom ID, A group support for patients with metastatic cancer: a randomized prospective outcome study. Arch Gen Psychiatry (1981), 38, 527–533

Stearns V, Serotonergic agents as an alternative to hormonal therapy for the treatment of menopausal vasomotor symptoms. Treat Endocrinol (2006), 5, 83–87

Steinvorth MG (2004) Psychoonkologie in freier Praxis – psychotherapeutische Langzeitbegleitung von krebskranken Menschen, Vol 2. Deutscher Psychologen, Bonn

Strittmatter G, Mawick R, Tilkorn M, Need for psychosocial management of facial and skin tumor patients. Psychother Psychosom Med Psychol (1998), 48, 349–357

Tagay S et al. (2006) Das Essener Trauma-Inventar (ETI) – Ein Screeninginstrument zur Identifikation traumatischer Ereignisse und posttraumatischer Störungen. Originalarbeit bei Psychother Psych Med, im Review

Thewes B et al., Fertility- and menopause-related information needs of younger women with a diagnosis of early breast cancer. J Clin Oncol (2005), 23, 5155–5165

Trijsburg RW, van Knippenberg FC, Rijpma SE, Effects of psychological treatment on cancer patients: a critical review. Psychosom Med (1992), 54, 489–517

Tschuschke V (2002a) Leitlinien-Programm für psychosoziales/psychoonkologisches Disease Management bei Brustkrebs-Erkrankungen. Berufsverband Deutscher Psychologen (BDP). http://www.vpp.org (20.09.2003)

Tschuschke V (2002b) Psychoonkologie – psychologische Aspekte der Entstehung und Bewältigung von Krebs, Vol 1. Schattauer, Stuttgart

Tschuschke V, Psychologisch-psychotherapeutische Interventionen bei onkologischen Erkrankungen. Der Onkologe (2003), 9, 657–665

Tuschen B, Fiegenbaum W (2000) Systemimmanente kognitive Therapie. In: Margraf J (Hrsg), Lehrbuch der Verhaltenstherapie, Band 1: Grundlagen, Diagnostik, Verfahren, Rahmenbedingungen, Vol 1, 499–507. Springer, Berlin, Heidelberg, New York

Ullrich de Muynck R, Ullrich R (1990) Das Assertiveness-Training-Programm (ATP), 3 Bände. Pfeiffer, München

Tanja C. Vollmer (2004) Himmel, Arsch und Wolkenbruch: Ein ungewöhnliches Handbuch über die Bibliotherapie. Herbert Utz, München

Vollmer T, Wibmer W (2002) Bibliotherapie. In: Sellschopp A et al. (Hrsg), Manual Psychoonkologie: Empfehlungen zur Diagnose, Therapie und Nachsorge, Vol. 1, 68–71. Zuckschwerdt, München

von Schlippe A, Schweitzer J (2003) Lehrbuch der systemischen Therapie und Beratung. Vandenhoeck & Ruprecht, Göttingen

Weis J (1990) Bedarf an psychosozialer Versorgung von Tumorpatienten – theoretische Aspekte zum Begriff des Bedarfs und die Problematik der Bedarfsplanung. In: Koch U, Potreck-Rose F (Hrsg) Krebsrehabilitation und Psychoonkologie, 113–123. Springer, Berlin

Weis J, Blettner G, Schwarz R (2005) Qualitätsstandards in der Psychosozialen Versorgung von Krebskranken. http://www.pso-ag.de/menue_qual1.htm (23.11.2005)

Weis J et al. (1998) Ist-Analyse der psychosozialen Versorgung von Krebspatienten im Akut- und Rehabilitationsbereich. In: Koch U, Weis J (Hrsg) Krankheitsbewältigung bei Krebs und Möglichkeiten der Unterstützung, 331–341. Schattauer, Stuttgart

Weisz B, Schiff E, Lishner M, Cancer in pregnancy: maternal and fetal implications. Hum Reprod Update (2001), 7, 384–393

Wibmer W, Rechenberg-Winter P, Hüther C (2002) Paar- und Familientherapie. In: Sellschopp A et al. (Hrsg), Manual Psychoonkologie: Empfehlungen zur Diagnostik, Therapie und Nachsorge, Vol. 1, 84–87. Zuckschwerdt, München

Wilken B (2003) Methoden der kognitiven Umstrukturierung. Kohlhammer, Stuttgart

Wittchen H, Zaudig M, Fydrich T (1997) Strukturiertes Klinisches Interview für DSM-IV. Hofgrefe, Göttingen

Wollenschein M (2006) Bonner Semistrukturierte Kurzzeit-Psychotherapie (BSKP-ONK) – Qualitative Auswertung abgeschlossener Therapien. In: al. DWe (Hrsg), Psychosomatik – ein Mythos? Beiträge der Jahrestagung 2006 der DGPFG, Tagungsband der DGPFG. Psychosozial, Gießen, im Druck

Wollenschein M et al., Schwangerschaft und Brustkrebs – Eine Herausforderung für Patientin und Behandlungsteam. Gynäkologe (2006), 39 (3), 251–261

Woo JC, Yu T, Hurd TC, Breast cancer in pregnancy: a literature review. Arch Surg (2003), 138, 91–98, discussion 99

Zabora J et al., A new psychosocial screening instrument for use with cancer patients. Psychosomatics (2001), 42, 241–246.

Zettl S, Sexualität nach Krebsoperationen. Geburtsh u Frauenheilk (1997), 57, M22–25

Zettl S, Hartlapp J (1996) Krebs und Sexualität. Weingärtner, St. Augustin

Stichwortverzeichnis

A

Abrechnung 157, 180
Aggressionen 117
Akutkrankenhaus 10
Alkohol 147
Anbindung, institutionelle 9
Änderungen in der Gefühlswelt 108
Ängste 110
Anpassungsstörungen 120
Antidepressiva 28, 58
Anxiolytikum 29
Arbeitsstelle 125
Arbeitsumfeld 137
Aromatase-Hemmer 26
Aspekte
 – gesprächspsychotherapeutische 76
 – systemische 76

B

Basisdokumentation 176
Bausteine der BSKP-ONK 77
Behandlung, reproduktionsmedizinische 46
Behandlungsgrundlagen, psychotherapeutische 67
Behandlungskonzept, Evaluation 64
Behandlungsmethoden, komplementäre alternative 173
Belastungsreaktion, akute 120
Belastungsstörung, posttraumatische 121
Beratung, verhaltenstherapeutische 70
Bestrahlung 23
Betreuung
 – ambulante 9
 – stationäre 9

Betreuungsbedarf 65
Bewältigung nach Kübler-Ross 142
Bewältigungsmechanismen 139
Bewältigungsprozess 54
Bewältigungsstrategien
 – adaptive 144
 – maladaptive 145
Bibliotherapie 161
Brachy-Therapie 23
Breaking Bad News 16
Brief Symptom Inventory (BSI) 5
Brustamputation 100
Brustaufbau 21, 100
Brusterhaltende Therapie (BET) 20
Brustkrebs in der Schwangerschaft 47
Brustrekonstruktion 21, 30
Brustzentren 3

C

Carcinoma in situ 17
Chemotherapie 24
Chronikerprogramm 29
Coping 140

D

dapo 168
Depression 113
Depressivität 112, 115
Deutsche Fatigue Gesellschaft e.V. (DFaG) 165
Deutsche Gesellschaft für Palliativmedizin 166
Deutsche Krebsgesellschaft e.V. 164
Deutsche Krebshilfe e.V. 163
Diagnosemitteilung 15
Diagnoseschock 83

Diagnosesicherung 82
Diagnosestellung 15
Diagnostik psychosozialer Belastungen 5
Disease Management Programm (DMP) 4, 12

E

Eheprobleme 129
Empfängnisverhütung 34
Entbindung 128
Entscheidungsfähigkeit 56
Entscheidungsfindung 94
Entscheidungskonflikt 48
Entspannungsverfahren 71
Episode, depressive 114
Erkrankungsalter 3
Erschöpfung 103

F

Fachverbände Psychoonkologie 167
Familie 124, 130
Familienangehörige 126
Fatigue 30
Fernmetastasen 35
Fertilität 25, 46
Fort- und Weiterbildung 178
Frauenselbsthilfe nach Krebs e.V. 171
Freunde 125
Freundeskreis 133
Fruchtbarkeit 32
Frühberentung 138

G

Gedankenstopp 70
Gefühle, positive 119
GENICA-Studie 39
Gesprächsführung, systemimmanente 69
Gewichtsveränderung 102
GnRH-Analoga 26

H

Haarausfall 101
Häufigkeit 3
Hitzewallungen 104
Hoffnungslosigkeit 112

Hormonersatztherapie 57
Hornheider Fragebogen 5
Hospital Anxiety and Depression Scale (HADS) 5

I

Imagination 71
Impact of Event Scale (IES-R) 39
Interventionsstrategien, Ziele 6
Intervision 177

K

Kinder 41, 56, 172
Kinderwunsch 32, 46
Klimakterium 57
Kognitive Therapie nach Beck 68
Kommunikationstechniken 72
Kontrazeption 34
Körperbild 98
Krankheitsbewältigung 6, 159
Krankheitstheorien, subjektive 86
Krankheitsverarbeitung 172
Krebsberatung 11
Krebsberatungsstellen 9
Krebsinformationsdienst (KID) 165
Krise als Chance zur persönlichen Reifung 52
Krise als Überforderung 55
Kryo-Konservierung 25
Kunst- und Gestaltungstherapie 159
Kurzinterventionen 6

L

Lazarus 141
Lebensbilanz 92
Lebensqualität 6, 149
Lebenssituation 91
Lebenszeit 7
Literatur 171
Lokalrezidiv 35
Lymphknoten 21
Lymphödem 102

M

Manual 59
Maßnahmen, edukative 7
Medikamente 147
Medizin, alternative 172
Menopause, vorzeitige 32
Metastasen 16
Minderwertigkeitsgefühl 102
Modifizierte radikale Mastektomie (MRM) 20
Müdigkeit 103
– chronische 30

N

Nachsorge 29
– ambulante 4
NAKOS 171
Narben 102
Nervosität 103

O

Onkologische Praxen 9
Operation 19

P

Palliativsituation 36, 153
Partner 124
Partnerschaft 126
Perimenopause 57
Personal Growth 53
Personal, medizinisches 135
Posttraumatic 53
Posttraumatic Stress Disorder Checklist-Civilian Version (PCL-C) 39
Posttraumatische Belastungsstörung (PTBS) 37
Problemlösetechnik 8
PSO 167
Psychopharmakotherapie 28
Psychotherapie 11, 169
Psychotherapie-Informationsdienst (PID) 170

Q

Qualitätssicherung 157, 175

R

Ratgeber 164
Reaktion, depressive 122
Rehabilitation 10
Relevanz, gesellschaftliche 3
Ressourcen 143
Ressourcenaktivierung 6
Rezidiv 35, 84
Risikofaktoren für Brustkrebs 88
Rückzug, sozialer 133

S

Schmerzen 103
Schwangerschaft nach Krebs 44
Selbsthilfe 170
Selbstinstruktions-Training 69
Sentinel-Node 21
Sexualität 33, 104ff., 172
Sport 172
Stadieneinteilung 17
Staging 16
Stärkung sozialer Kompetenz 73
Suizidalität 112
Supervision 177
Symptome, körperliche 103

T

Tamoxifen 26
Therapie
– endokrine 26
– kognitiv-verhaltenstherapeutisch orientierte 8
Therapiebegleitung 19
Therapieende 35
Therapiemethoden, euthyme 74
Tranquilizer 29, 58
Trastuzumab 26
Trauma 37
Tumormarker 34

U

Übelkeit 103
Umfeld, soziales 124
Unsicherheit 42

V

Veränderungen der Haut 102
Veränderungen
 – körperliche 96
 – psychische 107
 – sichtbare körperliche 99
Verarbeitung der Diagnose 80
Verfahren
 – kognitive 68
 – körperorientierte 160
Versorgung, palliative 165
Versorgungsrealität 9
Verunsicherung 115

W

Wechseljahre 26
Wechseljahrssymptomatik 103

Z

Zukunftsperspektiven 148
Zukunftsplanung 149
Zytostatika 24

Notizen

Notizen

Wenn Herzrasen nicht von verliebt sein kommt

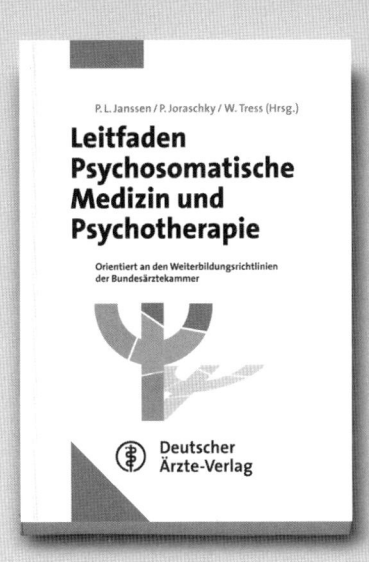

P. L. Janssen / P. Joraschky / W. Tress (Hrsg.)
Leitfaden Psychosomatische Medizin und Psychotherapie
Orientiert an den Weiterbildungsrichtlinien der Bundesärztekammer
Deutscher Ärzte-Verlag

Deuten Sie psychosomatische Symptome richtig: Eine stringente Gliederung speziell im Kontext der häufigsten Krankheitsbilder bietet Ihnen rezeptartig Hilfe bei der Diagnose psychosomatischer Erkrankungen.

Anschließend wird die Wahl der indizierten Therapieoption vor dem Hintergrund psychotherapeutischer Verfahren erläutert:

- alle psychosomatischen und psychoneurotischen Störungen und deren evidenzbasierte Psychotherapie
- deckt die Inhalte der Weiterbildung zum Facharzt Psychosomatische Medizin und Psychotherapie ab
- sortiert analog zur Klassifikation der ICD-10
- Kriterien der Begutachtung und Qualitätssicherung
- Hinweise zur Abrechnung

2006, 580 Seiten, 27 Abbildungen, 31 Tabellen
ISBN 3-7691-0452-8
broschiert € **39,95**

Das Manual der Charité – im klinischen Alltag erprobt

A. C. Regierer / K. Possinger
Mammakarzinom
Manual Diagnostik und Therapie
Deutscher Ärzte-Verlag

Das Manual wurde in Kooperation mit den operativen und strahlentherapeutischen Abteilungen zunächst für den klinischen Alltag konzipiert. Es hat sich im Klinikalltag sehr bewährt. Nun steht es auch Ihnen zur Verfügung.

Optimal komprimiert – klar strukturiert – reich bebildert:

- alle relevanten Aspekte des Mammakarzinoms
- konkrete Hinweise zu Diagnostik, Therapie und Nachsorge
- Behandlungsschemata
- verständliche Darlegung der Therapiestrategien
- Kriterien der Erfolgsbeurteilung
- Hinweise auf die aktuellen klinischen Studien

Mit den neuesten Ergebnissen der Konsensuskonferenz St. Gallen 2005

Deutscher Ärzte-Verlag

Bestellungen bitte an Ihre Buchhandlung oder
Deutscher Ärzte-Verlag, Versandbuchhandlung:
Postfach 400244, 50832 Köln, Tel. (0 22 34) 70 11-314 / Fax 70 11-476
E-Mail: vsbh@aerzteverlag.de

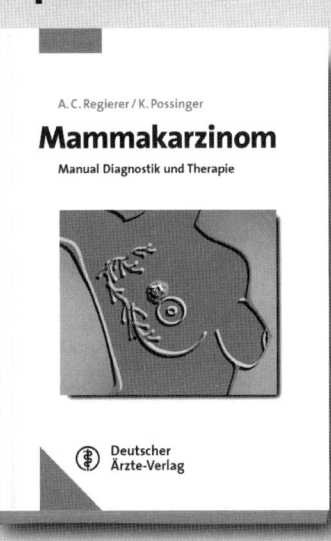

2005, 152 Seiten, 71 vierfarbige Abbildungen in 115 Einzeldarstellungen, 69 Tabellen
ISBN 3-7691-0487-0
broschiert € **49,95**

Wellnesskur für Ihre Praxis

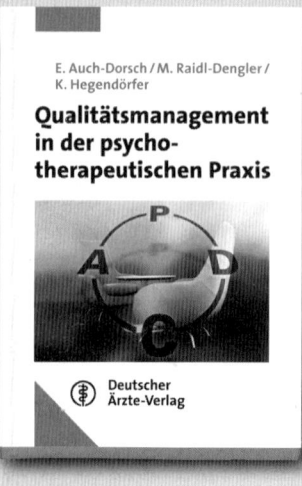

E. Auch-Dorsch / M. Raidl-Dengler / K. Hegendörfer

Qualitätsmanagement in der psychotherapeutischen Praxis

Deutscher Ärzte-Verlag

2006, 139 Seiten,
ISBN 3-7691-1218-0
broschiert € **29,95**

Qualitätsmanagement in einer psychotherapeutischen Praxis stellt andere Anforderungen als in einer allgemeinen medizinischen Praxis.

Anwenderbezogen erläutern die Autorinnen **Einführung und Umsetzung** von QM. Dabei verzahnen sie die bestehenden Gesetze und Normen mit der praktischen Anwendung.

Die Darstellung aller gängigen QM-Systeme bietet Ihnen eine **Entscheidungshilfe**, um das für Sie optimale System zu finden. **Fallbeispiele** und die Erfahrung aus zertifizierten psychotherapeutischen Praxen machen dieses Buch zum praktischen Begleiter auf dem Weg zum Qualitätsmanagement in Ihrer Praxis.

So nutzen Sie QM für sich, Ihre Praxis und Ihre Patienten.

- Verschiedene Systeme im Vergleich
- Methoden und Konzepte
- Kosten und Nutzen von QM
- Fallbeispiele aus der Praxis
- QM innerhalb eines Netzwerks
- QM als Ergänzung zur Fachsupervision

Der rechtssichere Kommentar zur GOP

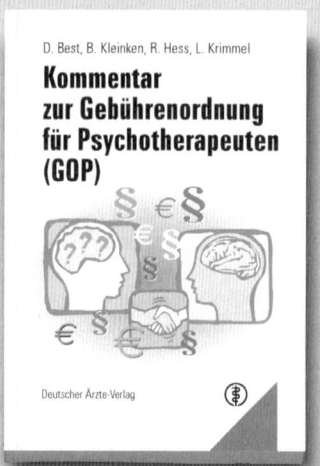

D. Best, B. Kleinken, R. Hess, L. Krimmel

Kommentar zur Gebührenordnung für Psychotherapeuten (GOP)

Deutscher Ärzte-Verlag

2002, 173 Seiten
ISBN 3-7691-3154-1
broschiert € **34,95**

Alle wichtigen Erläuterungen zur GOP – präzise und übersichtlich

Die Gebührenordnung für Psychotherapeuten (GOP) ist für die Abrechnung der psychotherapeutischen Behandlung verbindlich. Diese Ausgabe kommentiert alle für Ihre psychotherapeutische Tätigkeit geltenden Leistungen und verschafft Sicherheit bei der Abrechnung durch:

- Seriöse Kommentierung von Paragraphen und Leistungen der GOP
- Hinweise zur Erstattungsfähigkeit in der Beihilfe
- Analogbewertung von psychotherapeutischen Leistungen
- Angabe von Punktzahl und allen Gebührensätzen für die unkomplizierte Rechnungsstellung

PRESSESTIMME

" Dieser kompakte Spezialkommentar zur Gebührenordnung für Psychotherapeuten aus der Feder kompetenter GOÄ-Spezialisten ist für psychotherapeutisch tätige Therapeuten unverzichtbar. "
(Harald Clade in DÄ PP)

Deutscher Ärzte-Verlag

Bestellungen bitte an Ihre Buchhandlung oder
Deutscher Ärzte-Verlag, Versandbuchhandlung:
Postfach 400244, 50832 Köln, Tel. (0 22 34) 70 11-314 / Fax 70 11-476
E-Mail: vsbh@aerzteverlag.de